정신병을 만드는 사람들

정신병을 만드는 사람들

한 정신 의학자의 정신병 산업에 대한 경고

앨런 프랜시스 | 김명남 옮김

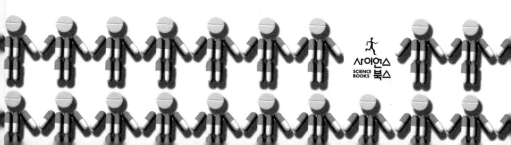

SAVING
NORMAL

사이언스
SCIENCE
BOOKS 북스

모든 면에서 내 파트너가 되어 주는 도나에게

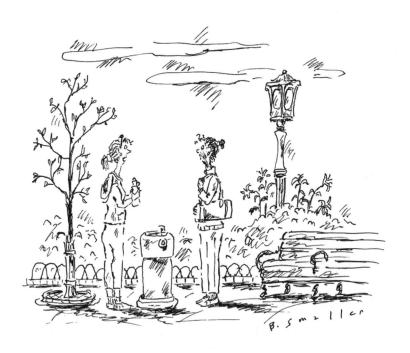

"에번은 나 몰래 바람피우고
오락용 약물을 남용하는 증후군에 걸렸는데,
정확한 병명은 기억이 안 나네."

차례

일상의 질병화로부터
나를 지켜라

별의 움직임은 계산할 수 있어도 인간의 광기는 계산할 수 없다.

— 아이작 뉴턴

가끔은 칵테일파티에서 자기 볼일만 보다가도 큰 문제에 휘말릴 수 있다. 때는 2009년 5월이었다. 미국 정신 의학 협회(APA)의 연례 모임에 참석한 정신과 의사들이 모인 파티였다. 장소는 샌프란시스코의 아시아 미술관이었다. 내가 휘말린 문제란 '정상'의 속성이 무엇인가, 그리고 정상을 정의할 때 정신 의학이 어느 정도 역할을 맡는 것이 적당한가 하는 씁쓸하고 공개적인 논쟁에 빠져든 것이었다.

사실 나는 다른 일로 샌프란시스코에 가 있었고, 모임에는 흥미가 없었다. 그러나 파티는 옛 친구들을 만나 회포를 풀 좋은 기회였다. 나는 10년 가까이 정신 의학계에서 발을 빼다시피 한 상태였다. 일찍

은퇴해서 아픈 아내를 돌보았고, 악동 같은 손자들을 봐주었고, 책을 읽었고, 해변에서 즐겼다. 이전에 내 직업 생활은 의욕이 넘치다 못해 과잉 행동 증후군이라고 보아도 좋을 지경이었다. 나는 DSM-IV(정신 장애 진단 통계 편람 4판)를 작성한 팀을 이끌었고, 듀크 대학교에서 정신 의학부 학부장으로 일했고, 많은 환자를 진료했고, 연구했고, 책과 논문을 썼다. 늘 시간을 뒤쫓아 달렸고, 늘 시간에게 지는 것 같았다. 《뉴욕 타임스》의 스포츠 면을 슬쩍 보기만 하는 것도 내게는 금지된 쾌락처럼 느껴졌다. 그러나 이제는 서두르지 않아도 되었고, 투키디데스를 읽을 수 있었고, 얼굴에는 햇살을 쬐고 변변치 않게 남은 머리카락에는 바람을 쏘일 수 있으니 정말 기뻤다. 나는 이메일 주소도 없었고, 전화도 거의 오지 않았으며, 가족 외에는 아무런 책임이 없었다.

내가 믿는 미신이 딱 하나 있다. 비합리적인 줄 알면서도 어쩐지 나는 평균의 법칙을 믿는다. 모든 것이 종국에는 평균에 맞춰진다는 생각이다. 나도 실제로는 그렇지 않다는 걸 알지만, 미신은 원래 끈질긴 법. 아마도 확률의 신들은 파티가 있던 날 밤에 지루했던 모양이다. 그래서 나를 가지고 놀기로 마음먹었던 모양이다. 내 삶이 너무 태평해졌다고 계산했을지도 모른다. 저 사람의 앞길에 평정을 깨뜨리는 대화를 좀 던져서 균형을 맞춰 볼까? 불과 한 시간 만에 나는 느긋하게 수수방관하던 입장에서 벗어났고, 정신 의학의 핵심을 놓고 벌어진 내전에서 한쪽 편을 들어야 하는 처지가 되었다. 그것은 지나치게 팽창하고 있는 질병화 현상과 정신 의학으로부터 정상성을 보호하는 싸움이었다. 대체로 지는 싸움이었다.

왜 나였을까? 왜 그날 밤이었을까? 하필이면 그때, 나의 여러 친구들은 DSM-5(DSM-III, DSM-IV처럼 로마 숫자로 진행되던 DSM을 아라비아 숫자로 바꾼 데 대해, 미국 정신 의학 협회는 "향후 환경 변화에 발맞추어 더 신속하게 지속적으로 개정하면서 DSM-5.1, DSM-5.2 하는 식으로 소수점으로 업데이트 버전을 표시하려고 변경했다."고 밝혔다.—옮긴이) 작성 과정에서 자신이 맡은 주도적인 역할을 자랑하며 신이 나서 이야기꽃을 피웠다. 그 이상의 화제는 있을 수 없었다. DSM은 '진단 통계 편람(Diagnostic and Statistical Manual)'의 약자이다. 1980년까지만 해도 DSM은 제 분수에 맞게 조용히 숨어 있는 책이었다. 그것을 크게 신경 쓰는 사람도, 읽는 사람도 없었다. 그러다가 혜성처럼 DSM-III가 등장했다. 몹시 두꺼운 그 책은 금세 문화적 아이콘, 항구적인 베스트셀러, 정신 의학의 '성경'으로서 부당한 경배의 대상이 되었다. DSM은 정상성과 정신 질환의 경계라는 결정적인 기준을 설정했기 때문에 사회적으로 엄청나게 중요한 존재가 되었고, 사람들의 인생에 지대한 영향을 미치는 갖가지 중요한 결정을 도맡게 되었다. 이를테면 누가 건강한 사람이고 누가 아픈 사람인지, 어떤 치료를 제안할지, 누가 비용을 댈지, 누가 장애 수당을 받을지, 누가 정신 건강이나 교육이나 직업이나 여타 분야의 복지 서비스를 받을 자격이 있는지, 누가 일자리를 얻고, 아이를 입양하고, 비행기를 몰고, 생명 보험에 들 수 있는지, 살인자를 범죄자로 볼지 정신병 환자로 볼지, 어떤 피해를 소송에서 보상 대상으로 여길지, 기타 등등 아주 많은 것이 DSM에 따라 좌우되었다.

나는 20년 동안 DSM을 주기적으로 업데이트하는 일에 관여했던 지라(DSM-III, DSM-IIIR, DSM-IV에 참여했다.), DSM의 허점을 잘 알았다. 그리고 어떤 개정에든 위험이 잠복한다는 점을 경계했다. 반면에 친구들은 그 게임이 처음이었고, DSM-5 작성에 한몫하게 되어 신이 나 있었다. 그들은 새로운 정신 장애를 더 많이 추가하고 기존 장애를 진단하는 규칙을 더 느슨하게 풀 생각이었다. 그런 변화의 단점은 모르는 채, 바라 마지않는 이점만을 과대평가했다.

나는 무언가 바꿔 보려는 그들의 열정과 열의를 이해할 수 있었다. 1987년, 내가 DSM-IV 작성을 이끌게 되었다는 통보를 받고 일주일이 지났을 때, 나는 해변으로 긴 산책에 나섰다. 평소에는 뭐든 골똘히 고민하는 사람이 아니지만, 그때는 생각할 게 많았다. 첫 한 시간쯤은 내게 힘이 주어졌다는 기분에 들떠, 정신 의학을 바꾸고 개선할 방법을 열심히 계획했다. 나는 정신 장애 진단이 너무 멀리 나아갔고, 너무 신속해졌고, 너무 빨리 변한다고 걱정하고 있었다. 정신 장애의 범주가 너무 많았고, 너무 많은 사람이 진단받았다. 나는 세 가지 괜찮은 발상을 떠올렸다. 진단이 너무 쉬워 보이는 장애들은 기준을 높일 것, 그다지 이치에 닿지 않는 장애들은 통합하거나 삭제할 것, 융통성 없는 명칭이 아니라 유연한 숫자로 인격을 묘사할 것.

그러나 다음 한 시간 동안, 현실 감각이 돌아왔다. 나는 마음에 품었던 프로젝트들을 몽땅 기각할 수밖에 없었다. 돌아보면, 문제를 바로잡으려다가 다른 문제가 생길지도 모른다는 자각이 들었던 것 같다. 더욱 중요한 점으로, 내가(혹은 다른 누구라도) 나 자신이나 내가 선호하는 발상을 무조건 신뢰할 근거가 없었다. 진단 체계의 변화는 과학적으로 추진되어야 하고 증거에 기반해야 한다. 나든 다른 누구든 개인의 변덕에 좌우되어서는 안 된다. DSM-IV 작성 기법은 개인

　　　　　　　　　　　　　　　정신병을 만드는 사람들

성, 임의성, 창의적 진단으로부터 편람을 보호하기 위해서 견제와 균형을 강조할 필요가 있었다. 우리는 어떤 새로운 제안에 대해서든 그 위험과 허점에 집중하여 과학 문헌을 샅샅이 검토하도록 요구할 것이었다. 수고롭게 데이터를 재분석하고 현장 시험을 할 것이었다. 위험성이 있는 제안, 그리고/혹은 분명한 과학적 장점이 없는 제안은 모조리 퇴짜 놓을 것이었다. 기준을 높게 잡으면 거의 모든 변화를 기각하게 되리라는 내 직감은 결국 사실로 드러났다. 나중에 우리에게 접수된 제안들 중에서 설득력 있는 과학적 데이터로 뒷받침되는 제안은 많지 않았다. 기초 과학 분야에서 정신 의학은 뇌의 작동 방식에 관한 흥미로운 통찰을 매일같이 생산하고 있었지만, 그런 통찰이 임상으로 번역되어 어떻게 환자를 진단하고 치료하면 좋을지 알려 준 경우는 하나도 없었다.

우리는 DSM-IV에서 실수를 저지를 처지가 못 되었다. 작은 실수라도. DSM은 자기 자신에게도 사회에게도 나쁠 만큼 지나치게 강력해져 있었다. 언뜻 사소해 보이는 변화라도 재앙을 불러올 수 있었다. 그런데 이제 DSM-5는 정말로 큰 실수를 저지를 참이었다. 친구들이 흔연히 추천한 새로운 장애들을 모두 합하면, 새로운 '환자'가 수천만 명이나 탄생할 것이었다. 나는 충분히 정상적인 사람들이 지나치게 넓은 DSM-5의 진단 그물망에 걸리는 모습을 상상했다. 해로운 부작용을 일으킬지도 모르는 약물에 많은 사람들이 쓸데없이 노출될 것이라는 걱정이 들었다. 제약 회사들은 자신의 장기인 질병 장사의 표적으로 새로 편입된 먹음직스런 대상들을 어떻게 잘 우려낼까 궁리하면서 입맛을 다실 것이다.

내가 DSM의 위험에 예민한 것은 몸소 고통스럽게 경험했기 때문이다. 우리가 진단 과열 현상을 다스리려고 애썼는데도, DSM-IV는 진단 거품을 더욱 부풀리는 데 오용되었다. 우리는 지루할 만큼 소박한 목표를 잡았고, 강박적일 만큼 철두철미한 기법을 사용했고, 엄격할 만큼 보수적인 결과물을 내놓았는데도, 아이들을 대상으로 세 가지 거짓된 정신 장애가 유행하는 현상을 예측하지도 막지도 못했다. 그것은 자폐증, 주의력 결핍 장애, 소아 양극성 장애였다. 또한 우리는 광포한 진단 인플레이션을 억제하는 데도 도움을 주지 못했다. 당시에도 이미 진단 인플레이션은 정신 의학을 제 역량을 벗어난 영역까지 밀어붙여 확장하고 있었다. 대체로 조심스럽게 잘 작성된 DSM-IV마저 결과적으로 득보다 실이 더 많았다면, 원대하지만 무모한 '패러다임 전환'의 야심에 휘둘려 부주의하게 작성된 DSM-5는 얼마나 더 큰 부정적 영향을 끼치겠는가?

나는 도저히 무시할 수 없었다. 이 문제에는 너무나 많은 것이 걸려 있기 때문이다. 오진을 받을 새로운 '환자'들에게도 그렇고, 우리 사회에게도 그렇다. 그동안 진단 인플레이션 때문에 미국 인구의 지나치게 많은 비율이 항우울제, 항정신병약, 항불안제, 수면제, 진통제에 의존하게 되었다. 우리는 약을 털어 넣는 사람들의 사회가 되어 가고 있다. 미국 성인 다섯 명 중 한 명은 정신 의학적 문제로 적어도 한 가지 약을 먹고 있다. 2010년에 전체 성인의 11퍼센트가 항우울제를 먹었다.[1] 어린이의 4퍼센트 가까이가 정신 자극제를 복용하며,[2] 십대의 4퍼센트가 항우울제를 먹는다.[3] 양로원 거주자의 25퍼센트는 항정신병약을 받는다.[4] 캐나다에서는 2005~2009년 사이에 정신 자극제 사용이

36퍼센트 늘었고, SSRI(Selective Serotonin Reuptake Inhibitor, 선택적 세로토닌 재흡수 억제제) 약물 사용이 44퍼센트 늘었다.[5]

느슨한 진단은 전국적으로 의약품 과다 복용을 일으키고 있다. 미국인의 6퍼센트는 처방약에 중독되었다. 요즘은 불법 마약보다 합법 처방약 때문에 응급실에 실려 오거나 죽는 사례가 더 많다.[6] 의약품이 함부로 사용될 때, 제약 회사는 마약 카르텔만큼 위험한 존재가 된다. 그 사실을 잘 보여 주는 예가 있다. 2005년 이래 미국의 현역 군인들에 대한 향정신성 의약품 처방은 무려 여덟 배로 늘었다. 11만 명이라는 엄청난 수의 군인들이 적어도 한 가지 향정신성 의약품을 복용하고, 더 많은 수가 한 종류 이상을 복용하며, 과다 복용 사고로 죽는 수가 매년 수백 명이다.[7]

향정신성 의약품은 요즘 제약 회사들의 제일가는 수입원이다. 2011년에 항정신병약의 매출은 180억이었고(놀랍게도 전체 의약품 매출의 6퍼센트를 차지했다.), 항우울제는 110억이었고, 주의력 결핍 장애 약은 80억 가까이 되었다.[8] 사람들이 항정신병약 구입에 쓰는 돈은 세 배로 늘었고,[9] 1988년에서 2008년 사이에 항우울제 사용은 거의 네 배로 뛰었다.[10] 그리고 엉뚱한 의사들이 약을 나눠 주고 있다. 처방전의 80퍼센트는 1차 진료의가 쓴다. 그들은 향정신성 의약품을 적절히 사용하는 방법을 거의 배우지 못했고, 제약 회사 영업 직원들과 오도된 환자들로부터 극심한 압력을 받으며, 고작 7분의 면담으로 서둘러 처방을 쓰고는 체계적인 감사(監査)도 받지 않는다.[11]

자원이 뒤죽박죽 할당되는 것도 문제다. '공연히 걱정하는' 정상적인 사람들에게 지나치게 많은 치료가 투입되는데, 그들은 오히려 그 때문에 해를 입는다. 반면에 정말로 아파서 절실히 도움이 필요한 사람들에게는 도움이 돌아가지 않는다. 심한 우울증 환자 중 3분의 2는 치료를 받지 못하고, 정신 분열증 환자 중 많은 수가 감옥에 안착한다. 불길한 징조가 뚜렷하다. '정상'은 간절히 구원을 기다리고, 아픈 사람들은 절실하게 치료를 바란다. 그런데도 DSM-5는 정반대로 움직이는 듯하다. 일상적인 불안, 기벽, 건망증, 나쁜 식습관을 정신 장애로 둔갑시킬 새로운 진단들을 더하고 있다. 정신 의학이 그렇게 범위를 넓히면서 정상으로 간주되는 편이 더 나은 사람들을 끌어들이느라 바쁜 동안, 정말로 아픈 사람들은 더욱 무시될 것이다.

지옥으로 가는 길은 선의와 의도치 않았던 나쁜 결과로 포장되어 있다는 말이 있다. 나는 DSM-5 작성자들의 순진한 열의에 충격을 받았다. 그들이 황금 같은 기회로 보는 것이 내게는 심대한 위험으로 보였다. 진단 과열은 건강에 나쁘다. 개인에게도, 사회에게도.

그중에서도 가장 심란했던 것은 정신 의학계 동료들 중에서도 교제가 제일 오래된 축에 드는 한 친구와의 대화였다. 그는 지혜롭고 경륜 있고 성실한 사람으로, 평생 정신 분열증 환자들의 괴로움을 줄이는 데 헌신했다. 그런 그가 DSM-5에 '정신병 위험 증후군'이라는 새 진단을 넣음으로써 판세를 일신하는 변화를 끌어낼 수 있다고 확신하는 것이 아닌가. 친구는 그 진단이 가만 놓아두면 정신 분열증으로 발전할 어린 환자들을 조기에 확인하여 예방적 치료를 가하는 데 도움이 되리라고 했다. 약간의 조기 예방으로 나중의 수고로운 치료를 덜기를 바라는 것이었다. 일단 뇌가 병에 걸리면, 도로 낫게 하기 어렵다. 망상과 환각을 낳는 뇌 회로들이 활동을 많이 하면 할수록 나중에 그것들을 꺼 버리기가 더 어렵다. 그러니 정신 분열증을 처음부터 예방할 수 있다면 얼마나 좋겠는가. 그러지 못하더라도, 적어도 질병이 가하는 전체적인 부담을 조금이라도 줄일 수 있다면 얼마나 좋겠는가.

친구의 목표는 고결했다. 그러나 그 생각에 타격을 입히는 설득력 있는 반론이 다섯 가지 있다. **반론 1** '정신병 위험 증후군'이라는 무시무시한 진단을 받는 사람들은 사실 대부분 오진일 것이다. 정상적인 상황에서는 그들 중 극소수만이 실제로 정신병으로 발전할 것이다. **반론 2** 정말 정신병으로 발전할 사람만 가려내더라도, 효력이 입증된 정신병 예방 기법이 하나도 없다. **반론 3** 많은 사람이 부수적 피해를 입을 것이다. 향정신성 의약품을 쓸데없이 처방받아서 비만, 당뇨, 심장 질환, 기대 수명 단축의 위험을 겪을 것이다. **반론 4** 철저히 잘못된 생각이건만 정신병이 목전에 와 있다는 느낌을 풍김으로써, 사람들에게 낙인을 찍을 테고 군걱정을 일으킬 것이다. **반론 5** 대체 언제부터 '위험'이 있다는 것이 '질병'이 있다는 것과 같은 말이 되었나? 나는 친구의 마음을 돌리려고 노력했지만 실패했다. 마음을 아주 약간 열지도 못했다. '정신병 위험 증후군'은 벌써 이륙했다. 친구의 꿈은 틀림없이 의도치 않은 끔찍한 결과를 낳는 악몽으로 변할 것이다.

나는 파티장을 여기저기 기웃거리면서 DSM-5에서 일하는 다른 친구들도 만났다. 그들도 아까의 친구와 비슷하게 각자 선호하는 혁신에 흥분한 상태였다. 어느새 나는 그들이 DSM-5에 삽입하자고 제안한 새로운 장애들 중 다수가 내게도 해당된다는 것을 깨달았다. 내가 맛있는 새우와 립을 게걸스럽게 먹는 것은 DSM-5의 '폭식 장애'

였다. 사람들의 이름과 얼굴을 잊는 것은 DSM-5의 '약한 신경 인지 장애'에 해당되었다. 내가 느끼는 걱정과 슬픔은 '혼합성 불안/우울 장애'로 통할 것이었다. 아내가 죽었을 때 느꼈던 애도는 '중증 우울증'이었다. 나는 지나치게 활동적이고 산만하기로 유명한데, 그것은 '성인 주의력 결핍 장애'의 분명한 신호였다. 고작 한 시간 동안 옛 친구들과 화기애애하게 잡담을 나눈 것뿐인데도 나는 새로운 DSM 진단을 다섯 개나 얻었다. 나의 여섯 살 난 일란성 쌍둥이 손자들도 잊지 말자. 그 아이들의 짜증은 이제 그냥 성가신 면이 아니라 '분노 조절 곤란'이었다.

DSM-5는 분명 난리를 일으킬 것이다. 어떻게 하지? 나는 이전에 이 문제에 관해 한마디 해 달라는 제안을 여러 차례 거절했다. DSM-III 작성에서 가장 큰 책임을 졌던 정신 의학계의 뛰어난 혁신가, 밥 스피처는 벌써 몇 년째 대중에게 큰 목소리로 경고하고 있었다. 밥은 정신 의학 협회가 자신의 '지적 재산권'을 보호할 요량으로 DSM-5 작업자들에게 비밀 유지 각서에 서명하게 만든 데 맘이 상했다. 안전하고 품질 좋은 DSM을 만드는 데 필요한 투명성을 출판 수익이 눌러서야 되겠는가. 밥이 절대로 옳았다. 나도 잘 알았다. 가끔 밥은 DSM-5를 옳은 방향으로 돌리려는 노력에 나도 동참할 것을 부탁했지만, 부끄럽게도 나는 연거푸 거부했다. 나는 평생 논쟁에 발 담그지 않는 성향이었거니와, 이 일은 유달리 불쾌할 것이 뻔했다. 게다가 내 후임자들의 작업에 관해서 논평하는 것은 볼썽사나운 짓 같았다. 밥은 뛰어나고 지칠 줄 모르는 투사니까 공개적인 논쟁에서 너끈히 버틸 것이라고 믿었다.

그러나 파티에서 심란한 대화를 들으니, 나도 안일한 태도를 버리고 싸움에 뛰어들 수밖에 없었다. DSM-5가 폐쇄적이고 비밀스러운 과정으로 진행되는 것만이 문제가 아니었다. 그 결과물도 대단히 위험할 것이었다. '정신병 위험 증후군'이 DSM-5에 포함되면, 죄 없는 아이들이 거짓 진단으로 쓸데없는 투약을 받아서 비만이 되거나 일찍 죽을 수 있다. DSM-5는 갖가지 공공 보건 문제들을 낳을 것이고, 대중은 거기에 대해서 의견을 말할 권리가 있다. 밥이 혼자서도 버거운 일을 다 해낼 수 있으리라는 핑계로 물러나 있는 것은 이기적이고 비겁한 일이라는 생각이 들었다. 나는 우정을 위태롭게 만들어야 할 것이고, 정신 의학계의 질서를 흐트러뜨릴 것이고, 사랑하는 해변에서 떠나야 할 것이었다. 파티에는 밥의 아내이자 DSM-III에서 긴밀하게 협력했던 재닛 윌리엄스도 와 있었다. 나는 재닛에게 가서 말했다. 밥에게 나도 함께하겠다고 말해 달라고. DSM-5는 선의를 품었으되 지독하게 잘못된 방향으로 나아가는 '전문가' 집단에게만 맡겨 두기에는 너무나 중요했다.

그로부터 4년이 흘렀다. 나는 정신 의학 협회 지도부에게 이야기했다. 협회 이사회에게 경고 편지를 네 통 보냈다. 수많은 블로그 글을 올렸다. 많은 논설과 논문을 발표했다. 전문가 모임이나 대중 모임에서 강연했고, 라디오와 텔레비전에 출연했다. 매번 DSM-5의 위험을 경고했다. DSM-5은 정상적인 사람들을 오진할 테고, 진단 인플레이션을 부추길 테고, 부적절한 의약품 사용을 장려할 것이라고 말했다. 정상을 구하려고 노력한 사람이 나 혼자만은 아니었다. 다른 많은 개인, 정신 보건 단체, 학술지, 언론이 똑같은 경고를 시끄럽게 울렸다.

우리는 어느 정도 긍정적인 영향을 미쳤다. 최후의 순간에 DSM-5가 가장 위험한 제안들 중 몇 가지를 기각했던 것이다. 그러나 전반적으로는 우리가 실패했다. DSM-5는 정신 장애 진단을 잘못된 방향으로 추진하고 있고, 새로운 거짓 유행을 낳을 것이고, 더 많은 의약품 사용을 부추길 것이다. DSM-5의 온당한 목표는 진단과 치료를 부적절하게 더 확장시키는 것이 아니라 진단을 억제하여 디플레이션을 가져오는 것이어야 했다.

이 책은 그 지나친 실태에 대한 내 반응이다. 한편으로는 '내 탓이오'이고, 또 한편으로는 '나는 고발한다'이며, '간절한 호소'이기도 하다. 이 책은 정신 의학의 잘못된 흐름을 바라보는 내부자의 참담한 시각을 보여 줄 것이고, 안전하고 정상적인 정신 의학으로 돌아가기 위한 현실적인 로드맵도 제공할 것이다. 내 목표는 '정상을 구하는' 것만이 아니다. 정신 의학을 구하는 것이기도 하다. 정신 의학은 고결하고 필수적인 직종이고, 그 핵심은 굳건하며, 제대로 수행되면 대단히 효과적이다. 정신 의학의 성과는 다른 의학 분야들의 성과에 맞먹거나 심지어 능가한다.[12] 그리고 정신적 보살핌을 제공하는 사람이 된다는 것은 특별한 영광이다. 우리는 환자를 내밀하게 알게 되고, 그들의 슬픔을 위로하고, 그들이 스스로를 돕는 것을 도울 방법을 찾아낸다. 우리는 많은 사람을 치료하고, 대부분의 사람을 돕고, 모든 사람에게 연민과 조언을 제공한다. 그러나 정신 의학은 자신의 역량 안에 머물러야 한다. 자신이 가장 잘하는 일을 고수해야 한다. 그것은 바로 정말로 우리의 노력이 필요하고 그것에서 가장 크게 혜택을 누릴 사람들을 돕는 것이다. 기본적으로 정상적인 사람들을 환자로 만드느라

정신병을 만드는 사람들

바빠서 정말로 아픈 사람들을 무시해서는 안 된다.

정신 의학만이 이렇듯 도를 넘어 확장하려 드는 것은 아니다. 정신 의학은 미국 의료계 전반의 특징인 비대함과 낭비를 보여 주는 한 예일 뿐이다. 상업적인 이해가 이미 의료계를 장악하여, 환자보다 수익을 앞세우며 과잉 진단, 과잉 검사, 과잉 치료의 소동을 일으키고 있다. 미국은 다른 나라들보다 보건 분야에 두 배나 돈을 쓰는데도 그 성과로 보여 줄 만한 것은 시시하다. 지나친 의료적 보살핌으로 오히려 피해를 입는 사람들이 있는가 하면, 한 켠에서 다른 사람들은 부끄럽기 짝이 없게도 방치된다. 우리는 반드시 정신 의학을 비롯한 의학 전체를 길들이고, 다듬고, 구조를 재편하고, 방향을 재설정해야 한다.

진정한 정신 장애는 신속한 진단과 적극적인 치료를 받아야 한다. 그런 상태는 저절로 나아지지 않으며, 오래 방치할수록 치료하기가 더 어렵다. 그에 비해, 누구나 살면서 겪기 마련인 일상적인 문제들은 저마다 타고난 회복력과 시간의 치유력으로 해결하는 것이 최선이다. 인간은 강인한 종이다. 우리는 오늘날의 유약한 상상력을 한참 뛰어넘는 상시적인 위험들을 피하면서 위태롭게 일상을 영위해야 했던 슬기로운 선조들로부터 1만 세대나 성공적으로 이어져 내린 생존자들이다. 우리의 두뇌와 사회 구조는 더없이 거친 환경마저 잘 다루도록 적응했다. 우리는 의료적 처치를 받지 않고도, 살면서 겪는 대부분의 문제에 충분히 답을 찾아낸다. 의료적 처치가 오히려 상황을 엉클어뜨려 악화시킬 때도 많다. 우리가 점점 더 정상성을 대대적으로 질병화하는 방향으로 흘러갈수록, 강력한 자기 치유 능력과는 자꾸만 더 멀어진다. 대부분의 문제는 병이 아니라는 사실, 약이 최선의 해법인 경우는 아주 드물다는 사실을 잊으며 말이다.

그러나 이 책을 쓰는 데는 심각한 위험이 따른다. 책을 안 쓰는 데 따르는 위험이 더 크지만 않았더라도, 나는 그 위험을 감당하지 않았을 것이다. 내가 악몽으로 여기는 시나리오는, 어떤 사람들이 내 책을 부분부분 골라서 읽고는 내가 정신 장애 진단 및 치료에 반대한다는 결론을 끌어내는 것이다. 그것은 완전히 잘못되었거니와 내가 의도하지 않은 결론이다. 그 사람들은 정신 의학이 부실하게 수행되는 경우에 대한 내 비판에는 과도하게 감응하고, 정신 의학이 훌륭하게 수행되는 경우에 대한 내 강력한 지지는 간과할 것이다. 나는 DSM-IV 경험을 통해서, 혹시라도 오용되거나 오해될 소지가 있는 글이라면 틀림없이 그렇게 된다는 사실, 저자는 자기 글이 적절히 사용될 때의 결과뿐 아니라 예측 가능한 방식으로 왜곡될 때의 결과에 대해서도 걱정해야 한다는 사실을 배웠다. 지금도 벌써 사이언톨로지를 비롯하여 정신 의학에 맹렬하게 반대하는 여러 집단들이 내 말을 오해를 낳는 방식으로 널리 인용하고 있다. 그들이 이 책도 마찬가지로 오용하여, 정신 의학의 도움이 절실한 사람들에게 도움을 받지 말라고 부추길지도 모른다. 자, 다음과 같은 가상의 사건들이 연쇄적으로 벌어진다고 상상해 보자. 몇몇 사람들이 내 메시지를 초보적으로 오해한다. 그래서 투약이 필요한 경우인데도 경솔하게 투약을 중단한다. 그래서 질병이 재발한다. 그래서 자살 충동이나 폭력 행위가 뒤따른다면? 내게 직접적인 책임은 없겠지만, 어쨌든 나는 당연히 기분이 끔찍할 것이다.

이런 현실적인 우려에도 불구하고, 나는 대담하게 책을 쓰기로 결정했다. 왜냐하면 현재 향정신성 의약품의 지나친 과용이 이보다 훨씬 더 크고 바로 눈앞에 닥친 위험이기 때문이다. 나는 이 책으로 두 목적을 동시에 달성하기를 바란다. 우선은 치료가 필요하지 않은 사람들에게 그것을 피하라고 경고하는 것이 목적이지만, 치료가 필요한 사람들에게 적극적으로 도움을 구하고 끝까지 치료를 받으라고 권고하는 것도 중요한 목적이다. 내 비판은 정신 의학의 지나친 실태를 겨냥할 뿐, 정신 의학의 심장이나 영혼을 겨냥하지는 않는다. 사실 '정상을 구하는 것'과 '정신 의학을 구하는 것'은 동전의 양면이다. 우리는 정신 의학이 응당 발 들이기 두려워해야 마땅한 영역으로 성급히 달려 들어가지 못하도록 구해야 한다. 또한 우리는 우리 모두가 아픈 사람이라고 믿게 만들려는 강력한 세력들로부터 정상을 구해야 한다.

1부

정신병이
정상을 잠식하다

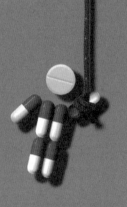

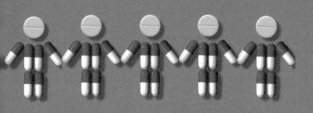

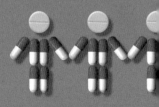

1

정상과 비정상에 고정된 경계란 없다

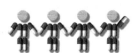

정상의 풀은 자그마한 웅덩이로 쪼그라들었다.

— 틸 와이크스(1953년~, 영국 킹스 칼리지의 임상 심리학자 — 옮긴이)

우리는 정상을 구하기 전에 정상이 무엇인지부터 알아야 한다. 어쩌면 여러분은 **정상**이 그 뜻을 쉽게 파악할 수 있는 단어이고, 틀림없이 인기 있는 것이고, **비정상**에 비해 안전한 수적 우세를 점하는 것이라고 기대할지도 모르겠다. **정상**을 정의하기란 쉬울 테고, 정상이 되려는 것은 아주 겸손한 야망에 불과하지 않을까. 그런데 그렇지가 않다. 정상은 심각하게 포위되어 공격받는 상태이고, 슬프게도 이미 줄고 있다. 사전에는 만족스러운 정의가 나오지 않는다. 철학자들은 그 뜻을 두고 갑론을박한다. 통계학자들과 심리학자들은 끊임없이 그것을 측정하지만, 본질을 포착하는 데는 실패한다. 사회학자들은 그 보편성을 의심한다. 정신 분석가들은 그 존재를 의심한다. 사람들의 마음과 몸을 치료하는 의사들은 그 경계를 잠식하느라 바쁘다. 정상은 발붙일 곳을 잃고 있다. 우리가 열심히 살피기만 한다면, 앞으로는 주변의 모든 사람들이 다들 어느 정도는 아픈 사람으로 밝혀질지도 모른다. 나는 이 책을 통해서 그렇듯 꾸준하고 냉혹한 잠식을 멈추고 싶다. 정상을 구하고 싶다.

사전은 정상을 어떻게 정의하는가?

정상(normal)이라는 단어는 여러 분야에서 활약한다. 처음에는 목수용 직각자를 뜻하는 라틴어 단어로 시작했고, 지금도 기하학에서 직각과 수직을 뜻하는 단어로 쓰인다. 그러니 이후 정상이 규칙적인, 표준적인, 일반적인, 일상적인, 전형적인, 평균적인, 평범한, 예상되는, 습관적인, 보편적인, 보통의, 순응하는, 관습적인, 정확한, 관례적인 등등 올바르다는 느낌을 주는 의미라면 뭐든지 뜻하게 된 것은 놀랄 일이 아니다. 거기서 약간 더 도약함으로써, 정상은 생물학, 생리학적으로 기능이 순조로운 상태까지 의미하게 되었다. 즉, 육체적으로도 정신적으로도 아프지 않은 상태를 말하게 되었다.[1]

정상의 사전적 정의는 하나같이 철저히 기만적인 동어 반복에 지나지 않는다. 정상이 무엇인지 알려면 우선 비정상이 무엇인지 알아야 한다. 그런데 사전에 **비정상**이 어떻게 정의되어 있는지 아는가? 정상적, 규칙적, 자연적, 전형적, 일상적, 관습적이지 않은 것으로 정의되어 있다. 이런 것이 바로 꼬리에 꼬리를 무는 순환적 정의이다. 두 용어는 상대의 부정으로서만 정의될 뿐이다. 각각에 대한 진정한 정의는 없고, 둘을 가르는 유의미한 기준선도 없다.

'정상'과 '비정상'이라는 이분법은 우리가 그것들을 쉽게 인식할 수 있으며 이미 그 인식에 익숙하다는 거짓된 느낌을 안긴다. 우리는 두 단어의 일반적인 의미를 직관적으로 통찰하지만, 막상 구체적으로 말해 볼라치면 그것들이 본질상 똑똑히 밝히기 힘든 단어임을 깨친다. 현실의 분류 문제를 해결하는 데 쓸 만한, 보편적이면서도 초월적인 정의는 존재하지 않는다.

철학은 뭐라고 이야기하는가?

놀라우리만치 별말이 없다. 철학은 거창한 개념들, 가령 진실과 환상, 우리가 사물을 어떻게 아는가, 그리고 인간 본성, 진리, 도덕, 정의, 의무, 아름다움, 위대함, 선함, 악, 목숨의 유한성, 불멸성, 자연 법칙, 기타 등등의 속성, 이런 개념들의 심오한 의미를 이해하고자 끊임없이 노력했다. 그러나 정상에 대한 논의는 대체로 찾아볼 수 없었다. 아마도 깊은 철학적 고민을 쏟기에는 너무나 평범하고 재미없는 대상이라서 그랬을 것이다.

이런 무관심은 철학을 좀 더 평이한 일상의 문제들에 적용하려고 시도했던 계몽주의 시대가 오면서 사라졌다. '정상'과 '정신 이상'의 경계를 어디에서 어떻게 그을까 하는 문제에 대해 최초로, 게다가 아직까지 유일하게 실용적이면서도 철학적인 안내를 준 것은 공리주의였다. 기본 가정은 '정상'에 보편적 의미는 없으며 철학적 추론을 가동해서 그것을 명확하게 정의할 수는 없다는 것, '정상'은 보는 사람에 따라 크게 달라지며 시간, 장소, 문화에 따라서도 변한다는 것이었다. 그렇다면 '정상'과 '정신 이상'을 가르는 경계는 추상적 추론이 아니라 여러 선택지가 각각 빚어낼 긍정적 결과와 부정적 결과 사이의 균형에 따라 정해져야 한다는 결론이 나온다. 늘 '최대 다수의 최대 행복'을 추구하라는 것이다.[2] 달리 말해, 과연 어떤 선택이 측정 가능한 최선의 효과를 내느냐에 따라 정하라는 것이다.

그러나 실용적인 공리주의자의 입장에는 불확실성이 따른다는 것도 부인할 수 없다. 더구나 위험한 가치들의 지뢰밭을 통과해야 한다. '최대 다수의 최대 행복'은 글로 썼을 때는 좋아 보이지만, 현실에서는 과연 그 양을 어떻게 측정할 것이며 무엇이 행복인지를 어떻게 결정할 것인가? 요즘 공리주의가 제일 인기 없는 나라가 독일이라는 사실은 우연이 아니다. 히틀러가 공리주의에게 영구적인 오명을 안긴 역사가 있기 때문이다. 제2차 세계 대전 중, 독일 사람들은 이전이나 이후에는 단연코 야만 행위로 간주될 법한 행동을 저질러도 통계적으로 버젓이 정상이었다. 당시에는 그런 행동이 지배 민족의 최대 행복을 추구하기 위해서 꼭 필요한 행동이라고 공리주의적 관점에서 정당화되었기 때문이다. 일시적으로나마 통계적 '정상'(발생 빈도에 기반한 평가)이 명령적 '정상'(세상이 앞으로 갖춰야 할 모습, 혹은 관습적으로 취해 온 모습)을 찍어 누를 수 있는 것이다.

공리주의가 잘못 이용되면 자칫 좋은 가치에 눈을 감고 나쁜 가치

정신병을 만드는 사람들

로 인해 왜곡된다는 점을 인정하더라도, 여전히 공리주의는 정신적 '정상'과 '비정상'의 경계를 설정하는 까다로운 작업에서 우리가 의지할 수 있는 최선이자 유일한 철학적 지침이다. 우리도 DSM-IV에서 이런 공리주의적 접근법을 썼다.

통계학이 정상을 규정할 수 있을까?

언어학과 철학을 어리둥절하게 만든 정상은 다음으로 통계학을 패배시켰다. 어떻게 생각하면 놀라운 일이다. 통계학은 단어를 가지고 노는 것에서 숫자를 가지고 노는 것으로 분석 기법을 바꿈으로써 정상을 완벽하게 정의할 수 있을 것 같기 때문이다. 그 답은 아름답게 대칭을 이룬 정규 분포의 종형 곡선으로 나오지 않을까? 우리가 무언가를 측정할 때, 어떤 값이 되었든 완벽하고 재현 가능한 하나의 답을 얻을 수는 없다. 언제나 실제보다 좀 더 크거나 작게 측정되는 오차가 따르기 때문에, 하나의 값을 매번 똑같이 얻을 수는 없다. 아무리 조심스럽게 시도하더라도, 잣대가 아무리 훌륭하더라도. 어떤 속성이든 절대적으로 정확하게 규정하기란 본질적으로 불가능한 일이다. 그러나 우리가 측정을 충분히 많이 반복하는 수고를 들인다면, 아주 놀라운 일이 벌어진다. 어느 한 값이 완벽하게 정확하거나 예측 가능하지는 않을지언정, 여러 값들의 집합은 완벽하게 예측 가능하고 사랑스러운 곡선의 형태로 정렬된다. 그 곡선의 정점에는 가장 자주 등장하는 값이 있고, 그 평균 지점에서 양쪽으로 멀어질수록 그보다 덜 자주 등장하는 값들이 이어진다.

이런 종형 곡선은 인간의 삶이 작동하는 방식에 대해 많은 것을 알려 준다. 자연과 인간에 관한 대개의 속성들은 이처럼 평균을 중심에 두고서 예측 가능한 방식으로 벗어나는 형태를 따른다. 그동안 우리는 우주의 온갖 속성들에 대해서 그 분포를 일일이 측정함으로써 엄청난 규모의 데이터 집합을 축적했다. 그런데 신비롭게도, 언뜻 두서없는 숫자 집합으로 보이는 그 데이터 집합에서 매번 멋진 '정규 곡선'이 등장하는 것이었다. 정규 곡선은 인간과 세상에게 유의미한 거의 모든 현상들에 대해서 놀랍도록 정확한 예측력을 발휘한다.

인간의 육체, 감정, 지성, 태도, 행동 면에서의 특질들은 사람마다 다 다르다. 그러나 그 다양성이 무작위적이지는 않다. 어떤 특질이든, 사람들은 전체 인구에 연속되게 펼쳐진 종형 곡선 위에 '정규적으로' 분포되어 있다. IQ, 키, 몸무게, 모든 성격적 특질들이 평균을 중심에 둔 채 가운데에 가장 많은 수가 몰리고 그 양쪽으로 예외값들이 대칭적으로 퍼지는 형태이다.

이 현상을 간결하면서도 체계적으로 요약하여 보여 주는 최선의 방법은 표준 편차를 이용하는 것이다. 표준 편차란 측정값들이 평균 주변에서 신뢰할 만한 규칙성을 띠며 정렬된 방식을 묘사할 때 사용하는 통계학 용어이다. 키를 예로 들면, 평균으로부터 표준 편차 한 단위에 든다는 것은(미국 남성은 평균이 177.8센티미터, 표준 편차 한 단위는 7.6센티미터) 당신이 인구의 68퍼센트가 담긴 아주 흔한 영역에 속한다는 뜻이다. 그중 34퍼센트는 완벽하게 평균인 남자보다 약간 더 클 것이고(최대 185.4센티미터까지), 나머지 34퍼센트는 약간 더 작을

정신병을 만드는 사람들

것이다(최소 170.2센티미터까지). 그보다 훨씬 더 크거나 작다면 점점 더 드문 값이 된다. 종형 곡선에서 양쪽으로 멀리까지 나아가, 점점 더 외롭게 동떨어진 값이 된다. 표준 편차 두 단위 이상 떨어진 사람의 수는 인구의 5퍼센트에 지나지 않는다. 그 머나먼 영역에는 정말로 큰 2.5퍼센트의 남자들과(193센티미터 초과) 정말로 작은 2.5퍼센트의 남자들이(162.6센티미터 미만) 있다. 그런 영역들은 가장 흔한 평균으로부터 오른쪽과 왼쪽으로 극단까지 멀어진 구역이다. 그보다 더 나아가서 표준 편차 세 단위까지 가면, 200.7센티미터보다 크거나 154.9센티미터보다 작은 극소수의 남성들이 있다.[3]

이 대목에서, 우리가 지금 묻고 있는 질문으로 돌아가자. 통계학을 씀으로써 간단하고도 정확한 방식으로 정신적 정상을 정의할 수 있을까? 종형 곡선은 누가 정신적으로 정상이고 누가 비정상인지 결정할 때 과학적 안내가 되어 줄까? 이론적으로는 "안 될 것 없지."가 답이겠지만, 현실적으로는 "꿈 깨."가 답이다. 이론적으로는 인구 중 문제가 가장 심한 사람들을(5퍼센트이든, 10퍼센트이든, 30퍼센트이든 마음대로) 정신 질환자로 정의하고 나머지는 정상으로 정의하면 될 것이다. 그 다음에 조사 도구를 개발하고, 모든 사람에게 점수를 매기고, 곡선을 그리고, 경계선을 그어서, 환자를 판별할 수 있을 것이다. 그러나 현실적으로는 그런 일이 가능하지 않다. 통계적, 맥락적 판단이나 가치 판단을 너무 많이 내려야 하기 때문에, 통계적으로 간단히 해답을 도출할 수가 없다.

우선, 경계가 어디에서 그어지든 그 바로 양옆의 사람들은 서로 거의 같아 보일 것이다. 그런데 한쪽은 아픈 사람이라고 부르고 다른 쪽은 건강한 사람이라고 부르면, 얼마나 한심하겠는가? 키가 191센티미터인 사람이나 193센티미터인 사람이나 크기는 마찬가지다. 게다가 몇 퍼센트를 고른단 말인가? 정신 건강을 담당하는 임상의가 적은 개발 도상국에서는 문제가 극심한 사람만이 이상이 있는 사람으로 보일 테고, 따라서 가령 인구의 1퍼센트만이 비정상인 수준으로 경계가 설정될 것이다. 반면에 치료사가 가득한 뉴욕에서는 정신 이상으로 간주되는 수준이 극단적으로 하향 조정될 것이다. 가령 30퍼센트 이상이 비정상인 수준으로 경계가 설정될 것이다. 상황은 대단히 임의적이다. 예쁜 곡선은 어디에 선을 그을지에 대해서는 전혀 알려 주지 않는다.

우리는 인구 중 몇 명이 비정상인지 결정하는 데 사용할 간단한 기준이 없다는 현실을 받아들여야 한다. 정규 곡선은 쿼크에서 코알라까지 모든 것의 분포에 관해 많은 정보를 주지만, 어디에서 정상이 끝나고 비정상이 시작되는지를 지정해 주지는 않는다. 고래고래 악을 써 대는 정신병 환자는 당신의 틸리 이모조차도 대번에 병자로 알아차릴 만큼 평균에서 멀리 있겠지만, 일상적인 불안이나 슬픔인데 정도가 지나쳐서 비정상으로 간주될 만한 상황이라면 어쩌겠는가? 그래도 완벽하게 분명한 사실이 하나 있기는 하다. 통계의 관점에서 볼 때, 비정상을 지나치게 탄력적으로 넓혀서 거의 평균적인 사람까지 비정상에 포함되도록 만드는 것은 우스꽝스럽다는 점이다. 어쨌거나 대부분의 사람은 정상이어야 하지 않겠는가?

의사는 정상에 관해 뭐라고 말할까?

1800년대 말까지 의학은 피, 점액, 노란 담즙, 검은 담즙이라는 네 체액의 상대량에 따라 건강과 질병이 결정된다고 보는 체액론이 지배했다. 지금이야 체액론이 케케묵고 어리석은 생각으로 보이지만, 체액론은 인류가 제일 오래 간직했던 사상에 속한다(태양이 지구를 돈다는 믿음보다도 훨씬 더 오래 존속했다.). 세상에서 제일 똑똑한 사람들이 100여 세대에 걸쳐 체액론을 믿었고, 의학은 4000년 동안 체액론에 따라 처방했다. 체액론에서는 네 체액의 완벽한 균형과 조화를 달성하는 것이 정상성을 유지하는 비결이라고 보았다. 과함도 부족함도 없어야 한다는 말이다. 19세기 말에 생리학, 병리학, 신경 과학이 극적으로 발전하고서야 체액론은 희한한 원시 의학들이 묻힌 먼지투성이 벽장으로 좌천되었다.[4]

그러나 여러 경이로운 업적들로 인정받는 현대 의학조차도 '건강'이나 '질병'에 대한 편리한 정의를 제공하지는 못했다. 육체적 영역에서나 정신적 영역에서나 마찬가지다. 시도한 사람은 많았으나, 모두 실패했다. 세계 보건 기구(WHO)의 정의를 예로 들어 보자.[5] '건강은 육체적, 정신적, 사회적으로 완전하게 안녕한 상태를 말하며, 단순히 허약하지 않은 상태만을 말하지 않는다.' 불가능할 정도로 높은 이 기준을 만족시켜야 한다면; 우리 중 누가 감히 건강하다고 주장할 수 있을까? 건강이라는 개념을 달성하기가 너무나도 어려워서 누구나 부분적으로나마 아픈 사람이 되어 버린다면, 그 개념은 가치가 없다. 그리고 육체적, 정신적, 사회적으로 '완전하게' 안녕한 상태를 어떻게 정의하겠는가? 고된 일로 몸이 쑤시는 사람, 실망스러운 일을 겪었거나 가족끼리 다퉈서 슬픈 사람은 아픈 사람인가? 가난한 사람은 '건강'에 요구되는 완전한 안녕을 달성할 자원이 부자보다 더 적으니, 본질적으로 더 아픈 사람인가?

좀 더 현실적인 현대적 정의에서는, 완벽한 삶을 추구하지는 않고 그저 규정 가능한 질병이 없는 상태에만 집중한다. 이런 정의는 그나마 좀 낫다. 그래도 여전히 무엇이 질병인가 하는 선명한 정의는 없을 뿐더러, 시대와 장소와 문화를 넘나들며 두루 적용되는 정의는 더욱 없다. 혈압, 콜레스테롤, 혈당, 뼈 밀도처럼 연속적인 값을 취하는 특질에서 어디까지가 정상인지를 어떻게 정하겠는가? 서서히 진행되는 노인의 전립샘 암은 질병으로 진단하고 공격적으로 처치해야 할까, 처치하기보다 그냥 놔두는 편이 덜 위험하니까 그냥 놔둬야 할까? 예측 가능하고 평균적인 노년의 건망증은 치매 질병일까, 나이 든 뇌가 겪기 마련인 정상적 퇴행일까? 키가 몹시 작은 아이는 그냥 작은 아이일까, 호르몬 주사가 필요한 환자일까?[6]

정신 의학은 정상과 정신 장애를 어떻게 정의할까?

인간의 뇌는 우리가 아는 한 우주에서 최고로 복잡한 물체이다. 뇌에는 뉴런(신경 세포)이 1000억 개쯤 있고, 그 각각이 다른 뉴런 1000개와 이어져 있으므로, 다 합하여 약 100조 개의 시냅스 연결이 있다. 시냅스 하나하나에서 매초마다 평균 1000개씩 신호가 전달되고, 신

정신병을 만드는 사람들

호 하나하나를 단백질 약 1500개와 적게는 10여 개, 많게는 수십여 개의 신경 전달 물질이 조절하고 매개한다.[7] 뇌가 발달하는 과정은 더더욱 놀랍다. 모든 신경 세포들이 정밀하게 짜여진 각본에 따라 순차적으로 이동하는 기적이 펼쳐진다. 신경 세포 하나하나가 어떻게든 적절한 장소를 찾아내어야 하고 어떻게든 적절히 이어져야 한다. 그 과정이 엄청나게 많은 단계로 진행되고 따라서 엄청나게 많은 실수가 가능하다는 점을 감안하면, 누구나 머피의 법칙과 카오스 이론 쪽에 돈을 걸고 싶을 것이다. 정상적으로 기능하는 뇌가 탄생하기는 어렵다고 보는 쪽이 확률이 높을 것 같기 때문이다. 그러나 기이하고 경이롭게도 우리는 지금 이렇게 잘 작동하고 있다. 도무지 불가능할 것 같은 정교한 각본에 따르는 DNA 엔지니어링 사업이 무수한 단계의 작업들을 제대로 해내는 것이다. 그러나 무릇 고도로 복잡한 체계라면 이따금 혼돈에 빠져 일시적인 결함을 겪는 법이다. 오만 가지 방식으로 일이 잘못되어 오만 가지 질병을 낳을 수 있고, 실제로 그렇게 된다. 의학이 장족의 발전을 이루기 힘든 것은 그 때문이다.

생물학 역사를 통틀어 가장 흥분되었던 발전을 두 가지 꼽으라면 뇌의 작동 방식을 이해한 것과 유전 암호를 해독한 것을 들 수 있다. 우리가 이토록 빨리 많은 것을 알아내리라고는 누구도 예상치 못했으리라. 그러나 한편으로는 실망도 컸다. 뇌 기능에 관한 지식은 상당히 쌓였지만, 기초 과학을 임상 정신 의학으로 번역하는 방법은 아직 밝혀지지 않았다. 우리에게는 분자 생물학, 유전학, 뇌 영상 기술의 강력한 새 도구들이 있지만, 치매, 우울증, 정신 분열증, 양극성 장애, 강박 장애, 다른 어떤 정신 장애를 실험실에서 확인하는 검사법은 아직 없다. 어떤 정신 장애이든 한 유전자, 혹은 한 신경 전달 물질, 혹은 한 신경 회로로 간단히 설명할 수 있으리라던 기대는 순진한 망상으로 드러났다.

정신 의학 분야에는 실험실 검사법이 아직 하나도 없다. 특정 정신 장애 범주 내부의 편차가 그 장애와 정상과의 편차보다, 또한 다른 장애와의 편차보다 늘 더 크기 때문에, 유망한 생물학적 발견들 중에서 진단 기법으로 인정할 만한 것은 아직 하나도 나오지 않았다. 뇌는 손쉬운 성과를 제공하지 않는다. 지금까지 수백 가지 생물학적 지표 후보에 대해서 수천 건의 연구가 진행되었지만, 소득은 없었다. 로저 스페리가 노벨 생리 의학상 수락 연설에서 말했던 바와 같다. "우리는 더 많이 알면 알수록, 개인의 지성이란 얼마나 독특하게 복잡한 것인지 더 많이 깨닫습니다. 뇌 신경망에 내재된 개인성에 비하면 지문이나 얼굴 특징 면에서의 개인성은 거칠고 단순한 것에 지나지 않는다는 결론을 강하게 내리게 됩니다."[8] 정신 장애를 일으키는 다중적인 메커니즘을 알아내는 일은 평생의 작업일 것이다. 정신 분열증으로 가는 경로는 하나만 있는 것이 아니다. 수십 가지가 있을 것이고, 어쩌면 수백, 수천 가지일 수도 있다.

뇌는 자신의 비밀을 아주 조금씩, 아주 천천히 드러낸다. 처음에 흥분되는 발견이라고 여겼던 것들은 알고 보니 모조리 감질나는 단서에 지나지 않았다. 그것들은 단순한 답을 주지 않았고, 후속 연구에서 온전히 재현되는 경우가 드물었고, 설명을 주기보다 다른 다양한 복잡성을 드러냈다. 야구에 비유하면, 이 일에는 만루 홈런을 치고 걸어서 다이아몬드를 도는 일은 있을 수 없다. 삼진 아웃을 잔뜩 먹다

　　　　　　　　　　　　　정신병을 만드는 사람들

가 기껏해야 간간이 일루타를 치는 정도다. 그리고 이 일은 단번에 장족의 도약을 이루는 것이 아니라, 몹시 느리고 고되게 기어가는 과정일 것이다. 여러 정신 병리 현상을 일으키는 허다한 메커니즘들을 이해한 뒤에야, 비로소 정상과 정신 장애의 경계를 규정하는 생물학적 지표를 발견할 수 있을 것이다. 그리고 정상과 정신 장애에 관하여 모종의 위대한 대통합 이론을 내놓을 생물학의 뉴턴, 아인슈타인, 다윈은 없을 것이다. 여러 과학자들이 각자 끈기 있게 수십 년씩 연구함으로써 무수한 조각으로 이뤄진 거대한 직소퍼즐에서 작디작은 조각을 하나하나 밝혀낼 것이다. 설령 (유방암의 원인이 밝혀진 것처럼) 정신 장애의 원인이 발견되더라도, 그것은 전체 발병 사례에서 작은 일부만을 설명할 것이다. 이런 발전의 첫 단계는 알츠하이머병에 대한 실험실 검사법이 될 텐데, 아마도 향후 몇 년 안에 가능해질 것이다.

생물학적 검사법이 없다는 점은 정신 의학에게 대단히 불리한 사실이다. 현재의 모든 진단은 주관적 판단에 근거를 둘 뿐이므로 본질적으로 오류가 있고 변덕스럽게 바뀌기 쉽다는 뜻이기 때문이다. 말하자면, 다양한 형태의 폐 감염을 일으키는 바이러스나 세균을 확인하는 검사법 없이 폐렴을 진단하는 것이나 마찬가지다.

심리학이 정상을 구원할 수 있을까?

안타깝게도 못 한다. 우리는 사람들이 눈이 침침해지고 얼굴이 핼쑥해질 때까지 심리 검사를 시킬 수는 있지만, 그러고도 정상과 비정상의 경계를 설정하는 문제에서는 그다지 진전을 보지 못할 것이다. 심리학자들이 쓰는 거의 모든 검사법은 그 결과가 우리에게도 익숙한 예의 그 친구, 종형 정규 곡선의 형태로 분포된다는 한계가 있다. 심리 검사는 특정 개인이 비교 집단 속에서 어느 위치에 있는지를 아주 정확하게 알려 준다. 그리고 개인이 평균에서 표준 편차 얼마만큼 떨어져 있는지를 알면, 그 사람에 대해서 상당한 예측력을 발휘할 수 있다. 그러나 단순히 검사만으로는 정상의 기준선을 어디에 그어야 할지 알 수 없다. 그것은 검사 점수가 아니라 맥락에 따라 결정되기 때문이다.

IQ 시험을 예로 들어 보자. 평균 100점에서 표준 편차 두 단위 아래는 70점이다. 이 점수를 받은 사람은 학교와 일상에서 어려움을 겪을 가능성이 높다고 예측된다. 평균에서 표준 편차 두 단위 위는 130점이고, 이 점수를 받은 사람은 학교에서나 직장에서나 성공하리라고 예측된다. 그러나 IQ 70점이 71점이나 75점과 정말 다르다고 말할 근거는 없다.[9] 검사에는 5점의 측정 오차가 있고, 여러 요인들이 최적의 검사 환경을 방해하며, 어떤 사람은 현실에서 IQ의 예측보다 훨씬 더 잘 해내거나 못 해낼지도 모른다.

70점을 뚜렷한 지적 능력 장애의 유일한 기준선으로 정한 것은, 그런 사람이 인구의 하위 2.5퍼센트에 해당한다는 사실 외에는 어떤 의미도 없으며 순전히 편의에 따른 임의적 선택이다. 그 사람들은 그들과 점수가 비슷하고 차이도 미미한 다른 사람들에게는 주어지지 않는 특수한 서비스와 처방에 대한 자격을 얻는다. 그러나 사실 100점에서 표준 편차 두 단위 아래인 70점이라는 기준에는 아무런 신성한 가치가 없다. 현실 세계에서 그 기준은 아무런 의미가 없다. 상황에 따라서는 그보다 약간 더 높거나 낮은 기준선도 괜찮을 것이고, 어쩌면 더 나을 수도 있다. 자원이 더 많은 상황이라면, IQ가 70점 이상인 사람들에게도 서비스를 제공해야 할 것이다. 어떤 환경에서는 IQ가 70인 사람들도 그럭저럭 잘 살아간다. 게다가 표준 편차 두 단위가 기준선이라는 법칙은 누가 정했는가? 한 단위나 세 단위나 1.5단위는 왜 안 되는가? 선택은 늘 임의적이며, 통계가 아니라 맥락에 따라 결정된다.

그러나 이런 미묘한 의미는 현실로 번역되는 과정에서 사라진다. 이와 관련하여 최근에 분통 터지는 사례가 있었다. 미국 연방 대법원이 정신 지체자 처형은 헌법에 위배된다고 판결한 사건이었다. 그 때문에 이제 IQ가 70인 사람은 처형해선 안 되지만 71인 사람은 된다는 한심하고 임의적이고 모호한 기준에 따라 사형수들의 생사가 갈리게 생겼다.[10]

만일 우리가 표준 편차 두 단위 기준선(2.5퍼센트)을 정신 의학에 적용하여, 정신 건강의 평균으로부터 한참 먼 사람들만 장애 진단을 받도록 갑자기 엄격하게 바꾸면 어떨까? 정신과 의사를 비롯하여 여러 정신 보건 종사자들이 다들 일자리를 잃고 실업 수당을 받을 것이다. 100년 전의 정신 의학은 상태가 아주 심각한 수감 환자들에게만 국한되었다. 그들을 돌보는 일에 고용된 사람도 극히 적었다. 이후 기준은 종형 곡선에서 평균에 더 가까운 지점까지 꾸준히 올라왔다. 현재는 인구의 20에서 25퍼센트가 정신 장애로 간주되고, 그들을 돌보는 사람은 50만 명이 넘는다. 우리는 심리 검사 패러다임을 써서 사람들을 서로 정밀하게 비교할 수 있지만, 정상과 비정상의 경계선을 인구의 2.5퍼센트에 그을지 25퍼센트에 그을지 하는 문제는 결정할 수 없다.

사회학자나 인류학자가 답을 줄까?

역시 못 준다. 전 세계 사람들의 관습은 시대, 장소, 문화에 따라 극단적으로 다르기 때문에, 모두에게 통하는 정상이 무엇인가 하는 질문에 쉽게 답할 수 없다. 레닌그라드 봉쇄 때 약 100만 명의 러시아 사람들이 (인간의 살이라는 쉽게 구할 수 있는 단백질을 먹어선 안 된다는 규범을 깨느니 차라리) 굶어 죽기를 택했던 데 비해, 뉴기니에서는 꽤 최근까지도 방금 죽은 적의 살과 뇌를 주저 없이 조리해 먹는 것이 완벽하게 정상적인 행위였다. 200년 전에는 세계 어디에서나 정상적인 혼인 연령이 사춘기 언저리였지만(지금도 몇몇 장소에서는 그렇다.), 오늘날 우리 사회에서는 범죄로 간주된다. 기대 수명이 늘면서 지금은 당장 죽어도 이상할 것 없는 나이에 혼인하는 것이 정상이 되었는데, 이것은 최근에야 바뀐 현상이다.

문화적 보편성은 오히려 예외이고, 반석처럼 단단한 문화적 규범은 소수에 지나지 않는다(부족 내 살인 금지, 근친상간 금지, 모종의 가족 제도 등등). 문화마다 직면한 생존 과제가 다르기 때문에, 문화마다 정상 개념도 크게 다르다. 지리적으로 격리되어 살아온 이누이트 족은 지나가는 나그네에게 자기 아내와 동침하라고 권하는 관습을 정상으로 여김으로써 근친 교배를 피했다. 대조적으로 고전기 그리스와 현대 아랍권에서는 강력한 금지를 통해 여성이 어떤 식으로든 낯선 유전자에 노출되지 못하도록 막음으로써 유산이 확실히 남성의 혈통으로 전달되도록 보장했다. 단백질이 절실히 필요한 원주민에게는 개미가 완벽하게 정상적인 식품이겠지만, 로스앤젤레스에서 습관적으로 개미를 먹는다면 DSM에도 정신 장애로 규정된 이식증(異食症, 무분별 섭식증)의 후보가 될지도 모른다. 때로는 맥락이 전부이다. 위협적인 외부인과 싸울 때는 살인이 영웅적이고 정상적인 행위이지만, 부족 내에서는 극악무도하고 비정상적인 행위이다.

심지어 같은 시대와 장소에서도 상충하는 규범이 존재한다. 100년도 더 전에 에밀 뒤르켕[11]은 도덕적 정상과 통계적 정상이 어긋날 수밖에 없다는 사실을 통계로 멋지게 보여 줌으로써 사회학을 창시했다. 모든 사회는 범죄를 금하지만, 범죄는 어디서나 벌어진다. 통계적 관점에서는 범죄가 완벽하게 정상이지만 법적 관점에서는 완벽하게 비정상인 것이다. 또한 모든 사회는 자살을 금지하는 경향이 있는데도 불구하고, 각국의 자살률은 매년 놀랍도록 일정하다. 자살은 인간이 내리는 결정 중에서도 최고로 개인적인 결정인데도 말이다. 무정함은 갱들에게도 기업 지도자들에게도 선호되는 속성이겠지만, 양쪽에서 서로 다른 형태를 취할 것이고 서로 다른 방식으로 보상되고 처벌될 것이다.

또한 우리는 타고난 뇌 구조 때문에 성별에 따라 서로 다른 규범을 품는 경향이 있다. 남성은 사랑과 명예에 더 잘 적응한 편이다. 이 현상은 남자들이 여자를 놓고 존재론적 경쟁을 벌인다는 점, 다른 부족과의 전쟁에서 두드러지게 활약한다는 점, 사냥을 해야 한다는 점에 어울린다. 여성은 양육과 식량 채집에 좀 더 재주를 타고나는 편이다. 그러나 물론 개인마다 문화마다 엄청난 차이가 있고, 남녀의 행동에 관해서 어떤 고정된 정상 상태란 결코 없다.

그러니 적어도 현재로서는(페이스북이 온 지구를 하나의 거대하고 지루한 사회적 연결망으로 동질화하는 데 성공하기 전까지는), 정상이란 사회학적 신기루에 지나지 않는다. 정상을 지시하는 규범은 없다.

프로이트는 어떨까?

대단히 똑똑한 인물이었던 지그문트 프로이트는 살아서 과대평가되었고, 그 대가인지 지금은 대단히 과소평가된다. 인간의 정신이 작동하는 방식에 대한 프로이트의 통찰은 맞는 것도 있고 틀린 것도 있고 엇갈렸지만, 인간의 타고난 무의식적 본능이 가장 숭고하면서도 가장 평범한 일상의 행위들에 강한 영향을 미친다는 사실을 인식한 점에서는 분명 그가 제대로 맞혔다. 프로이트는 꿈과 예술 작품과 신화에서, 정신병 환자들의 신경증적이고 정신병적인 증상에서, 그 바탕에 깔린 유사성을 밝혀내기를 즐겼다. 그는 꿈을 활용하여 증상의 의미를 밝혔고, 증상을 활용하여 신화의 의미를 밝혔고, 환자들의 환상을 활용하여 햄릿과 오이디푸스를 해석했다. 문학과 신화가 환자를 설명하는 데 쓰였고, 거꾸로 환자들의 질병이 문학과 신화를 설명하는 데 도움이 되었다.

　　　　　　　　　　　　　정신병을 만드는 사람들

정신 분석 모형은 상당히 포괄적인 편이지만, 눈에 띄는 예외가 하나 있다. 정상 개념이 들어설 자리가 없다는 점이다. 프로이트는 우리가 모두 한 배에 탔다는 점을 강조했다. 그가 볼 때 예술가와 미치광이 사이에는 질적으로 그다지 큰 차이가 없었고, 나머지 사람들도 밤마다 꿈을 꿀 때면 양쪽을 모두 닮았다. 누구나 금지된 충동을 억제해야 하는데, 그 충동은 꿈과 증상과 예술 작품에서 언제든 뛰쳐나올 채비를 갖추고 있다. 우리는 그런 힘들의 균형과 표현 방식 면에서 서로 조금씩 다를 뿐이다. 프로이트가 볼 때, 우리는 누구도 완벽하게 정상일 수 없다. 누구나 신경증적이고, 누구나 좀 더 통찰을 발휘할 수 있다. 성공적인 치료가 꿈꿀 수 있는 최상의 결과는 신경증적 비참함을 일상의 인간적 불행으로 바꿔 놓는 것이다. 정상이란 없고, 치료가 필요하다고 규정하는 표지도 없고, 치료를 끝내야 한다고 규정하는 표지 또한 없다.[12] 아무도 드러내어 말하지는 않지만, 고된 정신 분석 과정에는 사실 거대한 역설이 하나 있다. 최고의 환자는 애초에 정신 분석이 필요 없는 환자라는 사실이다.

비정상도 정의하기 어렵다

그리스의 바다 신 프로테우스는 제 모습을 자유자재로 바꿀 줄 안다. 그는 운명의 세 여신과 마찬가지로 과거와 현재와 미래의 비밀을 안다. 그러나 교활한 프로테우스는 자기 지식을 공유하기를 꺼렸다. 그가 자는 동안 누군가 그를 사로잡아, 순식간에 휙휙 무시무시하게 모습을 바꾸는 그를 내내 붙잡아 둔다면 또 모르겠지만. 으르렁대는 사자가 갑자기 흐르는 물로 바뀌고, 혹은 돌진하는 황소로 바뀌고, 혹은 상상할 수 있는 어떤 다른 것으로 바뀌는 동안, 그것을 내내 단단히 붙잡아 두기란 쉬운 일이 아니다. 프로테우스는 유동적이고, 파악하기 힘들고, 확실하지 않고, 가변적인 것, 달리 말해 명확히 정의할 수 없는 것을 의인화한 인물이다.

'정신 장애'와 '정상'은 둘 다 지극히 프로테우스적인 개념이다. 둘 다 너무나 무정형적이고 다중적이고 가변적이어서, 둘 사이에 고정된 경계를 세울 수 없다. 보통 정신 장애의 정의에는 '불안(distress), 기능 장애(disability), 기능 부전(dysfunction), 통제 상실(dyscontrol), 그리고/또는 불편(disadvantage)이 따라야 한다.'는 말이 나온다. 그러나 이것은 지침으로서보다 두운법을 맞춘 문장으로서 더 훌륭한 듯하다. 얼마나 많은 불안, 기능 장애, 기능 부전, 통제 상실, 불편이 있어야 하고 그 종류는 어때야 한단 말인가?[13] 나는 정신 장애의 정의를 수십 개 검토해 보았지만(내 자신이 DSM-IV에서 직접 쓰기도 했다.), 어떤 조건이 정신 장애로 간주되어야 하고 어떤 조건은 아닌지, 혹은 누가 아프고 누가 안 아픈지 결정하는 데 눈곱만큼이라도 유용한 정의는 하나도 찾지 못했다.[14~18]

유용한 정신 장애 정의가 없다는 점은 정신 의학적 분류의 한가운데에 뻥 뚫린 구멍이 되어, 대답할 수 없는 두 가지 난제를 일으킨다. 진단 편람에 어떤 장애를 포함시킬까 하는 문제와 누군가에게 정신 장애가 있는지 없는지를 어떻게 결정할까 하는 문제이다. 폭식은 한때 죄악으로 여겨졌는데, 이제는 그것이 정신병일까? 노년의 건망증

정신병을 만드는 사람들

은 질병일까, 그저 노령 탓일까? 십대와의 섹스는 단순한 범죄일까, 미쳤다는 신호이기도 할까? 또한 특정 개인을 평가하면서 그가 정상인지 환자인지, 미친 사람인지 나쁜 사람인지를 결정하는 데 도움이 될 만한 일반적인 정신 장애의 정의는 없다.[19, 20]

DSM-5에 포함된 정신 장애들은 어떤 합리적인 제거 과정을 거쳐서 공식적인 지위를 얻은 게 아니다. 현실적 필요성, 역사적 우연, 점진적 추가, 선례, 관성 때문에 체계에 편입되고 살아남았지, 어떤 추상적이고 보편적인 정의의 기준들을 만족시켰기 때문에 포함된 게 아니다.[21, 22] 그렇다면 DSM 장애들이 내적 일관성이나 상호 배타성 없이 뒤죽박죽 섞인 상태라는 사실도 놀랄 일이 아니다. 어떤 정신 장애 항목은 단기적인 상태를 묘사하고, 어떤 항목은 평생 지속되는 성격을 묘사한다. 어떤 항목은 내면의 비참함을 반영하고, 어떤 항목은 나쁜 행동을 반영한다. 어떤 항목은 정상인에게는 드물거나 결코 관찰되지 않는 문제이고, 어떤 항목은 일상적인 문제가 약간 더 심해진 것뿐이다. 어떤 항목은 자기 통제력이 부족한 상태이고, 어떤 항목은 지나친 상태이다. 어떤 항목은 개인에게 고유하고, 어떤 항목은 문화에 좌우된다. 어떤 항목은 소아기에서부터 일찌감치 시작되고, 어떤 항목은 생애 후반에서야 나타난다. 어떤 항목은 사고에 영향을 미치고, 어떤 항목은 감정과 행동과 대인 관계에 영향을 미친다. 어떤 항목은 좀 더 생물학적인 문제로 보이고, 어떤 항목은 좀 더 심리적이거나 사회적인 문제로 보인다. 어떤 항목은 연구 결과가 수천 건 있고, 어떤 항목은 한 줌밖에 없다. 어떤 항목은 분명히 DSM에 속해야 할 듯하고, 어떤 항목은 빼도 괜찮거나 빼야만 할 것으로 보인다. 어떤 항목은 명확하게 정의되고, 어떤 항목은 정의되지 않는다. 그리고 이 모든 차이들이 복잡하게 조합될 수 있다.

나는 가끔 이렇게 농담한다. 정신 장애에 대한 유일한 정의는 '임상의들이 치료하는 것, 연구자들이 연구하는 것, 선생들이 가르치는 것, 보험 회사가 지불하는 것'이라고. 안타깝게도 이 실용적 '정의'는 탄력적이고, 동어 반복적이고, 자기 증폭적이다. 현실적 관행을 이끄는 것이 아니라 그것을 그대로 따르는 정의이다. 정신 건강 임상의가 많을수록, 인생의 기본적인 조건들 중에서 더 많은 것이 장애로 분류된다. 19세기 중반에 최초로 정신 질환자를 인구 조사했을 때는 확인된 장애의 종류가 고작 여섯 가지였지만, 지금은 200가지에 육박한다. 새로 등장한 골칫거리를 정의하고 설명하는 데 도움이 되는 새 정신 장애를 기꺼이 받아들이고 승인하는 사회의 수용력(허기라고까지 부를 만하다.)은 만족을 모르는 듯하다.

정신 장애는 질병인가, 신화인가, 다른 무엇인가?

정신 의학을 비판하는 일부 급진적인 사람들은 이처럼 정의가 모호한 점을 지목하며 그러니 직종 자체가 없어져야 한다고 주장한다. 그들은 정신 장애를 명확하게 정의하기 어렵다는 점이야말로 그 개념에 유용한 의미가 전혀 없다는 증거라고 본다. 정신 장애가 해부적으로 정의되는 의학적 질병이 아닌 이상 그것은 '신화'에 지나지 않고, 그렇다면 성가시게 진단하고 말고 할 필요도 없다는 것이다. 이런 입장은 특히 자유주의자들에게 인기 있는데, 그들은 정신 의학이 사람들을 옥죄는 올가미라고 여기고 그로부터 환자들의 선택권을 지켜야 한다고 믿는다. 그들은 '정상을 구하자'는 주장을 논리적 극단까지 몰아간 나머지, 모든 사람이 정상이라는 지극히 비논리적인 입장에 도달했다.

이런 헛소리는 평생 정신 질환을 겪은 적도, 환자와 함께 산 적도, 환자를 치료한 적도 없는 안락의자 이론가들이나 믿을 것이다. 아무리 정의하기가 어려워도, 정신 장애는 그것을 겪는 사람과 그를 염려하는 사람들에게 고통스러우리만치 엄연한 현실이다.[23] 내가 '정상을 구하자'고 말하는 것은 정신 의학적 진단 및 치료의 가치를 부정하려는 뜻이 아니다. 오히려 정신 의학이 적절한 한계 내에서 가장 잘하는 일을 하게끔 만들려는 노력이다. 극단은 양쪽 모두 똑같이 위험하다. 정신 장애의 개념을 확장시켜 정상을 없애는 것도 위험하고, 정상의 개념을 확장시켜 정신 장애를 없애는 것도 위험하다.

정신 장애의 본질, 즉 어떤 것이 정신 장애이고 어떤 것은 아닌지를 이해하는 최선의 방법으로, 가상의 세 심판이 볼과 스트라이크를 어떻게 판정하는지 비교해 보자. 요컨대 인식론의 문제란 우리가 현실을 얼마나 파악할 수 있느냐, 파악이 가능하기는 한가에 대한 서로 다른 의견들인 셈이다.

심판 1 "볼이 있고 스트라이크가 있고, 나는 그것을 있는 그대로 판정한다."

심판 2 "볼이 있고 스트라이크가 있고, 나는 그것을 내가 본 대로 판정한다."

심판 3 "볼도 스트라이크도 내가 판정할 때만 있다."

심판 1은 정신 장애가 진정한 '질병'이라고 믿는다. 심판 3은 정신 장애가 상상의 '신화'라고 믿는다. 심판 2는 그 중간쯤 어디라고 믿는다. 정신 장애는 우리가 구성한 유용한 개념으로서, 정신적 문제들을 분류하는 데 있어서 현재로서 최선의 추측을 제공할 뿐이라는 것이다(그러나 이것만으로도 대단한 일이다.).

심판 1은 우리가 사물의 진정한 본질을 감지할 수 있다고 믿는다. 정신 장애의 비밀이 과학 연구를 통해서 금세 밝혀지리라고 믿는다. 15년 전까지는 생물학에 기운 정신과 의사들이 대부분 이런 낙관적인 시각을 공유했지만, 지금은 소수의 고집쟁이를 제외하고는 낙관이 빠르게 퇴색하고 있다. 우리는 그동안 연구비를 수십억 달러 쏟았지만, 어떤 정신 장애에 대해서든 그것이 단일한 원인에서 발생하는 이산(離散)적인 질병 단위라는 증거를 찾는 데 실패했다.[24, 25, 26] 특정 장애에 대해 수십 가지 후보 유전자들이 '발견'되곤 했지만, 후속 연구에서 모두 빛 좋은 개살구로 밝혀졌다. 정신 장애는 단순한 질병으로 여기기에는 그 표현과 원인이 몹시 다중적이다. 현재 하나로 정의된 장애가 나중에는 서로 다른 여러 질병으로 밝혀질 것이다. 그러나 심판 1은 적어도 현재로서는 계속 스트라이크 판정을 하고 있다.[27, 28, 29]

심판 3은 정반대 견해를 취한다. 그는 인간이 프로테우스적 현실을 장악하고 사물의 본질을 알기란 불가능하다는, 회의적이고 유아적인 의심을 품는다. 그가 볼 때 정신 장애란 임의적이고 때로 유해한 '신화'에 지나지 않고, 정신 질환자의 선택의 자유를 부당하게 제약할 뿐이다. 가변적인 경계선이 나중에 다른 취약한 집단들에게까지 확장될지도 모르는 것 아닌가.[30] 이런 우려에는 일리가 있다. 오늘날 미국에서 정신 장애 진단은 강간범을 예방 차원에서 억류하는 수단으로 오용된다. 중국에서는 타락한 체제에 불평하는 농민들을 가두는 데 쓰이고, 과거 소련에서는 정치적 반동분자들을 병원에 가두는 구실로 쓰였다.

우리는 당연히 법적, 정치적 실권자가 정신 의학을 멋대로 오용하는 것을 막아야 하지만, 심판 3의 주장은 지나치게 과장되었다. 정신 장애는 신화가 아니다. 정신 분열증은 이산적인 '질병(disease) 단위'는 아니지만(가령 뇌종양이나 뇌졸중과는 다르지만), 어쨌든 심대하고 지속적인 '불편(dis-ease)'을 일으킨다. 즉, 불안과 무력을 가져온다. 정신 분열증이 드러나는 패턴은 명확하게 인식되고, 신뢰성 있게 진단되고, 가계에 유전되고, 뇌 영상 촬영에서 뇌 기능과의 연관성이 확인되고, 경과가 예측되고, 특수한 처치에 반응한다. 정신 분열증은 그것을 겪는 사람과 그를 사랑하는 사람들에게 엄연한 현실이지, 정신 의학의 발명품이 아니다.

이 모호한 현실을 가장 단단히 거머쥔 사람은 심판 2이다. 역설적이게도 그는 우리가 현실의 일부만 알 수 있다는 사실을 이해하고 인정하기 때문이다. 현실은 물론 프로테우스적이다. 끊임없이 그 모습을 바꾸기 때문에 붙들어 두기 어렵다. 사물의 진정한 실체와 우리가 그것을 파악한 모습 사이에 엄청난 간극이 있는 것도 사실이다. 정신 의학만 그런 것도 아니다. 우리가 아는 우주 전체에서 우리가 감각으로 감지할 수 있는 영역은 4퍼센트에 불과하다. 나머지 에너지와 물질은 '암흑'으로 남아 있다. 양자 세계는 우리가 사는 세계와는 전혀 닮지 않았을 만큼 기묘하기 때문에, 그 특징을 수학적으로 속속들이 예측하는 물리학자들조차 직관적으로 설명할 방식은 찾지 못한다. 빛은 대체 어떻게 우리가 그것을 특정한 방식으로 관찰하기로 선택한 순간에 직전까지 파동이었다가 갑자기 입자로 바뀐단 말인가.

심판 2는 이 모호한 현실에 굴하지 않는다. 우리가 세상의 근본 속성을 온전하게 인식하거나 이해해야만 세상을 다룰 수 있는 것은 아니다. 우리의 감각과 추론 능력이 현재 상태로 진화한 것은, 철학적이지 않은 일상의 생존 과업에서는 이 상태가 제법 잘 기능하기 때문이다. 현실에 대한 정신적 개념은 다른 방식으로는 도무지 파악할 수 없어 혼란스럽기만 한 세상의 여러 현상들을 우리가 조직하는 방식이다. 그것은 완벽하지 않지만, 우리에게 꼭 필요하다.

심판 2는 '자신이 보는 대로 판정한다.' 정신 장애는 심판 1이 바라는 것처럼 진정한 질병이 되지는 못한다. 그러나 심판 3이 두려워하는 것처럼 위험한 신화에 불과한 것도 아니다. 심판 2는 대신에 공리주의적 실용주의라는 실제적 노선을 따른다. 생물학적 환원론이나 합리적 의혹에 눈길을 흩뜨리지 않고, 무엇이 가장 잘 작동하는가 하는 데만 집중한다. 심판 2는 우리가 끊임없이 인식을 구성한다는 사실, 유용하되 결코 완벽하게 정확하지는 않은 일시적 의미들을 찾아 헤맨다는 사실을 받아들인다. 우리의 정신 장애 분류 체계는 결함이 많고 제한적인 개념들의 집합으로서, 언제나 진실을 추구하지만 결코 달성하지 못할 것이다. 그래도 현재로서는 그것이 정신 장애에 대해 소통하고, 치료하고, 연구하는 데 쓸 최선의 도구이다.

정신 분열증은 신화도 아니고 질병도 아니다. 그저 유용한 개념이다. 그것은 특수한 정신적 문제들의 집합을 묘사한 용어일 뿐, 그 원인을 설명한 용어는 아니다. 미래에는 우리가 그 문제들을 훨씬 더 정확하게 이해하고 더 정밀하게 묘사하는 방법을 알 수 있겠지만, 어쨌든 현재로서는 정신 분열증이라는 개념이 일상의 작업에서 대단히 귀중하다. DSM에 실린 다른 질병명들도 마찬가지다. DSM의 정의를 숙지하고 활용하는 것은 좋은 일이다. 물론 그것을 실체화하거나 숭배해서는 안 되겠지만.[31, 32]

전 세계에서 장애 정의하기

사태를 왜곡할 가능성이 있는 문화라는 렌즈의 영향은 어떨까? 정신 장애는 어디에서나 똑같이 존재할까, 아니면 문화마다 제각기 다른 진단 체계가 필요할까? 답은, 하나로 거의 다 통하는 듯하다는 것이다. 물론 '정상' 행위의 기준은 문화마다 다르지만, 구체적으로 발생하는 장애들은 상당히 일관된 편이다. 치매, 정신병, 조증, 울증, 공황 발작, 불안, 강박 장애, 인격 장애는 과거의 모든 시대와 장소에서 기록되었고, 현재도 세계 어느 곳에서 역학 연구를 수행하든 모두 관찰된다. 장애의 발생 빈도가 다른 경우에는(가령 미국에서 흑인이 다른 인종보다 정신 분열증 진단을 더 많이 받는 현상) 평가자의 편향이나 문화적 맹점 때문이지, 평가받는 사람들에게 진정한 차이가 있어서는 아니다.[33]

현재 세계적으로 중복되어 사용되는 두 가지 진단 체계가 있다. DSM-5(곧 22개 언어로 번역될 것이다.), 그리고 세계 보건 기구가 개발한 ICD-10(42개 언어로 번역되었다.)이다.[34] DSM-5와 ICD-10은 사실 아주 비슷하다. 둘은 가까운 동기나 다름없기 때문에 어쩌면 당연하다. 둘 다 같은 부모(DSM-III)에게 사소한 변형만 가하여 만들어졌고, 같은 시기에 마련되었고, 서로 어느 정도 조화를 이루려고 노력했다. 동기간이 으레 그렇듯이, 두 체계는 경쟁 관계이다. 지금까지는 DSM의 영향력이 더 컸지만, DSM-5와 ICD-11(2016년에 출간될 계획이다.) 중 어느 쪽이 다음 경쟁에서 이길지는 몇 년 뒤에나 알 수 있을 것이다. 현재로서는 DSM과 ICD의 상대적 장점이 꽤 분명하다. DSM은 연구에 훨씬 더 많이 쓰이는데, 선진국에서는 연구 환경과 임상 환경이 거의 같다고 봐도 좋다. ICD는 좀 더 단순한 체계를 필요로 하는 개발 도상국에 더 알맞다.[35]

그보다 더 흥미로운 의문은, 어째서 두 진단 체계가 세계의 모든 인종과 문화를 가로질러 이토록 보편적으로 적용되는가 하는 점이다. 사람들은 아무래도 서로 다른 점보다 비슷한 점이 더 많은 모양이다. 정상과 정신 장애를 정의할 때 중요하게 여겨지는 속성들이 다들 상당히 닮은 것을 보면.

정신 장애에서 인종 차이를 일으키는 유전적 원인은 없다. 인간은 왜 이토록 보편적일까? 인간은 다른 동물들에 비해 유전자 풀이 놀랍도록 균질하다. 유전학적 증거와 지질학적 증거가 공히 지지하는 이론에 따르면, 약 7만 년 전 지금의 인도네시아 지역에서 거대한 화산이 분출하여 당시 세계 인구가 파국적으로 감소했다.[36] 뒤이은 기후 변화로 우리 종은 거의 절멸할 위기였다. 오늘날의 우리는 모두 그때 살아남았던 수천 쌍의 번식 가능 인구와 가까운 후손들인 것이다. 우리가 인종 차이 때문에 이런저런 문제를 겪고는 있지만, 알고 보면 그것은 말 그대로 피부 한 겹 문제이고, 최근에 생겨난 현상이며, 육체적 질환이나 정신적 질환이 표현되는 방식에서 상대적으로 별 차이를 빚지 않는다.

문화는 그보다 훨씬 더 큰 영향을 미치지만, 어디까지나 표면적인 부분에만 영향을 미친다. 가령 세계의 가난한 지역에서는 단기적 정신병과 육체적 증상이 더 흔하게 표출되고, 부자 지역에서는 신경성 식욕 부진이나 주의력 결핍이 더 흔하게 표출된다. 정신 장애를 진단하고 치료하는 사람은 문화적 차이에 유념해야 하지만, 세계 각지에서 서로 다른 진단 체계가 필요할 만큼 그 차이가 크지는 않다. 인간은 유전적으로나 문화적으로나 전반적으로 다들 비슷하기 때문에, (DSM이든 ICD이든) 하나의 진단 체계로 모든 가능성을 탄력적으로 아우를 수 있다.

개개인의 정신 장애 정의하기

'정신 장애'에 대해 일반적으로 유용한 개념을 정의할 수 없다는 것은 나쁜 소식이지만, 아주 좋은 소식이 균형을 잡아 준다. 정신 장애 각각을 정의하는 일은 제법 쉽다는 점이다. 1980년에 DSM-III가 도입한 기법은 간단하고 효율적이다. DSM은 각각의 장애를 묘사할 때, 어떤 증상들이 있어야 그 장애로 정의되는지, 그 증상들이 얼마나 많이 있어야 하는지, 지속 기간은 얼마나 되어야 하는지를 상당히 정확하게 명시한 기준 집합을 함께 제시한다. 일례로 중증 우울증 에피소드(삽화)는 다음에 나열하는 증상들 중 다섯 개 이상이 동시에 나타날 때, 또한 그것들이 2주 이상 지속될 때, 또한 그것들이 임상적으로 심각한 불안이나 손상을 일으킬 때로 정의된다. 해당되는 증상은 우울한 기분, 의욕 상실, 식욕 부진, 수면 교란, 피로, 과민함, 죄책감, 근심, 자살 충동이다. 지난 30년 이상 세계 곳곳의 임상의들이 이 기준을 합의된 정의로 사용했다. 위의 증상들 중 다섯 개가 아니라 네 개만 나타난다면, 혹은 지속 기간이 2주가 아니라 1주라면, 혹은 그로 인한 손상이 그다지 심각하지 않다면, 의사들은 임상적 우울증으로 진단하지 않는다. DSM에는 이런 기준 집합이 장애마다 하나씩 총 200개쯤 실려 있다. 바로 그것이 여러 정신 장애 사이의 경계를 설정하고, 정신 장애와 정상의 경계를 설정한다. 기준 집합에는 그 장애를 (공황, 일반적 불안, 강박, 주의력 결핍, 자폐 등등) 규정하는 증상들이 나열되어 있고, 필요한 문턱값도 명시되어 있다. 의사들이 모두 그 기준을 따라 진단하면, 합리적으로 일치하는 결과가 나온다. 기준을 따르지 않으면, 일치하지 않는 결과가 나온다. 후자의 경우에는 의사 한 명 한 명이 각자 법이 되어, 사람마다 다르고 서로 충돌하는 목소리들이 바벨탑처럼 혼란스럽게 울려 퍼진다.

이 방법에도 맹점이 있다. 서로 다른 장애를 분간하는 경계가 현실에서는 종이에서보다 훨씬 더 모호하다는 점이다. DSM에 규정된 문턱값은 뭔가 마술적이거나 운명적인 값이 아니다. 규정에서는 그 기준점 양쪽이 흑백으로 나뉜 것처럼 보이지만, 사실은 그 사이에 무수히 많은 회색 음영들이 있다. 중증 우울증에 다섯 가지 증상과 2주 기간이 필요하다는 규정은 상당히 임의적인 선택일 뿐, 과학적으로 필연적인 선택은 아니다. 기준점을 더 높게 잡아서 가령 여섯 가지 증상과 4주 기간으로 규정하는 것도 얼마든지 가능했다. 문턱값을 높게 잡으면 진단의 '민감성'은 떨어지겠지만(그래서 마땅히 진단되어야 하는 환자들 중 일부를 놓치겠지만), '특이성'은 높아질 것이다(정상적인 사람을 환자로 오진하는 사례가 줄 것이다.). 민감성과 특이성은 서로 얽힌 속성이다. 하나를 높이면 다른 하나는 깎일 수밖에 없다. 둘 사이에 필연적으로 교환 관계가 성립하므로, 우리는 과잉 진단과 과소 진단의 위험과 편익 사이에서 적절히 균형을 잡아야 한다. 최종적으로 어디에 기준을 둘 것인가 하는 문제는 결국 개인적 의견일 수밖에 없다. 과학적 연구에서 한 문턱값을 다른 값들보다 선호하라는 답이 명확하고 설득력 있게 나오는 일은 없다.

일단 기준 집합을 설정했으면, 타당한 이유가 있을 때에만 다시 바꿔야 한다. 그렇지 않으면 체계는 비단 임의적일 뿐 아니라 일관되지 못하고 혼란스럽기까지 할 것이다. 그런데 그러자니 또 문제가 있다. 현재의 범주들과 문턱값들은 35년 전에 만들어진 게 많은데, 당시에는 민감성을 높이는 것이 중요한 목표였다. 진단받아야 할 사람이 진단되지 않는 사례가 너무 많았기 때문이다. 그러나 지금은 상황이 급변했다. 오히려 특이성 부족이 큰 골칫거리이다. DSM-III 이전에는 진단이 너무 적게 내려졌다지만, 지금은 진단 인플레이션 현상 때문에 진단이 너무 많이 내려진다. 우리가 문턱값의 심각도와 지속 기간을 상향 조정한다면 '정상을 구하고' 과잉 진단을 바로잡는 데 유용하겠지만, 그 대가로 체계가 불안정해지고 민감성이 낮아질 것이다.

둘 다 가질 순 없다.

기준 집합에 의지하여 장애를 정의하는 이 기법에는 균형 잡기가 어려운 본질적인 교환 관계가 하나 더 있다. '신뢰성'과 '타당성'의 교환 관계이다. 신뢰성이란 합의와 일관성을 뜻한다. 서로 다른 임상의들이 한 환자를 보았을 때 같은 진단을 내릴 것인가 하는 문제이다. 타당성이란 진실을 뜻한다. 그 진단이 우리가 알고자 하는 내용을 말해 주는가 하는 문제이다. 이상적인 상황에서는 장애의 정의에 신뢰성도 타당성도 있어야 한다. 그런데 현실에서 신뢰성을 달성하려면, 정의에 동원되는 증상들이 극히 단순해야 하고, 분명해야 하고, 그 장애를 지닌 모든 사람들에게 쉽게 일반화되어야 한다. 추측이 필요하거나 복잡한 항목이 기준 집합에 포함될 경우에는 의사들이 그 증상의 존재 유무를 놓고 의견이 갈릴 테니까. DSM 기준 집합은 신뢰성의 신전에 경배하기 때문에, 가급적 단순한 형태를 취했다. 정신 장애가 드러내는 증상들 중에서 표면적이고 흔한 것들로만 목록을 작성했다. 어쩔 수 없는 선택이었지만, 그러다 보니 어쩔 수 없이 타당성을 희생했다. 단순한 증상으로만 제한하다 보니 섬세하고 미묘하고 개인적인 변이는 간과하게 된 것이다. 현실에서 사람마다 다르게 겪는 우울증의 엄청난 다양성과 DSM의 우울증 정의에 나열된 '아홉 개 증상 중 다섯 개 만족'이라는 밋밋한 기준 사이에는 크나큰 간극이 있다. DSM 정의는 특정 정신 장애의 기준을 만족시키는 사람들이 똑같이 공유하는 특질을 묘사해야 했기에, 현실에서 그런 특질이 개성적이고 다채롭다는 점은 가려 두어야 했다. 이를테면 DSM 정의에는 우울증 증상이 혹시 상실, 고된 삶, 심리적 갈등, 성격적 요인에 대한 합리적

정신병을 만드는 사람들

반응인가 아닌가 하는 개인적, 맥락적 요인은 포함되지 않는다.

DSM은 단순해야 하지만, 정신 의학은 그렇지 않다. DSM 진단은 전체 평가의 일부로만 간주되어야 하고, 전체 평가는 환자 개개인의 복잡하고 개인적인 측면들까지 종합적으로 고려해야 한다. 그러나 안타깝게도 DSM 접근법의 영향력이 너무나 커지는 바람에, 우리가 의도하지 않았던 방향으로 DSM이 진단 분야를 점령해 버렸다. 미묘했던 정신 의학은 체크리스트 정신 의학으로 바뀌었고, 개인적 차이와 맞춤형 치료가 하나로 획일화되었다. 한때 지나치게 개성적이고 혼란스러웠던 정신 의학은 이제 지나치게 표준화되고 단순해졌다. 임상의 훈련 프로그램은 진단을 가르치는 데만 집중하고, 환자의 모든 측면들을 이해하도록 가르치는 데는 신경 쓰지 않는다.[37] 요즘 의사들은 '환자에게 어떤 병이 있느냐보다는 환자가 어떤 사람이냐를 아는 것이 더 중요하다.'고 말했던 히포크라테스의 지혜를 잊었다. 물론, 양쪽에 모두 세심하게 관심을 쏟는 것이 최선이리라. DSM 진단은 모든 평가에서 필수적이지만, DSM 진단만으로는 전체를 알 수 없다.

어떤 기준을 골라서 안전성 예비 검사를 해 볼 것인가 하는 문제도 있다. 기준 집합을 출시하기 전에 현장 시험을 통해 오디션을 해 보는 것이 안전하다. 시운전을 해 보면 나중에 그것이 어떻게 작동할까 하는 불확실성을 줄일 수 있고, 뜻밖의 불쾌한 결과가 야기될 위험과 바람직하지 않은 유행이 발생할 위험을 줄일 수 있다. 이때 현장 시험이란 임상의들에게 현실과 비슷한 조건에서 새로운 정의를 써 보게끔 하는 것이다. 새롭게 제안된 정의가 잘 작동하면, 공식적으로 승인한다. 새로운 정의가 부실하게 작동하면, 개정하거나 삭제한다. 그런데 여기에도 맹점이 있다. 하나가 아니라 여러 개가 있다.

첫째, 최선의 현장 시험이라도 현재에 수행되는 것이기 때문에 미래를 완전히 예견하지는 못한다. 우리가 DSM-IV의 새로운 주의력 결핍 장애 정의를 조심스럽게 시험했을 때, 그 결과는 진단률이 15퍼센트만 더 높아질 것이라고 나왔다. 그것은 1990년대 초에 수집한 데이터를 사용했던 당시 현실에서는 상당히 정확한 예측이었을 것이다. 우리는 1997년에 제약 회사들이 주의력 결핍 장애에 처방하는 값비싼 신약을 출시하고 부모와 교사에게 직접 광고할 자유를 얻어 냄으로써 현실이 급작스레 바뀌리라는 것을 미처 내다보지 못했다. 금세 잡지에서, TV 화면에서, 소아과 병원에서 주의력 결핍 진단을 판매하는 광고가 넘쳐 났고, 미처 예상하지 못한 유행이 탄생하여 주의력 결핍 장애 유병률은 세 배로 뛰었다.

다음으로, 일반화의 문제가 있다. 현장 시험에 제일 알맞은 환경은 평소에 향정신성 의약품의 대부분을 처방하는 임상 정신과와 1차 진료 기관이다. 그러나 실제로는 대학 연구 병원에서 추출한 표본에게 시험을 실시한다. 그 편이 더 쉽기 때문이다. 연구 병원은 나중에 오용이 많이 이뤄질 장소들과는 환경이 전혀 다르다. 그처럼 외딴 환경에서 얻은 결과는 부산하고 복잡한 현실에서 얻은 결과보다 언제나 훨씬 더 좋다. 관찰 행위 자체가 주는 왜곡 효과도 있다. 우리는 전자(電子)의 모든 속성을 다 알기가 본질적으로 불가능한데, 왜냐하면 우리가 전자를 관찰하는 행위 자체가 전자의 운동량을 바꾸기 때문이다. 마찬가지로, 우리가 의사들의 진단을 매일 관찰하는 행위 자체가 그들의 진단을 왜곡한다. 그래서 사실상 일상적인 진단이 아니게 되어 버린다. 그리고 시험에 참가할 의사들을 선발하고 훈련하는 과정 때문에, 또한 의사들이 시험 기간 동안 집중력을 좀 더 발휘한다는 점 때문에, 그들은 평소보다 연구에 참가했을 때 더 나은 진단 능력을 발휘한다.

현장 시험에 참가할 환자를 선택하는 과정도 신뢰성을 인위적으로 높일 수 있다. 현실에서 진단은 수백 가지 선택지가 존재하는 건초 더미 속에서 바늘 하나를 찾는 일과 같은 데 비해, 현장 시험은 의사에게 훨씬 더 쉬운 과제이다. 의사는 자신이 고작 한 줌의 선택지 중에서 고른다는 사실을 알고 있다. 요컨대, 현장 시험은 반드시 필요하지만 흠이 아주 많다. 미래의 오용 가능성을 모조리 감지하고 예측하기는 힘들다. 현장 시험으로는 아무리 잘해도 미래의 골칫거리들 중 일부를 피할 수 있을 뿐, 전부를 피할 수는 없다.

마지막으로, 흥미로운 질문이 있다. 정신 장애를 정의할 때 이름을 쓰는 게 좋을까, 숫자를 쓰는 게 좋을까? DSM 체계는 이름만 쓴다. 그러나 그동안 여러 정신과 의사들이 숫자를 쓰는 평가 척도를 수천 개나 개발했다. 어느 쪽이 나을까? 세상사가 대개 그렇듯이, 여기에도 정답은 없다. 목적에 따라 다르다. 숫자는 이름보다 훨씬 더 정확하다. 우리가 키, 몸무게, IQ, 물리학의 파장을 측정할 때 숫자를 쓰는 것은 그 때문이다. 연속선상에서 어느 개인의 위치를 묘사할 때는 이름보다 숫자를 쓰는 편이 훨씬 더 정확하다. '그는 키가 183센티미터다.'라고 말하면 '그는 키가 크다.'라고만 말할 때 사라지는 정보가 보존된다. 컴퓨터는 숫자를 사랑한다. 컴퓨터를 쓰는 연구자들도.

그러나 대부분의 사람들은 숫자가 아니라 이름으로 생각한다. 진화가 빚어낸 인간의 마음은 미세한 수학적 구분이 아니라 단순한 이름을 쓰도록 만들어졌다. 인간은 '예스'냐 '노'냐를 순식간에 결정해야 하는 세상에 적응했다. 포식자를 너무 면밀하게 정량화하려고 들다가는 잡아먹힐 것이다. 통계학이 느지막이, 불과 수백 년 전에야 수학의 한 분야로 성장한 것은 놀랄 일이 아니다.

일상에서 우리는 여전히 숫자보다 이름을 선호한다. 이름은 자칫 부정확하고, 우리에게는 이제 숫자를 입력해 주면 언제든 계산할 태세를 갖춘 컴퓨터가 있는데도 말이다. 그것은 빨간색을 '빨강'이라고 부르는 편이 (정확한 파장으로 부르는 편에 비해) 더 빠르고, 쉽고, 명료하고, 대개는 목적을 만족하기 때문이다. 생생한 이름은 헷갈리는 숫자들에 비해 대부분의 작업에서 여전히 더 편리하며, 좀 더 명확하고 이해하기 쉬운 이미지를 안긴다. 의사들은 사적인 삶에서나 훈련 과정에서나 내내 이름으로 생각해 왔다. 게다가 그들은 바쁜 사람들이다. 의사들은 쉽게 숫자로 바꾸지 않을 것이고, 바꾼다면 이제 환자들이 의사의 말을 이해하지 못할 것이다. 전산을 동원한 차원적 진단은 틀림없이 앞으로의 대세이다. 그러나 아직은 덜 성숙한 상태라서 당장 시행할 수는 없다. 아직은 정신 장애에 숫자를 매기지 않고 이름으로 부르는 방법을 쓸 수밖에 없다.

극단적인 상황에서는, 완벽하게 정상인 사람과 틀림없이 아픈 사람을 더없이 명확하게 구분할 수 있다. 그리고 그 구분에 어떤 조작도 적용될 수 없다. 그러나 약간 아픈 사람과 아마도 괜찮은 사람을 가르는 구분선은 훨씬 더 모호하다. 그 판단은 쉽게 조작될 수 있고, 실제로 자주 조작된다. 정상인 사람도 가끔은 정신 장애로 오해할 만한 약하고 일시적인 증상을 겪는다(슬픔, 불안, 불면, 성 기능 부전, 물질 남용 등 등). 제약 산업은 그 점에 착안하여, 질병의 범위를 넓히는 것을 사업 모형으로 삼는다. 아마도 정상일 사람들이 스스로 약간이라도 아픈 사람이라고 믿게끔 만드는 창의적 마케팅을 펼침으로써 고객층을 넓히는 것이다. 수익성 높은 향정신성 의약품을 판매하기 위한 효율적 전술로서 정신 질환을 판매하는 것인데, 이런 기술을 가리켜 '질병 장사'라고 부른다. 미국에서는 특히 시장을 조작하기가 쉽다. 제약 회사가 고객에게 직접 광고할 자유를 얻은 나라는 전 세계에서 미국뿐이기 때문이다.

질병 장사는 하늘에서 뚝 떨어진 게 아니다. 제약 회사가 질병 장사를 하려면 처방전을 쓰는 의사들, 처방을 요구하는 환자들, 새로운 정신 장애를 발명하는 연구자들, 더 많은 치료를 지지하는 시민 단체들, 소문을 퍼뜨리는 언론 및 인터넷을 적극 끌어들여 협력을 구해야 한다. 이른바 '질병 인식' 캠페인을 끈질기게, 대대적으로, 돈을 잔뜩 쓰면서 전개하면, 아무것도 없던 곳에서 새 질병을 만들어 낼 수 있다. 특히 정신 의학은 정상/질병 경계를 조작하는 행위에 유달리 취약하다. 생물학적 검사법이 없다 보니, 약삭빠른 마케팅에 쉽게 좌지우지되는 주관적 판단에 크게 의존하는 실정이기 때문이다.

기업이 충성을 바치는 대상은 공공의 복리가 아니라 주주들, 그리고 회사의 생존이다. 제너럴모터스가 차를 팔고, 안호이저부시가 맥주를 팔고, 애플이 컴퓨터를 팔고, 마약 카르텔이 코카인을 팔고, 제약 회사가 의약품을 파는 이유는 다 마찬가지, 최대한 수익을 내기 위해서다. 수익성을 높이려면, 시장 규모를 키우고 판매 건당 수익률을 높여야 한다. 제약 회사는 제품을 밀어내는 기술이 뛰어난 데다가 가격 독점권을 갖고 있기 때문에, 그야말로 모범적인 수익 창출 기계이다. 제약 회사에게는 진단 인플레이션을 부추기는 활동이 곧 성공의 열쇠이다. 시장을 완전히 포화시키려면, 아주 어린 아이에서 아주 늙은 노인까지 아주 넓은 연령 집단을 아울러야 한다. 진단의 그물을 널찍하게 치는 것은 주주들에게는 좋은 소식일 테지만, 잘못된 진단 때문에 불필요한 투약과 낙인을 겪는 정상인들에게는 아주 나쁜 소식이다.

정상성은 회복력이 있는가, 아니면 취약한가?

역설적이게도 둘 다이다. 회복성은 생물학적, 심리적, 사회적 존재인 인간의 모든 측면에 갖춰진 능력이다. 인간은 썩 훌륭하게 작동하도록 만들어졌다. 그러나 너무나도 복잡한 존재인 탓에 늘 완벽하게만 작동하지는 못한다. 그러니 우리가 자연스런 결함들을 모조리 정신 장애로 잘못 명명할 경우, 정상성은 쉽게 발붙일 곳을 잃는다.

'항상성(호메오스타시스)'은 모든 생명이 따르는 원리이다. 그리스어로 '같음'을 뜻하는 '호메오(homeo)'와 '안정'을 뜻하는 '스타시스(stasis)'를 합한 이 혼성어는 균형을 추구한다는 뜻을 이중으로 강조한 말이다. 자연은 세포 하나에서 사회 전체까지 모든 수준에서 끊임없이 요동을 상쇄하고 안정된 균형을 되찾으려고 애쓴다. 그 값이 무엇이든, 정상적이거나 예측 가능한 기능적 범위 내의 값으로 돌아가

정신병을 만드는 사람들

려고 애쓴다. 안팎의 과제와 사고에 맞서서 항상성을 지키지 못하는 체계는 그다지 오래갈 수 없다. 우리 몸의 세포들은 하나하나가 복잡하고 근면한 공장으로서, 각각 수백만 가지 화학적 상호 작용들의 대사 균형을 적절히 유지해야만 생존할 수 있다. 기관은 그런 세포들의 공동 작업이고, 인체는 그런 기관들의 공동 작업이다. 이런 개체들은 다른 모든 개체들과 기능적 균형을 이뤄야만 생존할 수 있다. 체온, 혈압, 맥박은 항상성 덕분에 안정된 상태를 유지한다. 우리 몸은 셀 수 없이 많은 교환 관계들이 항상적으로 빚어내는 기적이다.

사람들 사이에서도 마찬가지다. 불가피하게 충돌이 발생했을 때 그 거친 모서리를 다듬어 내는 항상성의 재능이 부족하다면, 결혼은 이혼으로 끝난다. 정치에서도 마찬가지다. 경쟁 세력들 사이에서 항상적 균형을 잡지 못하는 나라는 내란이나 붕괴를 겪는다. 항상성은 장기적으로 안정된 상태를 유지하는 물리적, 화학적 비생물 과정들도 다스린다. 지구가 온화한 항상적 균형을 유지하지 못한다면, 우리가 태양계에서 이토록 아늑한 거주지를 만끽하지는 못할 것이다. 그 민감한 균형을 요즘 우리가 오염과 인구 과잉으로 위협하는 중이다.

생물계에서 항상성이 흐트러지면, 기능 부전과 질병과 (심각하고 길게 지속될 경우) 죽음이 따른다. 암, 당뇨, 고혈압, 심장병, 비만, 기타 대개의 질병들은 정상적인 상황에서 인체의 균형을 지키는 항상적 피드백 메커니즘이 망가진 탓이다. 질병에 대한 모든 의료 처방은 질병 때문에 무너진 내부의 균형을 바로세우는 것을 목표로 삼는다.

인간의 뇌는 세상에서 가장 탁월한 항상성의 표현이다. 뇌는 대부분의 신체적 기능을 조절하거니와, 기계 중에서도 가장 복잡한 기계인 뇌 자체를 조절한다. 인간의 생각, 감정, 행동은 수십억 개의 세포들이 정교하게 조절된 평형 상태를 유지한 채 형언할 수 없을 만큼 복잡한 패턴으로 서로 협력하며 발화한 결과이다. 어떤 컴퓨터 공학자도 이렇게 복잡한 것을 만들겠다는 야심은 품지 못할 것이다(능력은 더 말할 것도 없다.). 도중에 잘못될 수 있는 부분이 너무 많기 때문이다. 실제로도 물론 잘못된다. 그러나 자연은, 어떤 수를 썼는지는 몰라도, 대부분의 시간에 충분히 잘 돌아가는 뇌 구조와 균형 보정 능력을 우리에게 제공했다. 뇌의 항상성은 안팎의 과제에 너끈히 반응할 만한 자원과 중복성을 갖고 있다. 그 덕분에 뇌는 대개의 상황을 정상으로 되돌리고, 그 덕분에 우리는 대체로 정상의 범위 내에서 기능한다.

인간은 강인한 생존자들이다. 인간은 사계절 내내 남녀로 기능하고, 다양한 기후에서 작동하고, 상상할 수 있는 온갖 음식을 먹고, 음식이 없어도 오래 버틸 수 있으며, 싸움을 벌이거나 도망칠 줄 알고, 사랑하고 미워할 줄 알고, 다채롭기 그지없는 감정을 느끼고, 놀랍도록 다양한 행동을 저지른다. 사람들은 한편으로는 서로 무척 닮았지만, 다른 한편으로는 소집단이 수십만 년의 엄혹한 세월을 견디면서 생존하는 데 꼭 필요한 개인적 차이점들도 보존하고 있다. 부족은 개개인의 많은 능력을 적절히 균형 잡을 필요가 있다. 구성원들이 모두 지도자이거나 모두 추종자라면, 모두 전사이거나 모두 평화주의자라면, 모두 편집증적이거나 모두 물러 터졌다면, 부족이 잘 굴러가지 못할 것이다.

우리가 슬픔, 비통, 근심, 분노, 혐오, 공포를 느끼는 것은 그런 감정들이 모두 적응적 특질이기 때문이다. 이따금 (주로 대인적, 심리적, 현실적 스트레스에 대한 반응으로서) 감정이 일시적으로 통제를 벗어나서 상당한 불안이나 손상을 끼칠 때도 있다. 그러나 항상성과 시간이 자연의 위대한 치유력으로 기능한다. 대부분의 사람들은 탄력적으로 자신을 추슬러 정상적인 균형을 되찾는다. 정신 장애는 그렇게 스스로 교정되지 않는 증상들과 행동들을 뜻한다. 즉, 정상적인 항상적 치유 과정이 망가진 상태이다. 그런데 누구나 일상에서 겪기 마련인 기복을 진정한 정신 장애로 혼동하면(진정한 장애는 어느 시점이든 인구의 약 5~10퍼센트에게만 영향을 미쳐, 상대적으로 드물다.), 그때 진단 인플레이션이 발생한다.

정신 장애는 증상의 표출이 선명하고, 극심하고, 저절로 사라지지 않을 것이 분명한 상황에서만 진단해야 한다. 일상의 문제를 다루는 최선의 방법은 문제를 직접 해결하거나 문제가 사라질 때까지 기다리는 것이지, 정신 장애 진단으로 질병화하거나 약물로 치료하는 것이 아니다. 약품 처방에 성급하게 의존했다가는 우리의 자연적 치유력이, 전통적으로 사용해 온 회복의 경로들이 단절된다. 가령 가족과 친구와 공동체에게 지원을 구하는 것, 인생에 필요한 변화를 가하고 지나친 스트레스를 내려놓는 것, 취미나 흥미, 운동, 휴식, 기분 전환, 속도 조절을 추구하는 것 등등. 스스로 문제를 극복하면 상황이 정상화되고, 새로운 기술을 익히게 되고, 도움을 주었던 사람들과 가까워진다. 반면에 약을 먹으면, 설령 실제로는 그렇지 않더라도 어쨌든 남들과 다른 사람, 아픈 사람이 되어 버린다. 진정한 정신 장애를 겪는 사람은 약품 처방을 받아야만 항상성을 되찾을 수 있지만, 일상적인 문제를 겪는 사람에게는 처방이 항상성을 훼방할 뿐이다.

나는 25년 전의 어느 연구에서 인간의 회복성에 관해 잊을 수 없는 교훈을 배웠다. 당시 한창 AIDS가 퍼지고 있었다. 효과적인 처방이 없던 시절이었다. 양성 판정은 사형 선고나 마찬가지였고, 더구나 아주 불쾌한 죽음이었다. 그때 양성 판정을 받은 남자들을 연구자들이 검사했더니, 슬픔과 불안 수준이 당장 크게 뛰었다. 검사의 치명적인 의미를 고려하면 당연한 일이었다. 반면 음성 판정을 받은 남자들은 그보다 정도는 작지만 여전히 상당한 수준으로 슬픔과 불안이 줄었다. 그들이 얼마나 안도했을지 생각해 보면 역시 당연한 일이었다. 정말 놀라운 결과는 6주 뒤에 나왔다. 두 집단 모두 거의 평소의 수준으로 돌아갔던 것이다. HIV 양성 판정을 받은 사람들은 끔찍한 소식에 탄력적으로 대응했고, 음성 판정을 받은 사람들도 행복한 소식에 영원히 기분이 들떠 있지 않았다. 두 집단 모두 항상성 때문에 시작점으로 돌아가 있었다. 만일 우리가 양성 환자들이 겪는 괴로움을 치료하겠노라며 즉각 처방에 나섰다면, 그들의 자연적 치유력을 훼방하고 안 그래도 이미 무거운 짐에 무게를 더하는 꼴이었을 것이다. 교훈은 분명하다. 우리는 약을 너무 믿고, 회복력과 시간과 항상성을 너무 안 믿는다.

정상은 모호하고, 그래서 취약하다

지금까지 보았듯이, '정상'과 정신 장애는 좌절스럽도록 모호한 그 무엇이다. 약간이라도 명확하고 선명한 정의조차 언감생심 기대할 수 없다. 오늘날 정신 의학이 제 범위를 넓히면서 '정상'의 탄력적인 경계를 잡아 늘임에 따라, 정상의 범위는 빠르게 좁아지고 있다. 우리 아들의 짜증은 성장 과정의 일부일까, 양극성 장애의 이른 징후일까? 우리 딸이 학교에서 주의가 산만한 것은 주의력 결핍 장애 때문일까, 친구들보다 똑똑해서 수업에서 다루는 시시한 내용에 질렸기 때문일까? 아들이 로켓과 과학 소설에 조숙한 흥미를 보이는 것은 기뻐할 일일까, 자폐일지도 모른다고 걱정할 일일까? 내가 겪는 근심과 슬픔은 충분히 겪을 만한 것일까, 일반적 불안 장애 증상일까? 내가 사람과 사실을 잘 기억하지 못하는 것은 알츠하이머병이 목전이라는 뜻일까? 내 슬픔은 속상한 심정을 드러내는 유용하고 필수적이고 강렬한 신호일까, 중증 우울증일까? 우리 십대 딸은 창조적 괴짜일까, 장차 위험한 마약을 하게 될 미래의 정신병자일까? 타이거 우즈는 정신병 환자일까, 그냥 바람둥이일까? 잔혹한 강간범은 단순히 나쁜 놈일까, 미친놈일까? 누구나 때때로 약하고 일시적인 정신 장애 증상을 겪는다. 그렇다면 그것은 우리 모두가 정신 질환과 아슬아슬 접촉하고 있다는 뜻일까?

무엇이 정상이고 왜 비정상이 있는가 하는 질문은 태초부터 인류와 함께 있었다. 선조들은 당시 그들이 보기에는 충분히 말이 되는 창의적인 해답들을 찾아냈다. 어떤 해답은 지금 보아도 대단히 통찰력이 있고, 어떤 해답은 그저 케케묵은 것 같고, 소수의 해답은 단연코 극악무도하다. 그 과거를 짧게 돌아보면, 현재를 이해하고 미래에 실수를 피하는 데 도움이 될 것이다.

정신병을 만드는 사람들

2

정신 장애에
이름을 붙여라

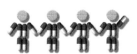

역사는 반복되지 않지만 분명 운율이 있다. — 마크 트웨인

인간은 명명하는 동물이다. 우리는 저도 모르게 눈에 보이는 모든 것에 이름표를 붙인다. 이 능력은 인간만의 특수한 재능이었고, 창세기에서 아담이 그저 이름 붙이는 것만으로 주변 동식물을 지배하게 된 이래 가끔은 인간에게 저주로 작용했다.[1] 과열 진단은 우리 DNA에 새겨진 성향이다. 우리는 사자와 양을, 음식과 독을, 친구와 적을 구분하기 위해서라도 반드시 패턴을 파악해야 한다.

정신 의학적 진단도 그 못지않게 중요했다. 비정상 행위는 늘 인류의 생존을 위협했다. 인간은 부족의 조화에 크게 의지하여 살아가기 때문이다. 인간은 (그곳이 사바나이든 사무실이든) 개인에게나 사회 집단에게 위협적인 행동을 통제하는 방안으로서 그런 행동에 이름을 붙이고, 설명을 찾는다. 이름 붙이기는 불확실성을 줄이는 방법이자 자신이 제대로 통제하고 있다는 (종종 거짓된) 느낌을 주는 방법이었고, 지금도 그렇다. 패턴을 찾으면, 어수선한 경험을 그럭저럭 감당할 만한 단위로 정리하는 데 도움이 된다. 정신 장애를 모호하게, 혹은 틀리게 명명하고 설명하더라도 아예 명명과 설명이 없는 것보다는 낫다.

그리고 인간은 이름 붙이는 데에만 만족하지 못한다. 우리는 여러 이름들을 몇 가지 범주로 묶는 그 다음 단계로 자연스럽게 넘어간다. 그리고 그 다음에는 범주들을 몇 가지 종류로 묶는다. 마지막으로, 왜 사물들이 그렇게 분류되는가 하는 설명을 찾으려고 애쓴다. 구체적인 설명 내용은 물론 시대마다 천차만별이다. 과거에는 이런 작업이 종교와 전승의 몫이었다면, 요즘은 그렇게 호기심을 느끼고 질서를 추구하는 마음에서 사람들이 과학적 지식을 추구한다. 오늘날 환상적인 신화로만 보이는 설명이 한때는 최선의 과학이었다. 현재 최선의 과학도 그다지 멀지 않은 미래에는 환상적인 신화에 불과해 보일 것이다.

정신 장애에 대한 명명은 왜 시대에 따라 진화했을까? 문화적 관심의 렌즈는 같은 바탕에서도 서로 다른 방식으로 형태를 포착하기 때문이다. 우리가 구름을 보면서 코끼리를 찾아볼까 할 때는 코끼리가 보이지만, 고래나 토끼가 선입견에 더 잘 맞는다면 고래나 토끼가 보인다. 구름의 모습이 그대로라도 여러 형상을 읽어 낼 수 있는 것이다. 정신 장애 진단은 뭔가 실제로 존재하는 것을 보는 것이지만, 그 패턴은 우리가 보리라고 기대한 형태에 따라 달라진다. 하나의 정답이란 없기에, 유행이 있기 마련이다. 고대의 샤먼은 요즘과는 다른 이름과 설명을 제공했다. 그러나 오늘날의 이름과 설명이 현대의 정신과 의사에게 유용하듯이, 샤먼에게는 그것이 유용했다. 현재의 정신 장애 진단 기법을 이해하기 위해서는 우리가 어떻게 여기까지 도달했는지 짧게 훑어볼 필요가 있다.

샤먼과 영계(靈界)

정신 의학은 역사가 가까스로 200년쯤 된 젊은 직종으로 보이지만, 사실은 가장 오래된 직종이라고 말해도 무방하다. 정신적으로 아픈 사람을 진단하고 보살피는 일은 샤먼, 혹은 주술사가 수행하는 직업 활동의 일부였다. 그는(그녀일 때도 많았다.) 부족 사회에서 최초로 대가를 받고 일한 전문가였고, 수렵 채집이 아닌 전문적 역할을 수행하는 유일한 사람이었다. 남들이 다들 식량을 찾아 나설 때도 샤먼은 집에 남아서 병자를 진료했고, 마술을 사용하여 정신적, 육체적 증상을 설명하고 치료했다.

샤먼은 물론 생활을 꾸려 나가기 위해서 그밖에 다른 일도 많이 해야 했다. '샤먼'이라는 단어는 '아는 사람'이라는 뜻이다. 실제로 샤먼은 많은 것을 알았다. 샤먼은 세상의 균형을 지켰고, 사냥감이 풍부하게끔 만들었다. 과거를 들추었고, 미래를 예측했다. 세상이 어떻게 시작되었고 부족이 어떻게 태어났는지 말해 주는 이야기를 외우고 있었다. 신성한 물건들을 소유했고, 마술적인 힘이 있는 약초를 찾을 줄 알았다. 샤먼은 의식을 이끌었다. 샤먼은 의료인이자 영매이자 판관이자 지식인이자 엔터테이너였다. 샤먼은 말 그대로 부족의 노래를 불러서 저녁을 벌었다. 또한 춤을 출 줄 알았다.[2]

정신 의학을 수행하는 것 역시 샤먼의 일에서 늘 중요한 부분이었다. 인간은 남들과의 원만한 관계와 집단의 결속에 전적으로 의지하여 살아가는 사회적 동물이다. 비정상적 행동은 그 개인에게 위협이 될 뿐 아니라, 부족의 앞날에도 확실하고 분명한 위험 요소이다. 정신적 응급 상황은 신속하게 명명하고, 이해하고, 처치하고, 치료해야 했다. 그렇게 비정상을 정의하고 처리하는 데 필요한 도구를 모두 갖춘 사람이 바로 샤먼이었다. 샤먼은 정신 장애를 진단하고, 유래를 설명하고, 낫게 할 수 있었다.

가장 흔한 진단은 악령이나 못된 저주, 혹은 터부를 어긴 행동을 끌어들여 설명하는 것이었다. 치료하려면 무아지경, 영계와의 교류(북미 인디언의 의식인 'vision quest'를 말한다. — 옮긴이), 꿈 작업(프로이트의 'dream work'를 말한다. — 옮긴이)을 통해 영혼의 세계로 들어가야 했고, 향정신성 버섯이나 식물의 도움도 받았다. 치유 의식은 노래, 춤, 단식, 땀 내기, 수면 박탈 등으로 구성되었다. 샤먼은 환자에게 잠시 일상을 떠나 자신의 매직 서클로 들어오도록 초대했다. 그러고는 영혼과 싸우거나 영혼을 살살 달래어, 만사가 다시 괜찮아질 것이라고 보장하는 계약을 주선했다. 샤먼은 대단한 권위와 치유력을 갖고 있었다.[3] 마술적 믿음과 암시는 큰 효과를 낸다. 그러나 샤먼은 주술 이전에 무엇보다도 실용적인 상식, 인간의 본성에 대한 지혜, 약초를 갖고 있었다. 치료는 비쌌고, 샤먼은 부족 중에서 가장 부유했다.

사제와 신

　인류는 지난 1만 년 동안 동식물을 길들임으로써 자연을 더 많이 통제하게 되었고, 그 속에서 자신이 더욱 중요한 존재가 되었다고 느꼈다. 자연적 애니미즘(만물에 영혼이 깃들었다고 보는 물활론 — 옮긴이)이 완전히 사라지지는 않았지만, 신들을 모신 만신전이 탄생하면서 부분적으로 그것을 대체했다. 신들은 (불멸성과 특별한 힘을 지녔어도) 다른 면에서는 보통 사람과 다를 바 없이 말하고 행동한다고 했다. 농경 부족에게 샤먼은 오늘날의 대장장이만큼이나 구식 직종으로 보였고, 사제라는 새로운 직업인이 그 자리를 대신했다. 사제와 샤먼의 직무는 어떤 면에서는 전혀 달랐지만 또 어떤 면에서는 비슷했다. 샤먼이 인간과 영계를 잇는 매개였다면, 사제는 인간과 신을 잇는 매개로서 샤먼의 마술적인 영적 능력을 유지하면서도 그것에 신적인 권위까지 가미하여 보강했다. 샤먼은 이리저리 이동했다. 유랑 부족이 그날 어디에 있든지 자신도 그곳에서 사람들을 치료했다. 영혼은 어디에나 존재했으니까. 샤먼은 상대적으로 부자이긴 해도 평생의 소지품을 간단히 등짐으로 꾸려 짊어질 수 있었다. 반면에 사제는 정착해서 살았다. 신들에 의해 정화된 성스러운 땅에 신전을 짓고 그곳에서 일했는데, 보통 정화력이 있는 성수가 솟는다는 샘물 곁이었다. 풍요로운 농경 사회가 생산한 잉여의 부에 걸맞게 스파, 도서관, 체육관, 극장 등의 시설을 아름답게 갖춘 신전이 많았다.

　그러나 근본적인 측면에서는 사제의 직무도 샤먼의 직무와 다르지 않았다. 신들을 흡족하게 만들고 세상의 균형을 지키는 것, 신들의 파괴적인 처벌을 액막이하는 것, 식량이 잘 자라도록 하는 것. 병자를 수발하는 일도 포함되었는데, 그중에는 우리가 정신 장애로 명명할 문제를 지닌 환자도 많았다. 사제는 정신과 의사 노릇에 많은 시간을 썼다.

그리스 신화에는 광기에 대한 이야기가 가득하다. 이것은 정신 장애가 늘 사람들을 고민스럽게 만들었음을 보여 주는 분명한 증거이다. 누군가 제정신이 아닌 짓을 하면(예상을 뛰어넘거나 거꾸로 예상에 못 미치면), 사람들은 그것을 신들린 행동으로 간주했다. 영웅이 미친 짓을 하면, 실제로 많은 영웅이 그랬는데, 흔히 내려진 진단은 '여신이 그렇게 하라고 시켰다'는 것이었다. 초기에는 그 이름도 적절한 마니아 여신이 비정상적 행동을 일으킨다고 믿었다. 마니아는 인류가 생겨나기 전부터 존재한 원초적이고 원시적인 악령으로서, 사람들을 미치게 만든다고 했다. 후대로 가서는 우리에게도 친숙한 올림피아 산의 신들과 (그보다 더 자주) 여신들이 개입했다. 그중에서도 특히 많은 사람을 미치게 만든 것은 질투의 화신 헤라였다.

여신들은 왜 그렇게 남자들을 미치게 만들었을까? 농업과 목축이 수렵 채집을 대신하는 과정에서 여성의 권리는 큰 타격을 입었다. 새로운 권력 관계와 토지 소유 관계는 가부장들과 그들의 남신들에게 유리한 구조였고, 여성은 집안에서 가구나 다름없는 존재로 전락했다. 남성이 장악한 구조에서 억압된 여성의 힘을 두려워하는 마음이 복수심 강한 여신들로 표현되었던 것이다. 신의 분노는 (보통 남성의) 나쁜 행동에 대한 요긴한 변명이었다. 광기는 벌이었을 뿐 아니라 책임을 떠넘기는 방법이었다. 진단은 일탈 행위를 설명하는 동시에 면죄

했다. 헤라클레스가 사람을 죽이는 파괴 행위를 저지른 것은 헤라 여신이 그의 자만과 불경에 벌을 내린 탓이라고 했다. 아이아스가 무신경하게 가축을 도살한 것은 아테나 여신이 그의 시기 어린 분노를 이상한 방향으로 이끌었기 때문이라고 했다.

특별한 재능도 광기와 연결되었다. 신이 내린 영감에는 대가가 따랐다. 카산드라와 델포이의 여사제들은 미래를 보는 대신 현재에 미쳐야 했다. 뮤즈들은 시와 함께 광기도 선사했다. 디오니소스 컬트는 여기에 물질 남용까지 섞었다. 포도주, 섹스, 종교적 광란은 자발적으로 광기에 빠짐으로써 일시적으로나마 일상의 정상성에서 벗어나 신에게 다가가는 방법이었다. 정상인이 일부러 광기를 가장하기도 했다. 율리시스는 트로이에서 군역을 피하기 위해서, 다윗 왕은 목숨을 건지기 위해서 광기를 가장했다.

신들은 질투가 강했고, 변덕스러웠고, 심하게 편애했다. 규칙은 불명확하고 불공정했다. 신들이 계속 내 편을 들고 내 머릿속에 들어오지 못하도록 하려면, 사제에게 방법을 물어야 했다. 사제는 경건한 믿음, 신성한 기도, 마술적 의식, 장대한 신전에서 부여받은 권위를 행사했다. 기원전 8세기에(호메로스가 트로이 송가들을 편찬하던 때다.) 지어진 최초의 의학적 신전은 치유의 신 아스클레피우스를 숭배하는 신앙에 바쳐졌다. 아스클레피우스는 뱀이 빙빙 감긴 막대기를 갖고 있는 인물이라서 쉽게 알아볼 수 있다. 오늘까지도 의학의 상징으로 통하는 뱀은 허물을 벗는 능력 때문에 불멸과 치유의 훌륭한 모형으로 통했고, 사람들은 신전 부지에 독 없는 뱀을 잔뜩 풀어 놓곤 했다. 치유 신앙은 크게 번창했다. 고대 그리스 전역에서 아스클레피우스에게 바치는 신전이 금세 300개나 생겼다. 보통 성스러운 샘물이 솟는 곳이거나 산세가 내려다보이는 곳, 아니면 둘 다에 해당되면서 외지고 아름다운 곳이었다. 이후 1000년 동안 그런 시설은 엄청나게 인기가 있었고, 놀랍도록 효과가 있었다. 로마 사람들도 뒤를 이어서 제국 전역에 치유용 신전을 세웠다. 아스클레피온이라고 불린 그 신전들은 신전, 병원, 호텔, 스파, 휴양지, 오락 센터, 의학 학교를 겸하는 다용도였다. 루르드의 성소, 메이오 클리닉, 리츠칼턴 호텔을 합한 것과 비슷했다. 신전으로 가는 길은 길고 고된 순례의 여정일 때가 많아, 육체적으로나 정신적으로 병이 심한 사람은 갈 수 없었다. 아마도 오늘날 1차 진료 기관을 찾는 많은 환자들과 마찬가지로 비교적 가벼운 육체적, 감정적 증상을 복합적으로 지닌 사람들이 그런 신전에서 치료받았을 것이다. 순례자는 자신이 꼭 낫고 싶고 치료를 굳게 믿는다는 사실을 기나긴 등산으로 증명해 보였다.

사제들은 정신 질환에 대한 새로운 이론, 새로운 진단 체계, 새로운 치료법을 개발했다. 이론이란 신들이 화가 나거나 질투가 나서 찾아들었다고 설명하는 것이었다. 진단은 '인큐베이션(꿈 의식)'이라고 불렸는데, 그 과정을 통해서 환자가 신과 만나야 한다고 했다. 순례자는 먼저 정화 의식을 치른 뒤, 신전에서 가장 성스러운 방에 있는 신성한 제단 곁에서 잠을 자는 특혜를 허락받았다. 그곳에서 자면서 계시적인 꿈이나 환영을 보게 될 텐데, 그러면 신과 성공적으로 접촉한 것이다. 신은 뚜렷한 메시지를 명확하게 전달하는 꿈을 선사할 수도 있고, 혼란스러운 꿈으로 모호한 메시지만을 남길 수도 있다. 다음으로 신전 측은 마치 정신 분석의 몇몇 측면을 예고하는 듯한 치료법을 적용

정신병을 만드는 사람들

했다. 사제가 의복을 갖춰 입고 아스클레피우스의 막대기를 든 채 숙련된 솜씨로 꿈 해석을 도왔던 것이다. 사제는 환자가 꿈의 의미를 발견하도록 거들면서, 환자의 질병, 원인, 신을 달래는 데 필요한 조치에 대해 신이 남긴 메시지를 해독해 주었다. 환자가 자신이 겪은 꿈이나 환영을 떠올리지 못하면, 혹은 너무 아프거나 바빠서 순례할 수 없는 상황이라면, 꿈 의식을 대신 겪어 주는 전문적인 대리인이 있었다.

신전에서는 다른 마술적, 실용적 편의 시설도 경험할 수 있었다. 신을 기쁘게 하기 위한 의식, 기도, 주문, 희생 제례가 벌어졌다. 사제는 정신과 치료, 상식적 조언, 약초 처방에도 전문가였다. 필요하면 수술도 감행했다. 여기에 더해 체육관과 스파 시설, 식단 조언, 도서관에서 지적 자극을 경험할 기회, 극장에서 오락을 즐길 기회도 있었다. 포도주도 있었다. 치료율이 높았던 것도 어쩌면 당연하다. 환자는 신에게 감사하는 마음으로 넉넉히 사례했다. 사례하는 방법은 이것저것 많았지만, 가령 기적적인 치유를 기록한 석판을 제작하여 눈에 띄게 전시하는 방법도 있었다. 광고는 신전 사업에 좋았고, 치유력에 대한 권위를 높여 주었다.[4] 치유용 신전은 오늘날에도 세 가지 상이한 형태로 살아남았다. 현대의 순례자들이 신앙을 치유받고자 찾아가는 성지, 운동과 식단 조절과 미용을 통해 자연스럽게 건강을 촉진하는 세속적인 스파, 그리고 현대적인 의료 센터이다.

히포크라테스: 의학의 아버지(기원전 460년경~370년경)

세상을 종교적으로 이해하는 것은 인간이 세상의 불확실성과 고난에 적응하는 데 늘 크나큰 위안이 되어 주었다(아마 앞으로도 그럴 것이다.). 인류는 역사상 거의 모든 시대와 장소에서 이런저런 초자연적 믿음을 품고 살았다. 그러다가 기원전 7세기부터 그리스 사람들은 세상이 어떻게 작동하고 사람들이 왜 병에 걸리는가 하는 문제를 대안적으로, 세속적으로 설명하는 모형을 개발했다. 그들은 그것을 자연 철학이라고 불렀고, 요즘 우리는 과학이라고 부른다. 새 기법은 설명력이 뛰어났고, 고유의 경외감과 아름다움을 탄생시켰다. 사람들은 이제 보이지 않는 초자연적 힘을 숭배하는 대신, 자연계를 면밀히 관찰하고 그 작동을 다스리는 바탕의 원리를 사려 깊게 추론하기 시작했다.

그리스인은 진공 상태에서 시작하지 않았다. 그들은 바빌론, 페르시아, 이집트, 인도 문화가 갖고 있던 적잖은 과학적 기반을 하나로 통합했고, 그것을 더욱 확장하여 거대한 지적 여정의 궤도에 올림으로써 결국 근대를 탄생시켰다. 진보는 신속했고, 인간의 모든 지식을 살찌웠다. 피타고라스는 수학 언어를 사용하여 자연의 비밀을 체계적으로 묘사할 수 있음을 보여 주었다. 데모크리토스는 우주가 겉보기에는 복잡하지만 사실은 더 이상 쪼갤 수 없는 단순한 원자들로 환원된다는 사실을 직관적으로 깨쳤다. 그리스 사람들은 지구가 둥글다는 사실도 태양 주위를 돈다는 사실도 알았고, 지구 둘레를 정확하게 계산했다. 심지어 '다중 우주' 개념도 떠올렸다. 유클리드는 기하학을 고안했고, 아르키메데스는 미적분학의 시작을 고안했다.

그리고 그리스인은 근대 의학을 발명했다. 히포크라테스는 신, 사제의 권위, 희생, 의식적 주술 따위 없이 오로지 생물학적으로 정신적, 육체적 질병을 이해하는 방법을 창안했다. '즐거움, 기쁨, 웃음과 재미, 그리고 슬픔, 비통, 낙담, 한탄은 다른 곳이 아니라 뇌에서 나온다.…… 역시 그 기관 때문에 우리는 미치거나 착란을 일으키고, 두려움과 공포에 시달린다.…… 건강하지 않은 뇌 때문에 이 모든 일을 겪는다.' 정신적, 육체적 문제는 혈액, 노란 담즙, 검은 담즙, 점액이라는 네 기본 '체액'이 균형을 잃어서 생긴다고 했다. 치료는 (초자연적이지 않고) 자연적인 과정을 통해 이루어진다. 의사는 생물학적 현실에 제약될 수밖에 없고, 치료를 도울 수는 있어도 장담할 수는 없다. 의사는 예후를 바꾸기보다 예측하는 데 더 능할 것이다. 그러나 안심시키고 위로하고 조언하는 일이라면 언제든지 할 수 있고, 그 또한 치유에 중요한 작업이다.

의학은(또한 정신 의학은) 인간을 제일가는 잣대로 삼고, 인간적인 치료를 목표로 삼을 것이었다. 치유는 과학적 관찰과 실용적 지식에만 기반한 세속적 직종이 되었다. 히포크라테스는 환자들을 면밀히 조사하고 기록을 꼼꼼하게 작성했다. 그리고 그 증상들을 뭉뚱그려 여러 새로운 질병으로 묶어 냈고, 각각에 대해서 전개 경로, 예상되는 예후, 특수한 역학을 세세하게 기록했다. 그는 조증, 우울증(멜랑콜리아), 착란(정확하게는 'phrenitis'라고 하여 뇌 감염으로 고열과 착란이 따르는 상태를 지칭한다. ─ 옮긴이), 공포증을 묘사했다. 진단과 치료에는 어떤 신비주의도 끼어들지 않았다. 질병은 신이 내린 처벌도 신이 들린 상태도 아니었고, 그저 자연의 일부였다. '인간이 질병의 속성과 원인을 신에게 돌리는 것은 무지와 경외감 때문이다.'

히포크라테스는 예후의 천재였으며, 예후가 의사의 일에서 핵심적인 능력이라고 보았다. 그는 환자를 세 무리로 분류해야 한다고 여겼다. 알아서 낫는 사람들, 의료적 처치가 필요한 사람들, 어떤 개입에도 반응하지 않을 사람들. 이른바 '3분의 1의 법칙'은 의학사에서 제일 굳건한 명제로서, 요즘도 의학도들이 배우고 있으며 여전히 많은 정신장애에 대해 유효하다.

어떤 처치를 권할까 하는 문제는 환자의 예후에 달려 있다. 첫 번째 집단에 대해서는 처치가 자칫 해로울지도 모르니까 꺼려야 한다. 그런 환자들은 시간과 보살핌만 주어지면 저절로 나을 테니까. 세 번째 집단에 대해서는 해로운 처치를 주지 말아야 한다. 낫게 하지도 못하면서 공연히 환자가 겪는 병에 부담만 늘릴 테니까. 그 대신 위로와 안락을 제공해야 한다. 구체적인 처치는 두 번째 집단에게만 적용해야 하는데, 이 경우 처치의 위험과 질병의 위험 사이에서 균형을 맞추어야 한다. 개입이 피해가 되지 않고 도움이 되도록 유념해야 한다. 히포크라테스는 상황이 심각하여 좀 더 공격적인 접근법이 요구되고 정당화될 때를 제외하고는 늘 조심스럽고 온화하고 자연적인 치유를 선호했다. 오늘날 의사들이 해로운 향정신성 의약품을 위험천만하게도 마구잡이로 처방하는 현실을 알았다면, 히포크라테스는 분명 혼란스러워하고 대단히 슬퍼했으리라.

히포크라테스는 환자와 제자를 사랑하고 그들로부터 사랑받는 겸손한 사람이었다. 교조주의자나 권위주의자가 아니었고, 자신이나 남들이 축적한 임상적 체험에서 지식을 알아내는 작업을 즐겼다. 그는 세속적 의학 교육과 의료 행위라는 개념, 즉 환자들의 머리맡에서 배운다는 개념을 제도화했다. 제자들은 그의 기법을 더욱 발전시켰고, 의료 기록을 명료하고 객관적인 문장으로 남기는 독특한 스타일을 창조했다.[5] 흥미로운 여담을 덧붙이자면, 투키디데스는 인류 역사라는 질병을 임상적으로 묘사한 위대한 작품을 쓸 때 히포크라테스의 문체를 빌렸다고 한다.

갈레노스: 성격 이론의 아버지(기원후 130년경~200년경)

갈레노스는 의학의 팔방미인이었다. 그는 육체를 치유했고, 정신을 수선했다. 갈레노스보다 더 폭넓게 임상 체험을 쌓고, 더 다양한 질병을 조사하고, 더 많은 처방을 발명하고, 더 많은 글을 쓴 의사는 이제껏 없었다.[6] 검투사 양성소의 전담 의사로 일하거나, 백내장 수술을 발명하거나, 현대에 와서야 재현된 뇌 수술을 실시하느라 바쁠 때가 아니라면, 그는 체액 이론을 확장하여 인간의 성격이 질병에 미치는 영향을 설명하는 일에 몰두했다. 그는 체액이 사람을 아프게 만드는 원인일 뿐 아니라 사람의 성격을 규정하는 요소라고 보았다. 사람의 운명은 별자리나 악마나 신이 아니라 체내 화학 작용의 균형이 결정한다고 했다. 이렇듯 사람의 기질을 분류하고 기질이 행동에 미치는 영향을 생물학적으로 파악한 모형은 현대의 이론들과 크게 다르지 않다. 어떤 화학 작용인지 구체적으로 짚는 데 있어서는 갈레노스가 완전히 틀렸지만 말이다.

그리스 사람들은 매사를 네 가지로 나누었다. 세상에는 네 계절이 있고, 인생에는 네 시기가 있고, 하늘에는 네 행성이 있다고 했다. 그리고 네 원소(공기, 불, 흙, 물)가 다양한 조합으로 결합하여 지상의 물리학과 인체 및 정신의 생물학을 결정한다고 했다. 체액도 그처럼 네 가지였고(혈액, 노란 담즙, 검은 담즙, 점액), 각각이 하나의 원소에 대응했다. 히포크라테스는 체액의 불균형이 질병을 일으킨다고 주장했는데, 갈레노스는 그 표준 체계에 더해 성격 또한 체액의 불균형에서 비롯한다고 첨언했다. 혈액이 너무 많으면 지나치게 다혈질적인 성격이 되고, 노란 담즙이 너무 많으면 성마른 성격이 되고, 검은 담즙이 너무 많으면 우울한 성격이 되며, 점액이 너무 많으면 냉랭한 성격이 된다. 체액들이 조화롭게 균형을 이뤄야만 정신이 정상적으로 기능한다. 체액들은 다양한 방식으로 섞여 온갖 조합을 이룰 수 있기 때문에, 인간의 행동과 성향은 대단히 다양하게 나타난다. 지금 듣기에는 꼭 돌팔이 이론 같지만, 체액론은 1500년 넘게 의학을 지배했다. 그에 비해 오늘날 많은 이론은 수명이 수백 년은 고사하고 수십 년 단위이다.

갈레노스가 말한 기질은 성격의 행동적 측면만이 아니라 신체적 증상까지 뜻했다. 마음과 몸은 상호 작용한다. 성격과 건강은 뗄 수 없이 얽혀 있다. 어떤 사람의 기질적 혼합 상태를 알면 그가 어떻게 행동할지 예측할 수 있을 뿐만 아니라 그의 몸이 어떻게 행동할지도 예측할 수 있다. 어떤 병에 걸리기 쉽고 어떤 처방이 들을지 알 수 있다는 것이었다. 질병은 오고가는 것이지만, 기질은 타고난 것이며 상당히 안정하다. 다만 식단, 활동, 약초, 방혈, 부항, 관장 등의 적절한 개입

　　　　　　　　　　　　　정신병을 만드는 사람들

으로 기질에 영향을 미치고 균형을 되찾게끔 도울 수 있다. 처치는 반드시 개개인에게 맞추어야 했는데, 왜냐하면 네 체액이 불균형을 이룰 수 있는 조합도 그 가짓수가 워낙 많기 때문이었다.

갈레노스는 뇌 기능 부전과 정신 질병이 체액의 불균형 이외에도 다른 많은 이유에서(환경적 이유이든 기질적 이유이든) 발생한다는 사실을 잘 알았다. 가령 포도주는 사람을 미치게 만든다. 갈레노스는 검투사를 돌본 경험을 통해 두부 손상의 위험을 알았다. 뇌염이 질병의 원인으로 기능한다는 사실 또한 명백했다. 그는 또 정신 지체가 뇌 기능의 선천적 문제에서 비롯한다는 사실을 깨쳤다. 오늘날의 의사들과 마찬가지로, 그는 육체적 질병이나 물질 남용이 환자의 행동에 영향을 미쳤을 가능성을 모두 기각한 다음에야 인격 장애 진단을 내려야 한다고 보았다. 더 이상 확연한 원인이 없을 때만 기질과 체액 균형을 주된 문제로 고려해야 한다는 것이다.

체액 불균형 치료란 곧 균형을 되찾는 행위로서, 먼저 어떤 체액이 저울을 기울이는지 세심하게 진단한 뒤 환자의 생활을 바꿈으로써 평형을 도로 맞추었다. 구토, 관장, 땀 빼기, 방혈은 체액에 직접 영향을 미치는 행위이니 제일 명백한 처치법이었다. 다양한 약초, 향료, 금속, 뜨겁거나 차가운 물질, 건조하거나 젖은 물질도 저마다 다른 효능이 있어서 체액들의 양을 조절한다고 했다. 치료 조치에는 목욕, 환경 변화, 식단도 포함되었다. 처세법에 해당하는 요소도 있었다. 사람마다 품은 기질이 다를뿐더러, 그 기질은 특정한 삶의 방식을 따를 때 제일 훌륭하고 건강하게 유지된다고 했다. 의사는 일단 기질을 진단한 뒤, 다음으로 환자의 생활에서 어떤 측면이 균형을 어지럽히고 어떤 측면이 균형을 지지하는지를 찾아냈다. 그러고는 환경이나 일상 습관(공부, 일, 식단, 섹스, 술, 음악, 가족 관계)을 바꾸도록 처방했다. 그럼으로써 체액 불균형을 바로잡을 수 있고, 나아가 성격을 개선하고 행복을 증진하고 육체적 질병을 예방할 수 있다고 했다.

갈레노스는 너무나도 오래 의학을 지배했다. 그래서는 안 되었고, 갈레노스 자신도 바라는 바가 아니었을 것이다. 후대 의사들은 갈레노스의 글을 교리처럼 받들며 그의 권위를 섬겼을 뿐, 독자적인 관찰과 실험을 중시했던 그의 기법은 섬기지 않았다. 체액론은 1800년대 중반에 루돌프 피르호가 질병에서 세포가 수행하는 역할을 보여 준 뒤에야 결정적으로 기각되었다. 그러나 타고난 성격적 성향이 정신적, 육체적 질병에 영향을 미친다는 갈레노스의 통찰은 처음 그가 떠올렸을 때만큼이나 지금도 신선하다.

악마들의 암흑시대

유럽에서 정신병 환자를 대하는 태도는 이후 암흑시대에 접어들었다. 암흑시대는 로마 제국의 몰락(5세기)에서 필리프 피넬의 등장(18세기 후반)까지 이어졌다. 중세 암흑시대는 우리가 흔히 상상하는 것처럼 그렇게까지 무지몽매하지는 않았지만(고립되었을망정 군데군데 밝은 지점이 있었다.), 정신 질환자에게는 분명 당시 유럽이 최악의 시대이자 최악의 장소였다. 그리스의 생물학적 이론들은 정신 질환자의 인간성을 인정했다. 환자의 이상한 행동은 의학 모형 속에서 충분히 이해할 만하다고 여겼다. 환자는 우리와 같은 사람이지만 어쩌다 생물학적 불균형을 갖게 된 것뿐이라고 보았다. 그것은 환자의 잘못이 아니고, 무시무시한 일도 아니며, 운이 없는 것뿐이다.

그랬던 그리스의 의학적 계몽은 암흑시대의 희생자가 되었다. 화학적 불균형을 진단하던 의학의 의사들은 마귀 들림을 진단하는 교회의 의사들로 교체되었다. 퇴마, 종교 재판, 고문, 화형주가 의료적 처치를 대신했다. 정신 질환자의 몸에는 전염될지도 모르는 악마의 힘이 깃들어 있어 위험하기 때문에, 하느님과 악마의 싸움의 일환으로서 그것을 파괴해야 한다고 했다. 예외도 있었지만(교단들이 친절을 베풀거나 병원을 짓기도 했다.), 정신 질환자에 대한 처우는 전반적으로 홀로코스트나 마찬가지였다. 그것은 교회 역사의 수치스러운 한 장이었다. 기독교 신학은 이교도적 악마론과 결합하여, 정신 질환을 악마의 수작으로 묘사하는 스토리를 만들어 냈다. 도덕적으로 중립적이었던 체액론은 하느님과 악마의 영원한 싸움을 생생하게 묘사하는 종교적 드라마와는 상대가 되지 않았다. 그리고 그 드라마에서 광인은(여자일 때가 많았다.) 지는 쪽의 볼모였다.

서구 세계는 차이를 악과 등치시켰고, 그것이 전염될까 봐 두려워했다. 이상한 행동을 하는 사람은 악마와 사통함으로써 공동체의 안녕을(또한 영원한 구원을) 위협할지도 모른다고 했다. 극단적인 경우에는 고문과 처형도 하느님이 행하는 사업의 일부라고 말하면서 떳떳하게 정당화했다. 그보다 심하지 않은 경우에는 회복이 가능하다고 보았지만, 우선 광인이 죄를 회개하고 하느님과 신앙에게로 돌아오겠다는 의지를 밝혀야 했다. 그리스의 과학적 관찰은 정신 상태의 다양한 특징들을 다양한 악마들의 위계에 대응시킴으로써 영혼을 진단하는 괴상한 체계로 교체되었다. 종교적 망상의 먹구름이 유럽을 덮어, 가장 취약한 사람들을 너무나도 비열하고 잔인하게 다루는 짓을 축성했다.[7]

죽음조차 정신 질환자가 당하는 모욕을 막지 못했다. 교회법에 따르면, 자살은 악마가 하느님을 노엽게 하려고 조장하는 범죄였다. 자살한 시체는 사후 처벌을 받아 마땅한 대상이었다. 그 처벌이란 목매달기, 고문, 절단, 마차에 매달아 길거리를 질질 끌고 다니기 등을 결합한 방식이었다. 자살 시도에서 살아남은 사람은 미신을 맹신하는 이웃들의 손으로 끝내 애초의 희망을 이루리라 예상해야 했는데, 사람들은 악마를 제대로 처벌해야 한다면서 가장 끔찍한 방식으로 죽음을 가했다. 자살자는 축성된 묘지에 묻힐 수 없다는 금지 조항도 처벌을 내세로 확장했다.

1487년에 출간된『마녀의 망치』는 악마 교리를 명문화했고, 정신 질환자를 종교 재판에서 다뤄야 한다고 주장하는 논리와 법적 구속력을 제공했다.[8] 사람들은 잔혹하리만치 효율적이고 비인간적이리만지 잔인한 관료적 기법으로 환자들을 솎아 냈다. 하느님과 인간들은 광인에게 마녀나 악마라는 판결을 내렸고, 그들에게는 자비를 베풀 가치가 없다고 보았으며, (소수의 예외를 제외하고는) 실제로 자비를 베풀지 않았다.

한편 좀 더 계몽된 종교적 동아리들은 정신 장애를 진단하고 설명할 때 마귀 들림 대신 죄를 거론하기 시작했다. 환자의 거슬리는 행동과 태도는 난폭하고 미개하고 탐욕스럽고 음탕한 성질이 겉으로 드러

　　　　　　　　　　　　　　　　정신병을 만드는 사람들

난 증상이라고 여겼다. 정신 질환자는 차츰 마귀에서 죄인으로 바뀌었다. 환자의 행동은 악마가 직접 개입한 결과가 아니라 환자 자신의 자유 의지가 부도덕하게 날뛴 결과라고 했다. 이 점에서 정신 질환자는 자주 함께 수용되었던 평범한 범죄자들과 크게 다르지 않았다. 환자가 열정을 억제하고 죄를 뉘우쳐서 올바른 길로 돌아오도록 만들려면 가혹한 처벌을 가해야 한다고 했다. 그들은 손보고, 길들이고, 억제할 존재였다. 죄는 고집스럽고 깊이 새겨진 성질이었다. 도덕적 설득만을 처방할 때도 있었지만, 대개는 육체적 처벌이 따랐다. 그것은 정신 질환자의 영혼을 향상시켜서 질서, 자기 규율, 자제의 습관을 들이려는 시도였고, 그런 조치를 받으면 환자가 하느님에게 더 가까이 다가가고 죄에서 더 멀어질 수 있다고 했다. 그러나 가벼운 조치로 이끌어도 완강히 버티며 낫지 않는 죄인에게는 그에 상응하여 더 심한 처벌을 가했다. 매를 아끼면 환자를 망친다는 것이다. 질병은 그 원인으로 기능한 사악한 자만심과 더불어 진압해야 했다. 그리고 채찍질을 비롯한 육체적 처벌, 회전의자, 얼음물 목욕, 갖가지 형태의 노출과도 같은 온갖 육체적 구속을 포함하는 단호한 조치로 그 대신 도덕성을 불어넣어야 했다. 현대의 기준으로 보면 지나친 처벌이지만, 사실 이런 조치는 더 이전에 환자를 악마나 악마의 대리인으로 보아 가했던 처벌만큼 잔인무도하지 않았고 결과도 치명적이지 않았다. 적어도 종교 재판소의 고문 도구나 화형주 따위는 더는 쓰이지 않았으니까. 미친 사람은 나쁜 사람이라 가혹하게 대우해야 마땅하다고 했지만, 적어도 악마의 화신으로 취급하지는 않았다.

광인을 대하는 태도가 이렇듯 암울했던 유럽에서도 몇몇 중요한 예외가 있었다. 13세기에는 여러 수도원에, 그리고 성지나 순례지로 가는 길목에 기독교 자선 병원이 더러 세워졌다. 병원은 미친 사람, 육체적으로 아픈 사람, 나병 환자, 고아, 극빈자 등에게 묵을 곳, 식사, 기도, 수사와 수녀의 종교적 가르침을 제공했다. 치료는 최소한이었고, 과학적 관찰과 임상적 진단은 없었다. 진단이나 치료가 아니라 기독교적 보살핌이 목표였다. 이것만 해도 화형주에 비하면 장족의 발전이었다.

좀 더 자연주의적이고 생물학적인 관점도 완벽하게 억압되진 않았다. 체액론에 따른 의술은 수도원에서 좁은 발판이나마 유지했고, 십자군 시대를 맞아 무례한 서구 침입자들이 훨씬 더 발달한 의학 문명을 갖춘 무슬림 세계와 접촉했을 때 대대적으로 소생했다. 예전에 그리스어에서 아랍어로 번역되었던 갈레노스의 저작들이 이제 아랍어에서 라틴어로 도로 번역되었다. 수도원 대신 도시의 대학이 학문의 전당이 되었고, 대학마다 자연주의적 세계관을 따르는 의학자들이 자리 잡아 신학부의 악마론과 조금쯤은 균형을 이루었다. 의학 교수들은 광기의 원인으로서 자연적, 체액론적 이유가 모두 기각된 다음에야 마귀 들림을 의심해야 옳다고 가르쳤다. 그러나 안타깝게도 교수들이 현실의 의술에 미친 영향은 미미했다. 의학 교육은 이론만 가르쳤고, 교수들은 갈레노스의 권위를 등에 업고 지껄이지만 환자를 진료하진 않는 상아탑 속 존재들이었다. 직접 면밀하게 관찰하지 않으니 큰 영향력을 미칠 수 없었고, 정신 질환을 이해하는 임상 과학을 발전시킬 수도 없었다. 오히려 자연주의적 목적의식이 곁길로 벗어나서, 마귀 들림이 어떻게 정상적인 정신에 영향을 미치는지를 생리학적으로 이론화하는 데 동원되기도 했다. 갈레노스의 영향력이 다시금 커진 데 따른 흥미로운 여파는 동방에서 수입하는 귀중한 향신료의 가격이 천정부지로 뛴 것이었다. 향신료가 체액 조절에 효능이 탁월하다고 여겼기 때문이다.

미신의 시대에도 상식과 인도적 태도가 깡그리 사라지진 않았다. 사람들이 모든 문제를 악마화한 것은 아니었고, 모든 환자를 고문한 것도 아니었다. 가끔은 다른 요인(과로, 과식, 지나친 섹스, 지나친 걱정)이 원인이라고 보아 합리적 처치, 행동 변화, 기도, 순례, 의식, 부적을 처방했다. '신앙의 기적'으로 나은 사람도 많았다. 퇴마 의식이 꼭 외상이나 죽음으로 이어지는 것도 아니었다. 가끔은 환자가 아니라 악마를 본뜬 모형을 때리는 방식으로 상징적인 의식만 치렀다.

아랍인이 근대적 정신 의학을 발명하다(700년경~1500년경)

자신들만의 암흑시대로 돌입하기 전이었던 500년 전까지만 해도, 아랍 세계는 의심할 여지없이 전 세계 지식과 진보의 중심지였다. 처음에 이슬람은 알라의 의도를 인식하는 방편으로서 경이로운 과학적 발견을 환영했다. 요즘 그들이 코란을 그토록 편협하게 독해하는 것은 마호메트 시절부터 16세기에 아랍의 정치 세력이 쇠하고 성직자들이 통제력을 장악할 때까지 코란이 제공했던 지적 자유를 정면으로 거스르는 일이다. 아랍인은 세계 최초로 정량적 실험 과학을 창시했고, (우리와는 다른) 편리한 수 체계의 이점을 톡톡히 누렸다. 로마 숫자를 쓰면 너무나도 지겨운 계산이 그들의 수 체계에서는 대단히 간편했다. 아랍인은 대수, 구면 기하학, 삼각법을 발명했다. 그리스, 인도, 페르시아 과학의 정수를 보존하고 통합했으며, 자신들만의 천재성을 더하여 더욱 확장했다.

그 과정에서 아랍인은 정신 의학을 별도의 분과로 발명했고, 정신과 의사를 별도의 전공으로 발명했다. 또한 유럽에서는 19세기에 들어서나 가능한 수준으로 정신 의학적 진단, 치료, 이론을 발전시켰다. 어째서 아랍인이었을까? 코란은 정신 질환에 대해 계몽된 시각을 갖고 있다. 코란에는 유대-기독교나 그리스-로마 전통처럼 환자를 헐뜯는 악마론이 없다. 성난 영혼도, 시기하는 신들도 없다. 정신 질환은 초자연적 눈가리개 없이 인간적이고 인도적인 방편으로 다뤄야 할 현실적인 문제라고 본다.

코란은 "미친 사람에게 먹을 것과 옷을 주고…… 좋은 말을 해 주라."고 명한다. 정신이 심하게 훼손된 사람들이 재산에 관련된 결정을 내리지 못하게 하라는 분별 있는 조언도 주지만, 어쨌든 그들을 존중하고 살살 다루라고 이른다. 이런 관점으로부터 완벽하게 세속적이고, 계몽적이고, 임상적인 접근법이 따라 나왔다. 정신 질환자는 훌륭하게 운영되는 병원에 수용되어 보살핌을 받았다. 병원은 환자의 문제를 기록하고 이해하는 사명도 맡았다. 정신 질환자만을 위한 최초의 특수 병원은 705년에 바그다드에서 문을 열었다. 800년에 카이로가 뒤따랐고, 다른 주요 도시들도 곧 뒤따랐다. 무슬림 병원들은 유대인이나 기독교인 의사도 종종 고용했고, 큰 외래 병원과 약국도 갖추었다.

아랍 정신 의학의 발전은 놀라웠다. 그들은 1000년 뒤에 유럽에서 마침내 정신 질환자를 위한 별도의 병동이 나타났을 때와 똑같은 과정을 미리 밟았다. 정신 병원은 과학적 발견을 낳는 훌륭한 요람이었다. 정신과 전문의는 다양한 환자들을 직접 접했고, 그 덕분에 질환이 시간에 따라 다양하게 발달하는 경과를 비교할 수 있었다. 의사들은 정확한 임상적 관찰을 했고, 증상들을 분류하여 증후군으로 묶었고, 효과적인 처치법을 개발했다. 아랍 정신 의학의 상세하고 실용적인 지식은 유례없는 수준이었고, 이후에도 1900년 무렵에야 재현될 것이었다.

아랍인은 다양한 정신 의학적 분류법을 고안했는데, 19세기에 서구인이 비슷한 상황에서 열성적으로 추구한 방식과 똑같았다. 여러 장애들에 대해 아랍 세계가 작성한 묘사는 현대의 DSM에 맞먹을 만큼 임상적으로 완벽하게 활용 가능했다. 그들은 후대의 신경증과 정신병 개념에 상응하는 상태를 심각도에 따라 여러 수준으로 나눴다. 우울증은 외생성, 반응성, 격앙성, 퇴행성으로 세분했다. 조증, 섬망, 치매, 간질, 뇌막염, 뇌졸중에 대한 묘사도 훌륭했다. 망상, 환각, 이상한 행동, 판단력 상실은 정신 분열증과 비슷한 병으로 한데 묶었다. 공포증, 집착, 강박, 발기 부전, 수면 장애, 건강 염려증, 상사병도 파악했다. 이것을 보면, 유행이 오고갈지언정 기본적인 정신 장애들은 시대를 불문하고 안정하다는 사실을 알 수 있다.

아랍인은 섬세한 뇌 해부를 통해서 갈레노스의 몇몇 주장을 반증했고, 대뇌 신경망과 혈관망의 분포를 밝혔다. 감각 영역을 추적함으로써 다양한 감각 인식이 뇌의 서로 다른 지역에 귀속된다는 사실을 밝혔다. 이마엽이 추론과 상식에 필수적이라는 사실, 치매에 걸리면 뇌실이 확장된다는 사실도 알았다.

아랍 정신 의학은 환자를 존중하는 전인적, 도덕적 치료를 예견했다. 유럽은 이후 1000년이 더 지나서야 그 수준에 도달할 것이었다. 서양에서 환자들을 매질하고 고문하고 태워 죽이는 동안, 동양에서는 환자들에게 현명한 상담, 인지 심리 치료, 꿈 해석, 약물, 목욕, 음악, 작업 치료를 제공했다. 아랍인은 정신적, 육체적 건강이 밀접히 얽혀 있어서 서로 영향을 미친다고 보았다. 또한 인지 심리학, 인식, 심리치료, 신경 과학 분야에서 세련된 지식을 방대하게 축적했다.[9]

시드넘이 증후군을 지목하다

계몽주의의 여명기였던 크롬웰 치하 17세기 영국에서 살았던 토머스 시드넘(1624~1689년)은 의술과 정신 의학에 대한 히포크라테스식 자연사적 기법을 유럽에 다시 가르쳤다. 악마도, 교리도, 악마적으로 위험한 치료법도 떨쳐 버린 방식이었다. 이론이나 철학이나 종교적 교리가 아니라 환자들을 통해서 질병을 배운다는 시각이다. 시드넘은 친구였던 철학자 존 로크와 함께 지식 습득에 관한 경험주의적, 비이론적 접근법을 구축했다. 시드넘은 실용적이고 상식적인 의술의 대가였다. 그는 "우리는 침상으로 달려가야 한다, 그곳에서만 질병을 배울수 있다."고 말했다. 의학의 기술은 의술을 직접 실천하고 환자들을 만나야만 제대로 배울 수 있다고 했다.

시드넘이 특수하게 기여한 바는 질병 분류학을 의학의 핵심적인 관심사로 돌려놓은 점이었다. 그는 증상과 질병을 묘사하는 데 대가였다. 관찰하고, 분석하고, 비교하라. 자주 뭉쳐서 나타나는 증상들이 무엇인지 확인하고, 경과와 예후를 연구하라. 질병들은 서로 구별된 다는 점에서 동식물 종과 마찬가지였다. 물론 관찰법을 알아야 하고, 오랫동안 열심히 관찰해야 하지만 말이다. 패턴을 이해하면 원인을 밝히고 치료법을 찾는 데 도움이 될 것이었다. '자연은 대단히 균일하고 일관된 방식으로 질병을 일으킨다. 서로 다른 사람이라도 같은 질병을 겪으면 대개 동일한 증상이 나타날 정도이다. 소크라테스가 아플 때 겪는 현상들이 얼간이에게서도 똑같이 나타날 것이다.'

시드넘이 연구하고 규정했던 많은 질병 중에는 히스테리아와 건강 염려증이 있었다. 그로부터 200년 뒤에 활동했으나 그보다 더 허술했던 샤르코나 프로이트와는 달리, 시드넘은 심리적 불안이 육체적 증상으로 드러난 환자들 중 과잉 치료 때문에 더 나빠지는 경우가 있다는 사실을 깨달았다. 극단적인 처치를 그만두고 심리적 기법으로 바꾸면 회복에 도움이 되는 경우가 왕왕 있었다. '가끔 나는 아무것도 하지 않음으로써 환자들의 안전과 내 평판을 가장 효과적으로 지켰다.'

흑사병에 시달렸던 17세기 영국은 열병의 전파를 연구하는 데 이상적인 실험실이었다. 시드넘은 역학의 개척자였는데, 이것 역시 그 분야를 창시했던 히포크라테스의 선례를 따른 것이었다. 질병 발발과 감염의 환경적 원인을 이해하는 것은 그 결과를 치료하는 것보다 훨씬 더 효과적인 공중 보건 예방 조치의 기본이다.

시드넘은 또 무도병에서 수수께끼를 걷어 냈다. 무도병은 환자의 팔다리와 몸통이 통제 불능으로 수축하는 병이었다. 그는 패혈성 인두염에 걸린 뒤에만 무도병이 온다는 사실을 지목했고, 류머티즘열 뒤에도 마찬가지임을 지적했다. 악마가 아니라 뇌 염증이 발작적 움직임을 일으키는 것이었다. 그는 약물 처방에서도 세 가지 혁신적이고 지속적인 기여를 내놓았다. 퀴닌(키니네)를 함유한 기나피(기나 나무의 속껍질 — 옮긴이) 추출물로 말라리아를 치료한 것, 빈혈에 철분 섭취를 장려한 것, 그가 대단히 좋아하는 약물이었던 아편제를 액상 형태로 제조한 것이었다. 그러나 시드넘은 처방할 때 늘 조심스러웠고, 많은 동료가 영웅 심리에 사로잡혀 해로운 처방을 열성적으로 뿌리는 것을 미심쩍어 했다.[10]

린네가 분류의 중요성을 보여 주다

18세기에 살았다면 틀림없이 재미있었을 것이다. 스스로 '계몽 시대'라고 자처했던 그 시대는 역사를 통틀어 유일하게 인류가 착실히 지식을 발전시키다 보면 언젠가 행복해지리라는 희망을 합리적으로 품을 만한 시절이었다. 그러나 18세기의 끝은 비참했다. 그때 망가진 환상들은 이후 다시는 소생하지 못했다. 프랑스 혁명과 나폴레옹 전쟁은 순수함의 거품을 터뜨렸다. 뒤이은 사건들을 통해서, 우리는 지혜와 조심성이 이끌지 않는 한 인류의 숱한 지식에서 예전에는 상상도 하지 못했던 재앙이 생겨날 수 있다는 사실을 경험했다.

그러나 1700년대에 살았던 똑똑한 사람이라면(게다가 똑똑한 사람이 많았다.), 궁극에는 인류와 세상이 완벽해지리라는 꿈을 아직 믿을 수 있었다. 데이터를 더 모으고 잘 정렬할 방법을 찾으면 되는 문제였다. 유혹적이리만치 단순한 과학적 모형으로 자연의 수수께끼를 풀수 있다는 선례를 보여 준 것은 천문학이었다. 먼저 코페르니쿠스가 태양을 중심에 둔 우주론을 내놓았다. 다음에는 브라헤가 수고스러운 관찰로 데이터를 모았고, 케플러가 그 데이터를 수학적으로 정돈했다. 그리고 마지막으로 인류의 지식이 위대한 성과를 거두었다. 뉴턴이(갈릴레오의 도움에 크게 힘입어) 별과 행성의 거대한 움직임뿐 아니라 우리를 땅에 발붙이게 만드는 힘과 포탄이 표적을 맞추도록 이끄는 힘까지 설명해 냈던 것이다. 뉴턴의 종합에 자극받은 과학계는 다른 지적 분야들에서도 기본적인 진리를 찾아 나섰다. 사람들은 새로운 지식과 그 지식을 분류할 더 나은 방법을 열렬히 탐색했다. 계몽 시대는 분류학의 시대였고, 모든 분류학자들의 아버지는 칼 폰 린네였다.

계몽 시대에는 매력적인 천재가 많고 많았지만, 그중에서도 내가 가장 좋아하는 사람이 린네다. 그는 개업한 의사인 동시에 열성적인 식물학자였는데, 당시에는 두 역할을 반드시 함께 해야 했다. 일찍이 샤먼의 시절부터 유용한 의약품은 대부분 식물에서 나왔고, 의학 학교들은 모두 정원을 중심으로 운영되었다. 린네가 북유럽 밖으로 나와서 손수 표본을 채집한 일은 없었다. 그러나 그럴 필요가 없었다. 세계가 그를 찾아갔기 때문이다. 그는 제자들에게 그의 '사도'가 되어 선박의 의사나 박물학자로서 모험과 표본을 추구하는 여행에 나서도록 격려했다. 제자 중 19명이 수집 여행에 나서서 남북 아메리카, 아프리카, 일본, 열대 아시아로 향했다. 당시는 전 세계가 탐험 경쟁에 한창이었다. 우선적인 목표는 국가의 경제적, 군사적 세력을 확보하는 것이었지만, 지질학 및 생물학적 지식 추구도 우선순위가 높았다. 군함은 과학 연구실로도 기능했고, 최고의 표본과 수집가는 해상에 있을 때가 많았다. 린네의 사도 중 두 명은 쿡 선장을 따라 각각 다른 길로 세계 일주를 감행했고, 머나먼 장소에서 죽은 사람도 여럿 있었다. 이런 사업들 덕분에 생명의 다양성에 대한 지식이 폭발적으로 늘었다. 린네는 그런 세계적 발견의 그물망 한가운데에 앉아 있었다. 그의 목표는 브라헤와 케플러가 천문학에서 수행했던 일을 생물학에서 해내는 것이었다. 풍요로운 복잡성을 보여 주는 생명의 원 데이터를 우리가 감당할 만한 조각으로 묶어 낼 필요가 있었다. 만일 전 세계의 모든 동식물을 아우르는 구체적인 분류 체계를 개발할 수 있다면, 신의 설계를 헤아릴 수 있을지도 모른다. 언뜻 복잡해 보이는 행성들의 움직임을 중력이 간단히 설명해 냈듯이, 생명의 다양성을 해석하는 간단한 설명도 있을지 모른다.

그런 의도에서 린네는 설득력 있는 분류 체계를 개발했다. 그 체계는 이후 300년을 버텼고, 현대 유전학의 혁명을 겪고서도 그럭저럭 적응했다. 린네가 모든 세부 사항을 제대로 맞힌 것은 아니었지만, 그 점은 그다지 중요하지 않다. 그의 기법 자체가 강력한 과학적 도구였기 때문이다. 그는 동식물의 유사성을 근거로 삼아서 7700종의 식물과 4400종의 동물을 종, 속, 목, 강, 문, 계라는 6단계의 내포적 위계에 따라 분류했다. 분류는 잘 작동했다. 린네는 언뜻 혼란스러워 보이는 생물학적 우주에 질서를 부여했다. 그리고 그는 이전의 종교적 예외주의와는 극적으로 결별하여, 인간도 분류 체계에 포함시켰다. 유인원과 원숭이 옆이 인간의 자리였다. 그것은 인간의 체통에는 큰 타격이었지만, 진화 이론을 향해 나아간 위대한 한 걸음이었다. 린네가 자연의 묘사적 복잡성을 세심하게 분류해 둔 것은 나중에 다윈이 생명이 온갖 생태 지위에서 진화한 메커니즘을 단순하게 설명하는 이론을 만들 때 꼭 필요한 선결 조건이었다.

린네의 작업은 천문학에 이어 두 번째로 관찰 과학의 3단계 과정을 보여 준 사례였다. 천문학에서 먹혔던 방식이 생물학에도 먹혔던 것이다. 먼저, 수고스럽도록 꼼꼼하게 자연계를 묘사해야 한다. 다음으로, 관찰된 유사성을 근거로 삼아서 현명하게 분류함으로써 표면적인 복잡성을 감당할 만한 패턴들로 환원해야 한다. 그러면 마지막으로 보상이 따른다. 몹시 단순하고 명백하여, 누구나 왜 자신이 미처 그 생각을 못 했을까 의아해 하는 설명이 등장한다. 올바른 질문을 올바른 방식으로 묻기 전에는 올바른 답을 얻을 수 없다. 좋은 분류는 "왜 자연이 이렇지?"라는 질문을 외치는 것이나 다름없다. 그러면 나중에 누군가 그 묘사적 패턴들에서 인과적 의미를 읽어 내리라는 희망을 품을 수 있다.

린네로부터 한 세기 뒤, 멘델레예프는 원소들을 배열한 주기율표를 통해서 물리학에서도 비슷한 움직임을 개시했다. 멘델레예프가 원소를 분류함으로써 질문을 제기하자, 원소들의 원자핵 구조가 서로 다른 이유를 단순하면서도 심오한 방식으로 설명하는 인과적 모형이 놀랍도록 금세 나타났다. 오늘날의 의학과 정신 의학이 실망스러운 점은 분류 체계로부터 명료한 설명적 모형이 따라 나오지 않았다는 점이다. 몸은, 특히 뇌는 너무나 특별하고 복잡해서 쉬운 인과적 해답을 영영 거부할 것처럼 보인다.[11]

필리프 피넬: 정신 의학의 아버지

정신 의학의 르네상스와 계몽 시대는 느지막이 19세기 초반에야 왔다. 인간의 행동에 흥미를 품은 연구자들이 유독 멍청하기 때문에 그런 것은 아니었다. 주제가 워낙 복잡하기 때문이다. 오작동을 일으킨 뇌에 비하면 행성들의 움직임은 더없이 단순하고 규칙적이다. 천문학과 생물학의 일반 법칙을 찾는 작업은 질병을 일으키는 정확한 메커니즘을 찾는 작업에 비하면 훨씬 더 쉽다. 근대 과학이 처음 고른 주제들은 다행히도 거대한 추상화를 기꺼이 허락하는 주제들이었던 셈이다. 중력과 진화를 발견한 것은 탁월한 지적 업적이었지만, 정신 분열증을 이해하는 일에 비하면 비교적 쉽게 딸 수 있는 열매였다.

그동안 정신 질환자들의 삶은 갈수록 끔찍해지기만 했다. 산업 혁명, 인구 성장, 도시화 때문에 오래된 사회적 관리 패턴들이 붕괴했다. 과거에는 그 관리가 주로 가족, 마을, 사제의 책임이었다. 이런저런 새로운 압박을 겪게 된 노동 계급 가정들은, 정신이 교란되어 자신들을 교란하는 가족을 계속 뒷바라지할 인내심과 자원이 줄었다. 충분히 이해할 만한 일이었다. 그런 가족은 머나먼 곳에 위치한 수용 시설에 보내 버리는 편이 편했다. 환자들은 극빈자, 범죄자, 고아, 정신 지체자 등등 그밖에도 사회가 원하지 않는 사람들과 함께 수용되었다. 대개 영리 기관이었던 구빈원은 치료나 과학적 작업은 맡지 않았다. 그렇게 다양한 사람들이 뒤섞인 곳에서는 미친 사람이 곧 나쁜 사람이었고, 광기의 증상은 의학적 관심사가 아니라 도덕적 결함의 결과로 여겨졌다. 정신 의학이라는 직종 자체가 없었고, 진단과 분류로 이어질 수 있

정신병을 만드는 사람들

는 임상 검사도 없었다. 광인은 온전한 인간이 아니라고 보았다. 그보다는 야생 동물에 가깝기 때문에, 길들이고 채찍질하고 사슬로 묶어 둬야 한다고 보았다. 기관은 수입을 올리기 위해서 환자들을 동물원처럼 대중에게 전시했다.

필리프 피넬은 서양에서 환자들을 구하고 정신 의학 직종을 창시한 장본인이었다. 우리 분야에 그보다 더 훌륭한 아버지 겸 역할 모델은 있을 수 없었을 것이다. 피넬은 인본주의자이자 과학자로서 환자를 인간으로 대접하도록 가르쳤다. 환자의 문제를 연구할 때는 그들을 응당 존중해야 한다고 가르쳤다. 피넬은 정신 질환자에게서 쇠사슬을 풀어 낸 사람으로 유명하다. 지금도 활발하게 운영되는 파리 살페트리에르 정신 병원의 옛 건물 벽에는 과거에 쇠사슬을 매어 두었던 흔적이 여태 선명하다. 그런데 피넬은 그보다 더 큰 선물을 환자들에게 주었다. 그는 정신 질환이 마귀 들림 때문이라는 중세의 미신을 일소했고, 그 피해자는 두려워하고 경멸하고 무시하고 심지어 화형시켜도 무방한 존재라는 생각을 타파했다. 정신 질환도 육체적 질환과 똑같이 자연적인 원인들 때문에 발생한다는 사실을 (거의) 모두에게 납득시켰다. 그리고 정신 질환자에게만 헌신하는 새로운 정신 병원의 모델을 개발했다. 그는 환자들을 쾌적하고 안전한 환경에서 점잖게 다뤄야 한다고 생각했다. 곧 유럽과 미국 전역에서 비슷한 정신 병원이 우후죽순 생겨났다.

피넬은 환자들을 인간으로서 좋아했고, 인간으로서 대접했다. 나폴레옹의 시의가 될 것인가 남아서 환자들을 돌볼 것인가 하는 선택의 기로에서 그는 나폴레옹을 거절했다. 피넬의 오른팔로서 행정가,

조언자, 선생으로 활약했던 동료는 한때 입원 환자였으나 후에 뛰어난 의사 겸 관리자가 된 인물이었다. 두 사람은 함께 정신 질환에 대한 '도덕적'(혹은 '심리적') 치료법을 개발했다. 교육, 인지 치료, 현실성 검사, 작업, 운동, 치료 활동, 지지, 격려를 결합한 방식이었다. 그들은 모든 작업을 친절하게, 겸손하게, 유머 있게 실시했다. 피넬은 환자 개개인의 인생사에 흥미가 많았다. 과연 어떤 희망, 두려움, 동기, 환경이 그 사람을 형성했는가 하는 점이었다. 환자들이 살면서 겪은 어려움이 질병과 어떻게 상호 작용하는지 알고 싶었기 때문이다.

피넬은 유전, 뇌의 생리적 손상, 심리적이거나 사회적인 스트레스, 환자들이 종종 경험했던 과거의 극악한 치료법 등이 어떤 방식으로든 결합하여 정신병을 일으킨다고 보았다. 그는 강제적 치료가 아니라 자연적 치유를 촉진하기를 바랐다. 방혈, 관장, 물집 일으키기, 회전의자는 더는 쓰지 않았다. 또한 자신이 할 수 있는 일을 과장하지 않았고, 환자들의 회복력과 치유력을 믿었다. 지나치게 폭력적인 데다가 다른 어떤 처치에도 반응하지 않는 환자들에게만 구속복을 입혀 물리적으로 제약하거나 아편제를 가하여 화학적으로 제약하는 방법을 썼다.

피넬은 좋은 사람이었을 뿐 아니라 훌륭한 과학자였다. 그는 시드넘의 증후군 접근법과 린네의 분류 기법을 접목하여 여러 정신병 증상들을 여러 편리한 범주들로 분류했다. 정신 의학 병명들은 세심한 관찰이라는 자연 과학적 접근법에 바탕을 두었다. 그는 환자들과 많은 시간을 보내면서 어떤 증상들이 자주 뭉쳐서 나타나는지, 경과는 어떻게 진화하는지 자세히 밝혔다. 그가 제안한 범주들은 오늘날 쓰이는 범주들과는 조금 다르지만, 현재의 분류 기법 자체를 도입한 사람이 바로 그였다. 피넬은 여느 때와 마찬가지로 이 문제에서도 겸손했다. 자신의 제안은 '당분간' 임시로 사용할 만한 것이라고 말했다.

피넬은 근대 정신 의학을 개시했고, 암흑시대를 끝냈다. 19세기에 정신 의학이 성장하면서, 정신 장애 분류는 인도적인 이유에서나 지적인 이유에서나 흥미로운 작업으로 여겨지게 되었다. 뚜렷한 임상적 목적 외에도, 정신 장애를 확실하게 묘사하고 구분하면 그 원인에 대해서도 더 나은 이론이 만들어지리라는 기대가 있었다. 분류자는 다들 임상의였는데, 한편으로 관찰하는 과학자 노릇도 했다. 그들은 린네가 동식물에 대해서 수행했던 작업을 정신 장애 진단에 대해서 수행했다. 그들이 묘사 작업을 충실하게 해낸다면, 언젠가 정신 의학의 다윈 같은 존재가 나타나서 그 모든 현상을 단박에 이해하도록 만들어 줄지도 모르는 노릇이었다.[12]

피넬의 뒤를 이어, 창의적인 분류 기법들이 정신없이 쏟아졌다. 19세기 나머지 기간 동안 다양한 정신 장애 분류법이 꼬리에 꼬리를 물고 제안되었다. 초기에는 대개 프랑스 학자들의 제안이었지만, 과학의 중심지가 차츰 독일로 옮겨 가는 추세에 발맞추어 결국에는 정신 분열증과 양극성 장애를 구분하는 쾌거를 이룬 에밀 크레펠린의 분류법으로 절정을 이루었다. 크레펠린의 형이 뛰어난 박물학자였던 것은 참으로 다행스러운 일이었다. 그 덕분에 그는 상당한 관찰 기술을 연마했거니와, 형과 함께 자주 나섰던 동아시아 탐사 여행의 자금을 모을 방법을 궁리해야 했다. 그가 그 목적으로 실시한 부업은 정신 의학의 역사를 바꾸었다. 그가 쓴 교과서가 대단한 인기와 영향력을 누렸던 것이다. 그 책의 차례는 당시의 DSM이었고, 나중에 우리가 작성한 DSM에서도 바탕이 되었다. 그러나 크레펠린에게는 큰 맹점이 있었다. 그는 입원 병동에 소속된 의사로서, 외래 환자는 한 명도 보지 않았다. 정신 의학에 대한 그의 견해는 장기 입원이 필요할 만큼 심하게 아픈 환자들에 국한하여 형성되었기 때문에, 그의 분류 체계에는 오늘날 우리가 진단하는 대부분의 환자들이 들어맞을 자리가 부족했다.

역시 참으로 다행스럽게도, 우리에게는 그 빈틈을 메워 줄 프로이트가 있었다. 프로이트라고 하면 보통은 치료를 떠올릴 뿐 진단은 떠올리지 않지만, 사실 프로이트는 크레펠린이 입원 환자들에 대해서 수행했던 작업을 외래 환자들에 대해서 수행하여 그들의 상태를 분류하는 데 크게 기여한 인물이었다. 재미나게도 프로이트 역시 돈 때문에 마지못해 분류자가 되었다. 프로이트의 경우에는 결혼을 하고 가정을 부양하기 위해서였다. 그는 경력 초기에 전도유망한 신경 과학자였다. 뇌 기능에서 신경 시냅스가 중요하다는 사실을 깨우친 개척자 중 하나였다. 그러나 대학에서 자리를 구하지 못하자 할 수 없이 연구소로 나갔고, 대학 교수보다는 덜 고상한 사설 신경학 연구자가 되었다. 그는 상당히 안타까워하고 못마땅해 하면서 경력 전환을 감수했지만, 과학적으로 인정받겠다는 애초의 야심은 포기하지 않았다. 그 대신 슬라이드에서 사람으로 연구 대상을 바꿨다. 그리고 곧 상담실의 다윈이 되었다. 그는 명민한 임상적 관찰을 통해서 우리가 타고난 무의식적 본능들이 아플 때든 건강할 때든 우리의 정체성, 감정, 생각, 행동에 중요한 영향을 미친다는 사실을 놀랍도록 정확하게 추측해 냈다. 이후 현대의 인지 과학과 뇌 영상 연구는 프로이트의 심원한 통찰을 설득력 있게 지지하는 증거를 찾아냈다. 물론, 어떤 추측들 중에서 일부는 지금 보면 기이할 정도로 잘못된 것 같지만 말이다.

우리 논의에서 더 중요한 점은, 프로이트가 외래 환자 정신 의학이라는 새로운 직종을 창시했고 새로운 환자들을 분류할 방법을 제공했다는 사실이다. 요즘 정신 의학의 주된 밥줄인 가벼운 증상들은 당시에 신경학자들이 다루는 대상이었다. 신경학자들은 그런 증상이 신경 질환에서 비롯한다고 믿었기 때문에 '신경증'이라고 명명했다. 그러나 프로이트는 정신 분석이라는 완전히 새로운 분야를 개발하는 과정에서, '신경증'을 심리적 갈등에 의한 증상으로 새롭게 개념화했다. 그것도 당연히 뇌의 생물학적 조건에 좌우되는 상태이지만, 단순한 뇌 질환은 아니라고 했다. 그는 내처 신경증을 좀 더 세분했다. 슬픔을 우울증과 분리했고, 공황 장애를 공포증이나 일반적 불안과 분리했고, 강박 장애와 성적(性的) 장애와 인격 장애를 묘사했다. 프로이트는 신경학자로 훈련받았고, 정신 의학은 고작 몇 달 공부한 것이다였다. 그러나 얄궂게도 신경학자들은 대체로 그를 무시한 데 비해, 정신과 의사들은 금세 그를 좋아하게 되었다.

초기의 정신과 의사는 수가 적었고, 입원 환자만 보는 정신 병원에 소속되어 일했고, '미치광이를 돌보는 자'(프랑스어로 '미쳤다'는 뜻인 'aliéné'에서 유래한 단어 'alienist'를 가리킨다. ─ 옮긴이)라는 유감스러운 이름을 짊어졌다. 그러나 프로이트 이후 상황은 크게, 빠르게 변했다. 정신 의학의 초점은 아주 아픈 입원 환자에서 그다지 아프지 않은 외래 환자로 옮겨 갔다. 정신과 의사들은 떼 지어 병원을 떠나, 외래 환자를 보는 사설 병원을 차렸다. 1917년에는 정신과 의사들 중 10퍼센트만이 개업의였지만 지금은 대부분이 그렇다.[13] 미국에서 정신 분석을 실시하는 사람의 수는 나치를 피해 건너온 저명한 이민자들 때문에, 또한 새롭게 융성하는 직종인 심리학과 사회 복지학에서 건너온 임상 심리 치료사들 때문에 더더욱 불어났다. 빠르게 팽창한 치료사 집단은 정신 분석이 가벼운 외래 증상을 진단하고자 개발한 새로운 기준을 활용하여, 수가 훨씬 더 많고 훨씬 덜 아픈 외래 환자들을 다루었다.

그와 동시에, 세계 전쟁으로 정신 의학의 경계가 넓어지고 정신 의학이 주류로 편입되었다. 정신 질환은 전쟁 수행에 커다란 위협으로 인식되었다. 임무 부적격자를 자주 양산하는 원인이었고, 전투 사망자를 낳는 흔한 이유였고, 제대하여 귀가한 사람들에게도 지속적으로 장애를 일으키는 요인이었기 때문이다. 상태가 비교적 심각한 입원 환자에게 맞게끔 설계된 기존 분류는 군인들의 장애를 진단하는 데는 맞지 않았다. 군대는 정신과 의사들을 소집하여 진단 체계를 다듬게 했고, 어떻게 하면 군인들을 전투에 적합한 상태로 유지할 수 있는지 알아내게 했다. 많은 의사가 군대 고위직에 올랐고(장군이 된 사람도 한 명 있었다.), 징집, 복무 연장, 전투 치료에 관한 결정에서 큰 영향력을 발휘했다.[14] 그렇게 해서 군대는 새롭고 확장된 진단 분류 체계를 고안했다. 그것을 나중에 국가 보훈처가 개정했으며, 그것을 다시 정신 의학 협회가 개정하여 1952년에 '정신 장애 진단 통계 편람 I'이라는 이름으로 출간했다.[15]

DSM-III가 정신 의학을 구원하다

정신 의학은 제2차 세계 대전 이후에 활짝 꽃피었다. 전쟁 중에 기개를 증명했던 정신 의학은 민간 사회에서도 새로이 두드러진 역할을 맡았다. 모든 의대가 처음으로 별도의 정신과를 창설했고, 대부분의 종합 병원들이 새로 정신 병동을 열었다. 그들이 주로 사용한 모형은 정신 분석이었고, 초점은 치료에 두었으며, 태도는 뭐든 할 수 있다는 전문가적 자신감이었다. 그러나 진단 분야만큼은 르네상스를 누리지 못했다. 진단은 흥분된 분위기에서 철저하게 무시된 채 조용히 정체된 시시한 분야였다. 아무도 DSM-I(1952년 출간)과 DSM-II(1968년 출간)를 읽지 않았고, 사랑하지 않았고, 사용하지 않았다.[16, 17]

그러다 1970년대 초에 갑자기, 진단이 정신 의학을 무너뜨릴지도 모르는 아킬레스의 힘줄이라는 사실이 폭로되었다. 어엿한 전문 분야의 자격을 갓 획득한 정신 의학에게 존재론적 위협을 가하는 논문이 두 편 발표되어 널리 읽혔기 때문이다. 첫 번째 충격은 영국과 미국을 비교한 연구였는데, 대서양을 사이에 두고 떨어진 두 나라의 정신과 의사들이 같은 환자를 비디오테이프로 평가한 경우에도 진단 결과가 극단적으로 다르다는 사실을 보여 주었다.[18] 두 번째 충격은, 정신과 의사들에게서 부정확한 진단은 물론이고 엄청나게 부적절한 치료법도 너무나 쉽게 끌어낼 수 있다는 사실을 어느 총명한 정신과 의사가 실험으로 보여 준 사건이었다. 그의 대학원생들은 각자 다른 응급실로 가서 환청이 들린다고 호소했다. 그러자 한 명도 빠짐없이 즉시 정신 병동에 입원하게 되었다. 그들이 이후에는 완벽하게 정상적인 방식으로 행동했음에도 불구하고, 다들 몇 주에서 몇 달까지 병원에 억류되었다. 이 실험 때문에 이제 정신과 의사들은 도무지 믿을 수 없고 시대에 뒤진 돌팔이로 보였다. 다른 의학 분야들을 현대화하기 시작한 연구 혁명에 합류할 자격이 없는 사람들로 보였다.

로버트 스피처가 없었다면, 정신 의학은 점점 더 유효하지 않은 분야가 되어 전쟁 전의 미천한 상태로 돌아갔을지도 모른다. 한 인물이 한 직종을 구원하는 것은 보기 드문 일이다. 그러나 정신 의학은 절실하게 구원이 필요했고, 밥은 정말이지 보기 드문 인물이었다. 당시 컬럼비아 대학교의 젊은 연구자였던 밥은 정신 장애 진단에 체계성과 신뢰성을 부여하겠다는, 광신에 가까운 평생의 과업에 이미 착수한 상태였다. 쉼 없이 모비 딕을 쫓았던 에이헙 선장을 떠올리면 비슷할 것이다.

밥은 '연구 진단 기준'이라는 체크리스트를 작성하는 데 참여한 선각자 중 하나였다. 그것은 구체적인 기준에 따라 증상들을 특정 장애로 분류하는 기법으로, 한 연구에 참여한 여러 평가자들 사이에 진단 통일성을 높이는 데 쓰였다.[19] 더군다나 밥은 각 증상의 존재 유무를 평가할 때 던지는 질문들의 표현을 정확하게 규정하고 순서도 동일되게 규정함으로써 평가마다 변덕스런 결과가 나오지 않도록 통제하는 면담 도구를 반쯤 조직화해 두었다.[20] 밥의 기법을 사용한 초기의 결과는 고무적이었다. 평가자들이 모두 똑같은 질문을 쓴다면, 그리고 증상을 헤아린 뒤 진단으로 나아가는 과정에서 모두 똑같은 규칙을 따른다면, 여러 평가자들의 결과가 상당히 만족스러운 수준으로 서로 일치했다. 이것은 영국과 미국을 비교했던 연구에서 제기된 문제를 해결해 줄 수 있었다. 더 중요한 점은, 정신 의학이 믿음직한 진단 체계를 갖출 경우 분자 생물학, 유전학, 뇌 영상, 다변수 통계학, 플라세보 통제 임상 시험이라는 굉장한 신식 도구들을 연구에 적용할 수 있다는 점이었다. 갑자기 정신 의학 연구는 의학계의 의붓자식이 아니라 총애받는 자식이 되었다. 미국 국립 정신 건강 연구소의 예산은 빠르게 늘었고, 대부분의 의대에서 정신 의학과는 여러 부서들 중 연구 자금을 두 번째로 많이 따내는 부서가 되었다. 내과에만 뒤질 뿐, 다른 기초 분야들과 임상 부서들을 한참 앞질렀다. 제약 회사들도 연구비를 쏟아부어 수익성 높은 향정신성 의약품을 개발하려고 경주했다.

스피처는 정신 의학 연구의 기반을 닦았다. 다른 사람이라면 거기에 만족할 법하지만, 밥은 원래 지칠 줄 모르는 사람인 데다가 곧 더 중요한 과제가 있음을 깨달았다. 기준에 기반한 진단법이 연구 상황에서 잘 작동한다면, 일상적인 임상 상황에도 적용하지 말란 법이 없지 않은가? 그것은 어처구니없을 만큼 대담한 야심이었으나, 정신 의학 협회가 밥에게 꿈을 실현할 완벽한 기회를 제공했다. 1975년에 협회는 밥에게 DSM-III 작성팀을 이끌어 달라고 요청하며, 그에게 스스로 목표를 정하고, 기법을 선택하고, 동료를 고를 권한을 전폭적으로 부여했다. 밥은 정력적이고, 결단력 있고, 완고하고, 굽힐 줄 모르는 사람이었다. 자신이 하는 일은 무엇이든 열렬히 믿는 사람이었다. 그는 세계 각지에서 모든 정신 건강 분야들이 수행하는 의료 활동을 변혁시키겠다는 원대한 포부를 품었다. 당시에 밥은 "그들이 내게 주도권을 넘겨주었기 때문에 나는 내 식대로 밀고 나갔습니다."라고 말했다. DSM-III[21]는 진단의 무정부 상태를 끝장낼 것이었고, 좀 더 정확하고 구체적인 치료를 선택하기에 앞서 세심한 진단이 필수 조건이 되도록 정신 의학계의 주의를 집중시킬 것이었으며, 임상 연구와 임상 정신 의학 사이에 꼭 필요한 다리를 놓을 것이었다.[22]

DSM-III를 개발하는 데는 한 가지 커다란 핸디캡이 있었다. 결정을 이끌 과학적 증거가 대단히 한정적이라는 사실이었다. 어떤 장애를 편람에 포함시킬지, 어떤 증상이 어떤 장애를 묘사한다고 봐도 좋을지 결정하는 데 참고할 증거가 부족했다는 말이다. 밥은 엄청난 빈틈을 메우기 위해서 각각의 장애마다 소규모 전문가팀을 꾸렸다. 그리고 그들이 최선의 기준 집합을 생각해 낼 때까지 그들의 두뇌를 괴롭혔다.

그 과정은 썩 유쾌한 구경거리가 못 되었다. 과학적 토의라기보다 비르투오소의 공연을 보는 느낌이었다. 모든 모임은 놀랍도록 획일적인 패턴을 따랐다. 여덟 명에서 열 명쯤 되는 전문가팀은 사실상 방에 갇혀, 합의에 이를 때까지 밖으로 나올 수 없었다. 오전은 늘 시끄럽고 산만했다. 전문가들은 자신이 생각하기에 최선의 증상이라고 보는 후보들을 고래고래 주장했고, 서로 목청 높여 반대할 때도 많았다. 그들이 각자 열정적인 소신을 그토록 맹렬하고 단호하게 주장한 근거는 과학적 데이터가 아니라 직접 겪은 체험이었기 때문에, 서로 다른 제안들 중 어느 하나를 합리적으로 고를 방법은 없어 보였다. 밥은 대체로 조용히 있었다. 한구석에서 속사포처럼 타자를 치면서 모든 대화를 받아 적었다. 정신없이 몇 시간이 지나면, 끔찍한 음식을 가득 담은 커다란 쟁반이 들어왔다. 전문가들은 마침내 입을 다물고 묵묵히

정신병을 만드는 사람들

샌드위치, 콜슬로, 피클, 탄산음료를 먹었다. 밥은 음식도 주변 사람들도 잊은 듯이 완벽하게 집중하여 계속 맹렬하게 타자만 쳤다. 점심 식사가 끝날 무렵, 밥은 신비롭게도 오전의 혼돈을 다 소화함으로써 다양한 제안들을 하나의 통일된 정의로 깔끔하게 압축한 기준 집합 초안을 내놓았다. 오후는 보통 차분했다. 졸린 전문가들은 밥의 타협안을 두고서 세세한 부분을 조정했다. 논쟁이 지속될 때는 누구든 제일 목소리가 크고, 자신만만하고, 고집스럽고, 나이가 많고, 밥에게 마지막으로 말한 사람이 유리했다. 이것은 진단 체계를 개발하는 방식으로는 끔찍하기 이를 데 없었다. 온갖 종류의 편향이 끼어들 수 있었다. 그러나 당시로서는 최선이었다. 그리고 놀랍게도 그 방법은 그럭저럭 먹혔다. 결과물은 틀림없이 흠이 있었지만, 또한 놀랍도록 유용했다.

밥과 함께 기준 집합을 개발한 동료들은 대개 정신 의학계의 젊은 급진론자들이었다(심리학자도 소수 있었다.). 끈끈한 동아리를 형성하고 새롭게 부상하던 그들은 생물학에 경도된 연구자들로서, 자신들이 기존의 지배적 모형이었던 정신 분석 모형과 사회적 모형으로부터 정신 의학을 떨어뜨려 의학의 나머지 분야 쪽으로 끌어가는 전위 부대라고 여겼다. DSM-III는 특정 병인론과는 무관하다는 의미에서 비이론적이고, 생물학적, 심리학적, 사회적 치료 모형에 똑같이 적용될 수 있다고 널리 선전되었다. 이 말은 글로는 옳았을지 몰라도 사실은 아니었다. 기준 집합이 표면적 증상을 기준으로 작성되었고 그 원인이나 치료에 대해서는 한마디도 하지 않는다는 점은 사실이었다. 그러나 표면적 증상 기법은 정신 장애를 생물학적, 의학적으로 바라보는 모형에 아주 깔끔하게 들어맞았으며, 그런 모형들을 크게 촉진했다. 반면에 그보다 좀 더 추론적인 심리적 개념이나 사회적 맥락을 무시한 점에서는 이 같은 다른 모형들에 심각한 불이익을 안겨 주었다. 정신 의학은 말하자면 환원주의적 구속복을 입게 되었다. DSM-III는 혁신적인 '다중 축' 체계를 도입함으로써 그 문제를 보완하려고 노력했다. 환자를 축 1에 해당하는 정신병적 증상의 차원에서만 평가하지 말고 축 2에 해당하는 인격 장애, 축 3에 해당하는 내과적 질병, 축 4에 해당하는 사회적 스트레스 인자, 축 5에 해당하는 전반적 기능 수준에 대해서도 평가하도록 하는 방식이었다. 안타깝게도 다중 축 체계는 거의 무시되었다. 밥은 한동안 묘사적 진단 외에도 완전한 평가에 기여해야 마땅한 다른 모든 인자들을 강조하자는 "백화제방(百花齊放)" 프로젝트를 제안했지만, 제대로 진척되지 않았다. 심리학적 혹은 사회적 모형을 지지하는 사람들은 자신이 게임에서 제외되었다고 느꼈고, DSM-III가 출간된 뒤에는 차츰 위상과 영향력을 잃었다.

혁명은 모름지기 쉽거나 완전하지 않은 법이다. 밥은 언뜻 변화시키기 어려울 것처럼 보이는 수많은 상대들과 끈질기게 씨름했다. 당시 임상의들은 남의 지휘를 따르는 것을 싫어했다(이후에는 다들 상당히 길들었다.). DSM-III는 환자들의 개인적 차이를 무시한 채, 표면적 유사성에만 기반하여 뭉뚱그렸다. 그러나 심리학에 경도된 임상의들은 그와는 대조적으로 공감과 창의적 직관에 의지하여 각 환자의 복잡한 인생 사연, 무의식적 동기, 사회적 맥락을 이해하는 접근법을 선호했다. 의사들은 외부에서 주어진 비개인적 규칙들을 무작정 따름으로써 우리에 갇히기를 원하지 않았다. 정신과 의사들이 서로 일치하는 진단을 내리려면 DSM-III처럼 단순한 접근법이 절대로 필요했지만, 그런 접근법은 환자의 가장 흥미로운 부분을 거의 모조리 빠뜨리는 것처럼 보였다. 밥은 국제 공용어를 제공했으나, 그것을 실제로 사용할 사람들은 대부분 그 언어에 그다지 매력을 느끼지 못했다. 밥은 시적인 환자 개개인을 산문적인 DSM-III로 바꿔 놓았다.

나는 처음에 DSM-III를 대단히 회의하는 입장이었다가 나중에야, 그것도 부분적으로만 개종했다.

밥과 나는 DSM-III 작업 10년 전부터 아는 사이였다. 나는 1960년대 말에 그에게 배웠다. 그를 개인적으로는 아주 좋아했지만, 전문가로서는 그다지 신용하지 않았다. 왜냐하면 그의 관심은 내가 피상적이고 멍청한 진단 문제라고 생각했던 주제에만 쏠려 있었기 때문이다. 당시 내가 관심을 쏟았던 문제는 사람들의 행동 동기를 이해하는 것, 그리고 그들이 심리 치료를 통해 더 나은 삶을 살도록 돕는 방법을 배우는 것이었다. 그로부터 몇 년이 지나 밥이 DSM-III 작업에 착수했을 때, 나는 나이를 좀 더 먹었지만 딱히 더 현명해지진 않았고 여전히 밥의 일에는 눈곱만큼도 흥미가 없었다. 당시 나는 코넬-뉴욕 병원의 외래 병동을 운영했다. 그러면서 값비싼 취미 삼아 컬럼비아 대학교에서 정신 분석 과정을 밟았는데, 그곳 복도에서 간간이 밥과 마주쳤다. 그러다 어느 날 짤막한 잡담을 나누던 도중, 지금 생각하면 미친 소리처럼 들리는 제안을 내가 그에게 건넸다. 무의식적 피학성 때문에 좀 더 행복해질 기회를 자꾸만 거부하는 사람들을 뜻하는 피학적 인격 장애를 DSM-III에 넣자고 말했던 것이다. 당시 나는 수업에서 그 개념을 공부하면서 정신 분석 논문 주제로 쓰면 어떨까 궁리하고 있었다. 밥은 당연히 내 제안을 거부했다. 사실 나도 나중에 DSM-IV 작업 중에 누군가 그것을 제안했을 때 똑같이 거부했다. 밥은 그것이 지나치게 추측에 의존하는 속성이라서 신뢰성 있게 평가할 수 없으리라고 설명했고, 모든 정신 장애는 본질적으로 자멸적이라는 말도 덧붙였다. 밥이 내 제안을 거부하기는 했어도, 사실 그는 대단히 포괄적인 접근법을 취했다. 끝없이 게걸스럽게 진단을 토론하려는 자신의 욕구를 만족시키는 데 기꺼이 시간을 내줄 사람이라고 짐작되면, 누구든 DSM-III 작성팀에 끌어들였다. 어느새나는 DSM-III 작성팀에서 바삐 일하게 되었다. 나는 인격 장애 부분의 편집을 맡았고, 여러 정신 분석 단체에서 회의적인 동료들에게 새 DSM-III 기법을 설명하고 정당화하는 임무도 맡았다.

나는 차츰 DSM-III를 속속들이 알게 되었다. 그러면서 그 필요성을 더 크게 인식했지만, 본질적인 한계도 더 깊이 인식했다. 당시 내가 받았던 인상은, 지금도 여전히 옳다고 느끼는데, DSM-III가 절대적으로 필요한 존재이기는 해도 너무 과장되게 선전되었고 너무 많이 팔렸다는 것이다. DSM-III는 과학에 기반한 정신 의학의 구원자였지만, 그와 동시에 그 분야의 범위를 좁혔으며 해로운 진단 인플레이션을 일으켰다. 물론 DSM-III는 꼭 필요했다. 정신 장애를 진단하고 치료하는 작업에 체계를 부여했기 때문이다. 이전에 정신 의학은 예술이나 다름없었다. 가끔 탁월했고, 보통 개성적이었으며, 늘 혼란스러웠다. 지금도 정신 의학에는 예술적이면서도 유용한 측면이 상당히 남아 있지만, 이제는 표준과 좀 더 확고한 과학적 기반이 있다.

그러나 DSM-III의 신뢰성을 대대적으로 선전했던 것은 과장이었다. 연구 상황이라는 이상적 환경에서 얻은 진단 합의 수준은 평균적

정신병을 만드는 사람들

인 임상 치료실의 혼란 속에서는 결코 달성되지 않는다. DSM-III는 또 무턱대고 지나치게 많이 팔렸다. 말 그대로 많이 팔렸고, 비유적으로도 많이 팔렸다. DSM-III가 매년 수십만 권 팔리는 장기 베스트셀러가 되자, 모두가 놀랐다. 그것은 정신 건강 분야의 총 종사자 수보다 더 많은 수였다. DSM-III는 제 성공의 피해자였다. 그것은 정신 의학의 다른 측면들을 배제한 채 이 분야의 '성경'이 되었는데, 그 다른 측면들은 그렇게 배제되어서는 안 되었지만 결국 DSM-III의 그늘에 가려 버렸다. 진단은 완전한 평가의 한 부분으로만 그쳐야 하는데도 이제 평가를 지배하게 되었다. 환자를 속속들이 이해하는 행위는 체크리스트를 작성하는 일로 축소되었다. 환자의 인생이 밟아 온 궤적과 증상 형성에 영향을 미치는 맥락적 요인들은 등한시되었다. 이것이 DSM-III의 본질적인 결함은 아니었다. 그보다는 의사, 교사와 학생, 연구자, 보험 회사, 교육 체계, 장애 담당 기관, 법정이 DSM-III에게 지나친 권위를 부여한 탓이었다. 대중도 마찬가지였다. DSM-III 진단은 칵테일파티의 잡담 주제로서 정신 분석의 자리를 금세 빼앗았고, 사람들은 그 책 속에서 자신의 문제에(혹은 상사의 문제에) 꼭 맞는 항목을 찾아내는 데 혈안이 된 듯했다.

진단 인플레이션은 DSM-III가 낳은 최악의 결과였다. 잘못의 일부는 DSM-III가 작성된 방식에 있었지만, 그보다 큰 잘못은 DSM-III가 오용된 방식이었다. 특히 제약 회사의 질병 장사 수법에 말려든 탓이었다. DSM-III는 세분하려는 사람들의 꿈이었고, 뭉치려는 사람들의 악몽이었다. 그리고 세분은 진단 인플레이션으로 이어지기 마련이다. DSM-III는 임상의들이 특정 진단에 합의할 가능성을 높이기 위해서 진단이라는 파이를 아주 자잘하고 쉽게 소화되는 조각으로 나눴지만, 그러다 보니 좀 더 많은 사람들이 진단에 해당될 가능성이 높아졌다. 설상가상 DSM-III는 지나치게 포괄적이었다. 새로운 정신 장애를 많이 만들어, 많은 인구가 해당되는 정상성의 경계에서 드러나는 약한 증상들까지도 포함시켰다. 의사들과 환자들이 DSM-III에 갑자기 흥미를 품기 시작한 점도 진단을 부추겼다.

DSM-III가 출간된 1980년의 상황을 감안할 때, DSM-III는 민감성(진단되어야 할 사람을 누락시키는 오류)과 특이성(진단되지 말아야 할 사람을 잘못 진단하는 오류)의 균형을 썩 잘 맞춘 편이었을지도 모른다. 당시에는 누구도 이 시소가 곧 과잉 진단 쪽으로 무겁게 기울 것이라고 내다보지 못했다. 그러나 DSM-III가 심어 둔 진단 인플레이션의 씨앗은 제약 회사의 마케팅을 자양분으로 삼아 곧 거대한 콩 줄기로 자랄 것이었다.

DSM-IIIR, 너무 많이, 너무 일찍

DSM-IIIR은 DSM-III에서 고작 7년 뒤인 1987년에 출간된 개정판이었다. DSM-IIIR은 원래 DSM-III 출간 이후 지적된 오류와 누락을 고치는 정도에 그치는, 중간 단계의 소규모 수정으로 계획되었다. 이번에도 밥 스피처가 책임자였는데, 그의 엄청난 에너지와 열정이 이번에는 수습 불가능한 상황으로 번졌다. 프로젝트는 애초 일정보다 두 배 늘어졌고, 굵직한 변화도 많이 만들었다. 게다가 모두 정신

정신병을 만드는 사람들

장애 진단을 더 쉽게 내리게끔 만드는 방향이었다. 나는 DSM-IIIR에서 밥에게 조언을 주는 내부자 모임에 속했는데,[23] 변화를 추구하는 그의 집념과 확장을 추구하는 그의 열정을 도저히 통제할 수 없었다.

DSM-IIIR은 실수이자 일탈이었다. DSM-III의 목표는 정신 장애를 객관적으로 정의하고 그것들을 일종의 린네식 분류 체계에(혹은 '주기율표'에) 배열함으로써 임상 및 기초 과학 연구를 촉진하자는 것이었다. 이 체계는 스스로 반복적으로 교정해야 했다. 우리는 사실상 지어낸 내용에 불과했던 DSM-III의 기준 집합을 출발점으로 삼되, 이후에는 그 체계가 촉진한 연구 결과에 의존하여 그 내용을 확증하거나 변경해야 했다. 진단 체계가 임의적인 의견에 따라 끊임없이 변덕스럽게 바뀜으로써 연구들이 고정된 표적을 겨냥할 수 없다면, 그런 순환적 과정이 결코 실시될 수 없다.

나는 이 점에서 좋은 교훈을 얻었다. 연구가 진단을 따라잡으려면 진단이 가만히 고정되어 있어야 한다는 교훈이었다. 어쩌다 한 방에 앉은 전문가들의 변덕에만 의지하여 새 진단을 지어내고 기존 진단의 문턱값을 변경하면서 묘사적 정신 의학의 구성 요소를 쉴 새 없이 재배치하는 것은 합리적이지 않다. DSM-III에 필요했던 기법이 DSM-IIIR에는 부적합했다. 우리가 정신 장애를 일으키는 요인을, 또한 정신 장애를 정의하고 치료하는 최선의 방법을 더 깊이 이해하기 전까지는 진단 체계에 최소한의 변화만을 가해야 했다. DSM-III는 부득이 몇몇 전문가의 머리에서 나온 내용을 밥 스피처가 '매뉴얼'로 번역하는 방법을 취할 수밖에 없었다. 그러나 이후에는 더 조심스러워야 했고, 과학적 기준을 더 높여야 했고, 개인적 의견을 덜 반영해야 했고, 단순히 바꾸기 위해서 바꾸는 일은 없어야 했다.

진단 인플레이션이 엄연한 현실이 되는 날은 그로부터 몇 년 뒤였지만, 당시에도 기미가 있었다. 프로작과 DSM-IIIR은 둘 다 1987년에 등장했다. 프로작 판매량이 치솟은 것은 부분적으로나마 DSM의 중증 우울증 정의가 지나치게 느슨한 탓이었다. 메시지는 분명했다. 향정신성 의약품은 시장 잠재력이 엄청났고, DSM의 정의들이 그 판매량에 큰 영향을 미칠 수 있었다. 진단 체계가 무심결에 제약 회사의 마케팅 도구로 쓰이는 일은 결코 없어야 했다.

DSM-IV 이야기

누군가 내게 어쩌다 DSM-IV 작성팀의 책임자로 뽑혔느냐고 물으면, 나는 이전의 인생에서 지었던 죄에 대한 벌이었다고 농담으로 대꾸한다. 그런데 진지하게 답하려고 해도, 정말로 나는 왜 내가 뽑혔는지 모른다. 선발 과정은 전혀 형식적이지 않았다. 미국 정신 의학 협회의 의학 담당자가 내게 지명을 받으면 수락하겠느냐고 물었을 뿐이다. 나는 하루 동안 고민하고는 그러마고 대답했다. 정말 간단했다. 혼란도, 호들갑도, 심사도, 면담도, 경쟁도, 내 자격이나 목표나 기법에 대한 시험도 없었다.

대비가 될 듯하여 밝히자면, 내가 듀크 대학교의 정신 의학부 학부장으로 지명되기 전에는 장장 4개월에 걸친 선발 과정이 진행되었다. 그동안 인선 위원회 모임이 세 차례 열렸고, 학장과 수없이 자주 대화했고, 병원장, 대학 총장, 재정 담당자, 다른 모든 학부의 학부장들, 50명쯤 되는 부서 내 구성원들과 만났다. 그 전에도 인선 위원회 대표가 최소한 30명에게 연락하여 나에 대해 확인했다고 한다. 듀크 대학교는 나를 고용하기 전에 나보다 더 나를 잘 알았다. 이렇듯 세심한 심사 과정 덕분에, 우리는 서로가 공동의 목표와 행동 계획을 갖고 있다는 사실을 확신할 수 있었다.

대조적으로, 정신 의학 협회는 내가 어떻게 진행할 것인지는 별로 생각하지 않은 채 그냥 나를 믿고 맡겼다. 협회가 나를 고른 것은 내가 이전의 두 DSM 작업에 참가했고 협회의 진단 위원회를 이끌었기 때문일 것이다. 적어도 그 정도는 나를 알았던 것이다. 게다가 그 일을 할 만한 사람이나 하겠다고 나설 만한 사람이 그다지 많지 않았다. 그래도 공식적인 인선이 있었더라면 내가 최선의 선택임이 분명해졌을 것이고, 내 계획과 책임이 더 명확해졌을 것이다. 비공식적인 선발 때문에 나는 지나치게 많은 재량을 갖게 되었다.

나와 함께 DSM-IV를 작업할 동료를 뽑는 기준이나 작업을 진행할 방식에 대해서도 협회는 아무런 지시가 없었다. 그렇다면 친구를 끌어들이는 것이 인지상정이다. 좋아하는 사람들과 함께 일하는 것이 더 재미있을 테고, 일을 제대로 완성하자면 필요하기 마련인 무급 노동도 친구에게 부탁하기가 더 쉬울 테니까. 그러나 그 대신 나는 가장 논쟁적인 문제일 것으로 예상되는 항목들에 대해서 온갖 상충하는 의견을 지닌 사람들을 끌어들이기로 결정했다. 다만 누가 그러라고 시켜서 그런 것은 아니었다.

우리는 DSM-IV의 목표를 대단히 소박하게 잡았다. 결정 방식에 엄정성, 객관성, 투명성을 도입하기로 했고, 체계를 혁신하거나 개인적 흔적을 더하는 일은 하지 않기로 했다.[24, 25] 과학적 증명 부담을 높게 설정할 경우 변경이 거의 발생하지 않으리라는 사실을 나는 잘 알았다. 변경을 지지하는 설득력 있는 증거가 많지 않을 테니까. 데이터가 종이에서 튀어나와서 당신의 멱살을 잡고 변화를 요구하는 일은 좀처럼 없다. 협회가 내 목표에 대해 별다른 생각이 없고 DSM-IV의 방향을 잡는 데 별다른 주문을 주지 않은 것은 이상한 일이었다. 그것은 실수였다. 그토록 광범위한 영향력을 지닌 진단 체계의 미래를 한 사람이 마음대로 결정하게끔 내버려 두어서는 안 된다. DSM-5에 산재하는 문제점들은 개성적인 시각을 지녔을지도 모르는 지도자가 구속 없이 활약할 경우 발생하기 마련인 위험을 보여 준다.

그렇다면 내 지휘 스타일은 어땠을까? 나는 카리스마적인 지도자의 뒤를 이었다. 내 전임자는 의문 하나하나에 열렬히 흥미를 느끼고 그에 관한 모든 논쟁을 사랑하는 사람이었다. 밥의 접근법은 완전히 새로운 진단 체계를 바닥에서부터 쌓아 올려야 하는 작업에는 적절했지만, DSM-IIIR이나 DSM-IV처럼 사소한 경로 수정만 꾀하는 작업에는 어울리지 않았다. DSM-III, DSM-IIIR, DSM-IV 사이사이의 7년 기간에는(각각 1980년, 1987년, 1994년에 출간되었다.) 진단 체계를 크게 개정하는 근거가 될 만한 연구 성과가 나오지 않았다. 따라서 나는 혁신가가 아니라 다듬는 사람/보존하는 사람이 내 역할이라고 보았다. 높은 수준의 과학적 증거가 있어야만 변화를 허락하겠다고 규정하니, 내 개인의 성격과 리더십은 논외의 문제가 되었다. 나는 논쟁을 피하고 해결하는 방향으로 자동적으로 작동하는 몰개성적 체계

정신병을 만드는 사람들

를 짰다. 의사 결정은 개인적 신념의 충돌이 아니라 규칙에 따라서 이뤄졌다. 작업 그룹에 속한 사람들의 역할은 구할 수 있는 데이터를 묵묵히 검토하는 것이지, 특정 대의를 주장하거나 진단의 미래를 여는 혁신가로 자처하는 것이 아니었다.

나는 논쟁을 싫어한다. 논쟁은 비생산적이라고 생각한다. 잔뜩 열만 올릴 뿐, 통찰을 얻는 경우는 극히 드물다. 그래서 우리는 데이터의 해석을 둘러싼 의견 불일치가 너무 오래 이어질 경우 변경을 지지하기에는 과학 문헌이 너무 부족하거나 모호한 탓이라고 보는 현실적 입장을 취했다. 바꿀 이유가 충분할 때, 그리고 과학적 근거에 대해 압도적 합의가 이뤄질 때만 변경을 허락하기로 했다. 그런 일은 자주 벌어지지 않는다. 불일치 배심과 조금이라도 비슷한 상황이 되면 현상 유지를 선호하기로 했다. 투표는 없었고, 내가 기억하기로 심각한 의견 대립도 없었다.

기가 센 전문가 수백 명과 프로젝트를 진행하는 것은 혼란으로 가는 지름길이다. 그 해독제는 작업 과정의 표준을 마련해 두고, 모두가 그것을 제대로 따르도록 만드는 것이다. DSM-IV의 모든 일정표는 작업에 착수하기 한참 전부터 짜여 있었다. 우리는 일련의 기법 회의를 열어서 모든 과정이 일관되게 수행되도록 준비했다. 변화를 허락하는 문턱값은 명확했고, 일관되었고, 엄격했다. 우리는 새로운 제안들을 솎아 내기 위해서 3단계 장애물 코스를 마련했다. 1단계는 자료를 뒤져서 구할 수 있는 과학적 데이터를 몽땅 끌어모으는 것이었다. 특히 변경을 허락할 경우 어떤 위험과 의외의 결과가 초래될지를 유념하도록 했다. 2단계는 맥아더 재단이 자금을 댄 데이터 재분석 과정이었다. 이 과정에서 우리는 전 세계 연구자들이 이미 수집했지만 미처 분석하지 못하고 컴퓨터에 저장해 둔 데이터 집합에 접근할 수 있었고, DSM-IV에 관련된 문제들 중에서 발표된 문헌에서는 다뤄지지 않았던 질문을 물어볼 수 있었다. 3단계는 국립 정신 건강 연구소가 자금을 댄 동료 검토 단계로, 변경이 계획된 12개 장애에 대한 현장 시험이었다. 이 단계의 목표는 대안적 기준 집합들이 현실과 (완전히 같지는 않지만) 비슷한 조건에서 얼마나 잘 작동하는지 시운전해 보는 것이었다.

중심에서 지도하는 사람들의 역할은 품질 관리였다. 우리가 할 일은 논쟁을 결정하는 것이 아니라 규칙이 잘 지켜지도록 담보하는 것이었다. 마감을 맞추는 것도 우리 일이었다. 이렇게 엄격한 방법론을 따른 결과는 정확히 예상한 대로였다. 전문가들이 각자 총애하는 제안은 대부분 기각되었다. 뒷받침하는 과학적 증거가 없었기 때문이다. DSM-IV는 DSM-IIIR에 충실했다.

우리의 작업은 누구에게나 열려 있었고, 누구나 쉽게 드나들 수 있었다. DSM-IV에 관심이 있는 사람은 누구든 조언을 줄 수 있었다. 작업 그룹 구성원에게는 각자 동료들에게 모든 내용을 말하고 많은 조언을 받아 오라고 격려했다. 중간쯤 진행되었을 때는 '선택지 편람'을 출간하여, 그동안 제안된 모든 변경을 누구나 열람하고 지적할 기회를 주었다. 또한 자료를 남기는 의미에서 네 권짜리 'DSM-IV 자료집'을 엮어, 그동안의 문헌 리뷰, 데이터 재분석, 현장 시험, 결정의 근거를 모조리 수록했다.[26] 앞으로 이야기하겠지만, DSM-5가 잘못 나아간 데는 외부의 수정을 거부하고 은밀하게 작업한 탓이 컸다.

우리는 DSM-IV를 경전이 아니라 지침서로 여겼다. 진단에 임시적으로 유용한 개념들을 모은 목록으로 보았지, '진정한' 질병들의 목록으로 여기지 않았다. 우리는 DSM-IV 서문에서 이 사실을 충분히 또렷하게 밝히려고 노력했고, 'DSM-IV 지침서'에서는 더 길게 상술했다. 그러나 안타깝게도 모든 독자가 서문을 읽었을 것 같지는 않고, 지침서를 읽은 사람은 거의 없다는 것도 잘 안다.[27, 28] DSM 범주들을 숭배해서는 당연히 안 되겠지만, 그 내용을 숙지하면 좀 더 좋은 임상의가 될 수 있다.

DSM-IV는 정상을 구하지 못했고, 썩 잘 보호하지도 못했다. 출간 3년 뒤, 제약 회사의 로비스트들은 합리적인 규제에 맞서 크나큰 개가를 올렸다. 미국은 세계에서 유일하게 제약 회사가 소비자에게 직접 광고할 수 있는 나라가 되었다. 곧 공중파와 인쇄물에는 우리가 인식하지 못했을 뿐 우리의 여러 일상적 문제는 사실 정신 장애라고 암시하는 그릇된 광고가 넘쳐 났다. 공격적이고 악마적으로 교활한 제약 회사들이 부추긴 잘못된 수요 앞에서, DSM-IV는 물결을 막지 못하는 한낱 무력한 제방이었다. 우리는 제약 회사에게 유리할 만한 제안을 일관되게 기각했지만, 이렇게 보수적인 편람조차도 노다지를 낳는 광고에 쉽게 이용될 수 있다는 점은 예측하지 못했다. 불과 몇 년 만에, 제약 회사가 이기고 우리가 졌다는 사실이 분명해졌다.

우리가 진단 인플레이션을 억제하기 위해서 취할 수 있었던 조치들이(그리고 아마도 해야만 했던 일들이) 있었다. 가장 중요한 점으로, DSM-IV 진단 문턱값을 더 높임으로써(더 많은 증상, 더 긴 기간, 더 큰 손상을 요구함으로써) 회사들이 진단을 판매하기 어렵게 만들 수 있었다. 그러나 우리는 지나치게 공평하고 보수적인 태도를 취함으로써 자승자박한 셈이었다. 우리는 엄격한 증거 요건을 요구했기 때문에, 어떤 방향으로든 변화를 가하려면 광범위하고 설득력 있는 과학적 데이터가 있어야 했다. 우리의 규칙을 따르자면 진단 체계에 인플레이션을 가하는 것도 어려웠지만, 거품을 빼는 디플레이션도 가하기 어려웠다. 물론, 임의적인 의사 결정과 가급적 제 영역을 넓히려는 전문가들의 자연스런 편향을 통제하기 위해서는 규칙이라는 구속이 필요했다. 우리는 의견을 따르기보다 증거를 중시하는 원칙 덕분에 새로운 인플레이션을 부추기는 실수를 피했지만, 한편으로는 기존의 인플레이션을 줄일 수도 없었다. 더 많은 것을 알게 된 지금에 와서 돌아보면, 그것은 아마도 실수였다. 우리는 이중 잣대를 세우는 편이 나았을 것이다. 인플레이션을 일으킬 변경에 비해 디플레이션을 가져올 변경에는 증거를 덜 요구하는 것이다. 당연히 디플레이션은 쉽지 않았을 것이고 그 또한 임의적이었겠지만, 지금 와서 보면 증거에 집착함으로써 과잉 진단 및 치료를 보호한 꼴이 된 것보다는 그 편이 나았을 것 같다.

그리고 우리가 건전하게 경고할 수 있는 방법이 많이 있었다. 우리는 이 분야 종사자들과 잠재적 환자들에게 과잉 진단의 위험을 가르치는 일에 훨씬 더 활발하게 나서야 했다. DSM-IV에 과잉 진단에 대한 경고와 과잉 진단을 피할 방법에 대한 조언을 눈에 띄게 적어 두어야 했다. 전문가 및 대중 학회와 교육 캠페인을 조직하여 제약 회사의 선동에 맞서야 했다. 그러나 당시에는 누구도 이런 생각을 떠올리지 못했다. DSM-IV 출간 3년 뒤에 제약 회사의 광고가 폭발하리라거나 주의력 결핍 과잉 행동 장애, 자폐증, 양극성 장애가 전염병처럼 퍼지리라고는 누구도 상상하지 못했다. 그래서 누구도 그것을 막을 절박한 필요성을 느끼지 못했다. 우리는 편람 작성을 비교적 잘 해냈다고 생각했고, 사람들이 편람을 책임감 있게 사용하도록 이끄는 일은 우리 책임이 아니라고 보았다. 우리는 때를 놓쳤다. 설령 우리가 더 똑똑하고 강했더라도 과잉 진단의 물결을 막지는 못했을 것이다. 거대 제약 회사들은 너무 크고, 부유하고, 정치력이 세다. 그래도 나는 우리가 더 노력하지 않았던 것을 절절히 후회한다.

그래서 DSM-IV에 대한 내 최종 점수는 어떨까? 확실히 복합적이다. 긍정적인 면은 이렇다. 우리는 변경을 아주 적게 가했다. 꼼꼼한 과학적 검토 기법을 개발하고 시행했다. 편람의 글쓰기와 부호화를 더 정확하게 개선했다. 확연한 실수는 딱 하나만 저질렀다. 부정적인 면은 이렇다. 우리가 가한 변화가 자폐증, 주의력 결핍 장애, 성인 양극성 장애의 거짓된 유행에 일조했다. 우리는 제약 회사가 부풀린 그 밖의 여러 장애들이 과잉 진단되는 현상을 막고 나서지 않았다. 게다가 우리가 저지른 단 하나의 명백한 실수는 재앙이었다. 그 실수란 이상 성욕 항목에서 엉성한 표현을 썼던 것인데, 그 때문에 헌법을 위반하면서까지 사람들을 억지로 정신 병원에 수용하는 오용 사례가 퍼졌다. 자칫 이보다 훨씬 더 나빴을 수도 있다고 위로할 순 있겠지만, 좌우간 우리는 의도하지 않은 결과를 예측하고 지속적인 진단 인플레이션을 막는 일에 더 노력해야 했다. 우리는 엄격하려고 애쓰면서 '피해를 입히지 말자'고 다짐했기 때문에 많은 오류를 저지르지 않았지만, 그러다 보니 해야 할 일을 빠뜨리는 심각한 오류를 저질렀다. 그다지 해를 끼치지는 않았지만, 그다지 도움이 되지도 않았다. 작업을 마쳤을 때, 나는 DSM-IV에 상당히 만족했다. 그러나 지금은 우리가 정상을 구하기 위해서 좀 더 노력하고 제약 회사가 쉽게 질병을 판매하지 못하도록 좀 더 제약을 가했으면 좋았을 것이라고 생각한다.

이후 DSM-IV 작성에 참가한 사람들의 동기를 추궁하는 목소리가 있었다. 유효한 질문이다. 우리가 과연 금전적인 이해의 충돌 때문에 진단 인플레이션에 대해서 무른 태도를 취했을까? 이런 의문이 제기된 것은 우리 전문가들 중 56퍼센트가 제약 회사와 어떤 식으로든 금전적 관계를 맺었다는 조사 결과가 최근 발표되었기 때문이다. 일각에서는 회사들이 직접적으로든 교묘하게든 막후에서 우리를 조종하여 더 많은 진단과 치료를 허락하는 방향으로 이끌었다고 단언하는 목소리도 나왔다. 질문 자체는 분명 유효하다. 왜냐하면 우리가 공식적인 이해 충돌 검토 정책이나 심사 체계를 갖추지 않았기 때문이다. 그런 조치를 빠뜨린 것은 한심한 실수였다. 우리는 비교적 순수했던 시절에, 그러니까 프로작이 도입된 1987년 이전에 작업에 착수했던지라, 그저 누구도 그 필요성을 떠올리지 못했다. 어쨌든 이해 충돌을 방지하는 공식적 조치를 갖추지 못한 실수에는 어떤 변명도 있을 수 없다. 나는 이 점을 사과한다. 그러나 나는 금전적 이해 충돌이 우리의 결정들 중 단 하나라도 훼손했다고는 생각하지 않는다. 우리가 낸 결과물이 그 증거다. 우리의 결과물은 우리가 따랐던 엄격한 검토 기법이 철저한 이해 충돌 심사에서 예상되는 결과 못지않게 잠재적인 이해 충돌을 성공리에 막아 냈다는 사실을 증명한다. 우리는 제약 회사에게 유리했을 법한 제안을 수십 건 기각했다. 우리가 내린 결정 중에서 두 개만이 제약 회사에게 유리하게 쓰였다. 주의력 결핍 장애의 요건을 살짝 느슨하게 해 준 것과 양극성 장애 II를 도입한 것이었다. 둘 다 중요한 임상적 빈틈을 메운 결정이었고, 둘 다 상당한 증거가 있었으며, 결정 당시에는 어느 것도 썩 분명한 상업적 가치가 없었다. 안타깝게도 나중에 제약 회사가 소비자에게 광고할 권리를 획득하고 값비싼 신제품을 개발하면서 두 결정을 오용했지만, 우리가 그 현상을 예측하거나 예방할 수는 없었다. 제약 산업은 DSM-IV 작성 과정에 어떤 영향도 미치지 않았다. 다만 DSM-IV가 오용되는 과정에는 결정적인 영향을 미쳤다. '카이사르의 아내는 의혹조차 사서는 안 된다.'고 했던 말에 나는 동의한다. 그러나 이 경우에는 의혹이 잘못 제기되었다고 굳게 믿는다.[29, 30]

DSM의 실적은 엇갈렸다. DSM은 정신 장애 진단의 신뢰성을 개선하고 정신 의학 연구의 혁신을 장려하는 데 대단히 귀중한 기능을 수행했다. 그러나 또한 광포한 진단 인플레이션에 빌미를 제공하고 그 추세를 거듭으로써, 의도하지 않았을망정 대단히 해로운 영향을 미쳤다. 그리하여 지금은 진단 인플레이션이 정상을 위협하고 향정신성 의약품이 대량으로 과잉 처방되는 결과가 빚어졌다.

3

진단 인플레이션의
거대한 파도

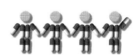

앨리스 : "하지만 난 미친 사람들이 있는 곳에는 가기 싫어요."

체셔 고양이 : "오, 그래도 어쩔 수 없어. 여기 있는 것들은 모두

미쳤으니까." — 루이스 캐럴, 『이상한 나라의 앨리스』

의학이 엄청나게 발전하는 바람에 이제 건강한 사람이

얼마 남지 않았다. — 올더스 헉슬리

진단 인플레이션을 일으킨 원인은 많다. 아주 많다. 치료법도 많이
필요할 것이다. 어떤 문제는 정신 의학에 내재된 것이어서, 직종 내부
에서 치료해야 한다. 그러나 외부에 있는 수많은 강력한 세력들도 완
력을 과시했고, DSM-IV를 장악했고, 교묘한 방법으로 DSM-IV의
오용을 부추겼다. 그들은 우리의 진단 습관을 바꾸는 데 성공했는데,

우리는 그 방식을 미처 상상하지 못했고 그것을 통제할 수단도 없었다. 지난 30년 동안 우리는 무시무시한 악순환을 목격했다. 진단 인플레이션은 향정신성 의약품의 사용을 폭발적으로 늘렸고, 그 덕분에 막대한 수익을 올린 제약 산업에게는 진단의 거품을 점점 더 큰 풍선으로 부풀릴 수단과 동기가 주어졌다. 정신 진단의 언어들은 싸구려가 되었고, '정상'은 보기 드문 존재가 되었다. 통화의 인플레이션이 일어날 때처럼, 여기에서도 악화가 양화를 구축했고 자원 할당이 왜곡되었다. 우리는 실제 장애가 없는 사람들에게 노력을 쏟음으로써 실제 정신 의학적 진단과 보살핌이 절실히 필요한 사람들에게 돌아갈 노력을 탕진했다.

진단 인플레이션의 원인들

다른 의료 분야들의 선례를 따라 진단 인플레이션의 대세에 합류하다

정신 의학이 진단 인플레이션을 발명해 낸 것은 아니다. 정신 의학은 그저 맹목적으로 무리를 쫓아서, 그럭저럭 건강한 듯한 상태를 질병을 두려워하는 상태로 둔갑시켰다. 의학의 다른 분야들은 정신 의학보다 한 발 앞서, 우리가 모두 정기적으로 갖가지 검진을 받음으로써 혹시 있을지도 모르는 이상을 찾아내야 한다는 발상을 선전했다. 질병의 증상이 전혀 드러나지 않은 상태이더라도 말이다. 이 얼마나 매력적인 목표인가. 조기 검사를 통해 질병이 뿌리 내리고 피해를 끼치기 전에 예방한다니. 그러면 사람들의 괴로움이 줄뿐더러 돈도 절

정신병을 만드는 사람들

약될 것이다. 암이 널리 번지기 전에 감지하고, 혈압이 약간 높아졌을 때 처치함으로써 심장 질환으로 발전하는 것을 막고, 고혈당이 당뇨로 온전하게 발전하기 전에 통제하고, 골절을 겪기 전에 뼈 엉성증을 저지한다니. 가장 인상적이고 극단적인 경우, 사람들은 매년 전신 컴퓨터 단층 촬영(CAT)을 받음으로써 온몸 구석구석을 또렷하게 눈으로 보았다. 뒤늦게 검사가 질병보다 해롭다는 사실이 확인되어 더는 그렇게 하는 사람이 없지만 말이다. 알고 보니 X선에 노출되어 암에 걸릴지도 모르는 위험이 암을 조기에 발견할지도 모르는 이득을 훨씬 능가했다. 예방적 개입은 그것이 필요한 사람을 정확하게 가려낼 방법이 있다면 멋진 일이지만, 대부분의 조기 검진은 그냥 내버려 둬야 더 좋은 사람까지 잔뜩 포함시킨다.[1]

예방 의학에 대한 과대 선전은 사방에 널렸다. 의학의 돌파구가 열렸다고 숨 가쁘게 보도하는 뉴스가 매일같이 쏟아진다. 새 검사법이 끊임없이 고안되고 옛 검사법의 비정상 문턱값이 자꾸만 낮아져서, 새 환자가 무더기로 생겨난다. 의사는 모든 환자들에 대해서 값비싼 검사를 떠오르는 대로 몽땅 지시한다. 혹시 모르니까 만약을 위해서라는 것이다. 광고는 검진의 이득과 방치된 질병의 공포를 선전한다. 검진을 부추기는 전략은 선전가들에게 어마어마한 금전적 성공을 안겼지만, 증거에 따르면 (흡연자의 폐암 검사, 모든 사람의 대장암 검사와 같은) 소수의 예외를 제외하고는 환자에게 오히려 나쁠 때가 많다. 결과를 그다지 개선하지도 못하면서 공격적이고, 비싸고, 쓸데없는 치료로 부담만 가중할 때가 많다. 그러느라고 사회가 매년 낭비하는 수천억 달러는 차라리 현재 의료 보험의 혜택을 받지 못하는 진짜 아픈 사람들을 치료하는 데 쓰는 편이 나을 것이다. 예방 의학은 훌륭한 목표가 끔찍하게 엇나간 경우이다. 이익과 과대 선전이 그것을 산업화하고 구속했기 때문이다.

그래도 이제 사람들이 제정신을 찾기 시작했다. 최근 아홉 개 전문가 협회들이 '현명한 선택' 캠페인을 개시하여, 지금까지 한껏 선전되고 지나치게 판매되었던 45개 검사 기법과 과정을 목록으로 공개했다.[2] 의사들은 이제 전립샘 암 검진을 권고하지 않는다. 그 검진으로 목숨을 구하는 데 실패했고, 도리어 쓸데없이 공격적인 수술만 잔뜩 일으켰기 때문이다. 유방암 검진도 크게 축소되었다. 두통에 CT 촬영을 하거나 요통에 X선 촬영을 하던 관행도 없어졌다. 기관지 확장제와 산소 흡입은 대부분의 만성 폐쇄 폐 질환 환자들에게 효과가 없다고 밝혀졌다.[3] 이 목록은 길고 인상적이다. 증거에 기반한 의학은 그동안 예방 의학이 가한 압력이 지나쳤고, 조급했고, 증거에 기반하지 않았다는 사실을 까발리고 있다.

질병을 조기 발견하려는 시도에는 '건초 더미에서 바늘 찾기' 문제가 따른다. 검진받아야 할 사람을 놓치는 일이 없도록 검사 기준을 낮게 설정하는 것이 관례이지만, 그러다 보니 부득이 검진받을 필요가 없는 사람까지 많이 대상으로 포함시킨다.[4, 5] 소수가 얻는 이득보다, 정말로 이득이 있다면 말이지만, 다수가 겪는 피해가 더 크다. 잘못된 방향으로 조기 개입을 선전했던 사람들 중에는 환자의 질병 퇴치를 도우려는 선의의 열정에서 그랬던 연구자와 시술자도 있었다. 그들에게는 『이상한 나라의 앨리스』에서 흰 토끼가 했던 말이 최선의 조언일 것이다. "괜히 뭔가 하려고 들지 말고 그냥 거기 가만히 있어."

수익을 내려는 동기도 한몫한다. 50년 전, 아이젠하워 대통령은 지나치게 강력한 군산 복합체가 경제적, 사회적으로 해악을 끼칠 것이라는 선견지명을 밝힌 바 있다.[6] 그와 비슷하게, 우리는 대형 제약 회사, 보험 회사, 검사를 맡는 연구소, 장비와 기기 제조 업체, 병원, 의사로 구성된 지나치게 강력한 의료계-산업계 복합체가 폭발적으로 성장하는 모습을 목격했다. 이들은 지금은 괜찮지만 '곧 아플' 사람들을 새롭게 끌어들여서 시장을 넓히려고 안달이다. 그런 사람들에게 앞으로 혹시라도 아플지 모르니까 검사와 치료를 받아야 한다고 말한다.

미국은 세계 다른 나라들에 비해 일인당 의료비 지출이 두 배 가까이 된다.[7] 이 지출은 경제에 끔찍한 구멍으로 작용하는데, 연간 2조 달러 투자에서 돌아오는 수익은 막상 한심하다. 우리는 보잘것없는 의학적 결과를 얻으면서도 검사와 치료가 필요하지 않은 사람들을 지나치게 많이 검사하고 치료하며, 보살핌이 절실히 필요한 사람들은 적절히 보살피지 못한다. 이보다 더 비효율적이고 불공평한 체계를 일부러 설계한다고 해도 이렇게는 못 만들 것 같다.

그러면서 우리는 최선의 예방책을 오히려 무시했다. 운동을 늘리고, 적당한 음식을 먹고, 알코올 섭취를 자제하고, 담배와 마약을 끊는 방법이다. 지극히 유용하고 놀랍도록 값싼 이런 예방 조치들은 의료계-산업계 복합체에게 득이 되지 않기 때문에, 강력하고 부유한 그들의 후원을 받지 못한다. 지난 35년 동안 미국인의 건강을 가장 크게 개선한 요인은 상대적으로 값싼 금연 캠페인이었지, 의료계-산업계 복합체의 엄청나게 값비싼 노력이 아니었다. 과잉 검사와 치료를 줄이자는 캠페인을 금연과 비슷한 방식으로 실시한다면, 우리는 돈도 아끼고 더 건강해질 것이다. 일단은 '현명한 선택' 캠페인으로 과잉의 예방 의료 행위가 바로잡히기를 바라자.

또한 예방 의학의 성급한 과대 선전이 정신 의학에까지 번지지 않기를 바라자. 정신 장애의 범위를 더 넓히자고 주장하는 사람들은 환자들이 가벼운 증상을 확인하고 치료함으로써 나중에 더 심각한 증상을 겪지 않도록 도울 수 있다고 말한다. 그러면서 다른 의료 분야들이 검진과 조기 개입으로 거둔 눈부신 성공을 주장의 근거로 삼는다.[8] 그런데 이 주장에는 옥에 티가 있다. 다른 분야들의 조기 개입은 대체로 실패했고, 따라서 모방하기에는 나쁜 모형이라는 점이다. 정신 의학은 미국 의학이 보여 준 최악의 측면들을 모방하는 실수를 저지르고 있다. 어떤 환자들에게는 해로울 만큼 지나친 관심을 보이면서 다른 환자들은 무정할 만큼 무시하는 조합이다.

스트레스가 심한 사회 때문에 우리가 더 아픈 걸까?

정신 질환 발병률이 솟는 것은 사람들이 오늘날 빠르게 돌아가고 스트레스가 심한 사회에서 극심한 압박을 받으며 살아가기 때문이라는 가설이 있다. 현대 사회가 우리를 미치게 몰아가기 때문에 우리가 정상으로 살기 어려운 게 아닐까? 이 가설을 반증하기는 어렵지만, 내가 볼 때는 설득력이 없다. 우리는 지금까지 지상에 존재했던 수만 세대의 인류 중에서 단연코 가장 운이 좋다. 오늘날의 세상에서 산다는 것은 유례없는 특권이다. 과거의 세대들은 우리 중 대부분이 상상도 못 하는 재앙을 매일 겪으면서 살았다(오늘날의 붐비는 지구에서도 헤택을 덜 받은 지역의 사람들은 아직 그렇다.). 삶은 늘 이런저런 방식으로 엄청난 스트레스였고, 앞으로도 그럴 것이다. 사실 우리가 지금처럼 정신적 불편에 괴로워하는 것도 우리 대부분이 더는 다음 끼니나 지나가던 호랑이에게 잡아먹힐 위험을 걱정할 필요가 없기 때문이다.

유해 환경 가설의 두 번째 형태는 감정적 스트레스가 아니라 물리적 스트레스가 정신 질환 발병률을 높였다는 주장이다. 개중에서도 인기 있는 주장은 과학적으로는 완벽하게 기각되었지만 여태 끈질기게 퍼져 있는데, 예방 접종이 자폐증을 일으킨다는 믿음이다.[9] 다른 환경적 요인들도 그럴듯하지 않기는 매한가지다. 진단률의 변동 시기는 환경 독소보다는 진단 유행의 주기와 훨씬 더 잘 맞는다.

정신 질환에 상당한 영향을 미친다고 증명된 유일한 환경 오염 물질은 알코올과 마약이다. 이것들은 뇌에 어마어마한 충격을 가하여 편람에 나오는 거의 모든 정신병적 증상을 비슷하게 일으킨다. 그러나 알코올과 마약은 진단 인플레이션의 작은 일부만을 설명한다. 최근에 가장 많이 늘어난 장애가 물질 남용의 영향을 그다지 받지 않는 아동들의 장애라는 사실이 시사하는 바다.[10]

세 번째 가설은 우리가 전보다 더 아픈 것이 아니라 예전에는 놓쳤던 질병을 더 잘 찾아내게 되었다는 생각이다. 진단 인플레이션 현상에는 분명 바람직한 면도 있다. 예전에는 놓쳤던 사례들을 잡아낸다는 점이다. 그러나 그것은 일부에 지나지 않고, 그나마도 작은 부분일 것이다. 정신 의학은 정말로 진단이 필요한 사람과 그렇지 않은 사람을 외과 수술처럼 정밀하고 정확하게 구별하여 진단하지 못한다. 심각한 질병과 완벽한 건강이라는 양극단이라면 분명히 구별할 수 있겠지만, 정신 장애와 정상의 경계는 늘 모호하다. 그러므로 도움이 필요한 소수의 대상을 가려내겠노라며 정신 장애 진단 범위를 신속히 넓힌다면, 도움이 필요하지 않은 다수의 사람들까지 잘못 포함하게 되고 만다.

인간의 성질들은 안정적이고 탄력적이다. 그동안 정신 질환이 실제로 전염병처럼 만연한 것은 아니다. 질병의 정의가 훨씬 더 느슨해진 탓에, 대부분의 사람들을 건강한 상태로 여기기 어려워졌을 따름이다. 사람들은 변하지 않았다. 변한 것은 진단이다. 그것도 지나치게 탄력적인 방향으로. 예전에는 충분히 삶의 일부로 예상되고 감내되었던 문제들이 요즘은 정신 장애로 진단되고 치료된다. 그런 경계 상태에 질병의 꼬리표를 붙일 것인가 말 것인가 하는 결정은 우리가 스스로를 개인으로서, 또한 사회로서 어떻게 바라보는가 하는 시각을 결정한다. 만일 지나치게 폭넓은 정의를 세우고 그것을 허투루 적용한다면, 새로운 '환자'들을 손쉽게 잔뜩 모집하게 될 것이다. 그중 다수는 스스로 헤쳐 나가도록 내버려 두는 편이 나았을 텐데도. 우리가 진정한 의미에서 더 아픈 사회로 바뀐 것은 아니다. 설령 우리가 스스로를 그렇게 인식하더라도 말이다.

사회적 스트레스가 정신 질환을 더 많이 일으키는 것은 아니지만, 몇몇 사회적 경향성 때문에 우리가 점점 더 아파진다는 기분이 더 많이 드는 것은 사실이다. 오늘날의 세상은 동질화되고 있다. 우리는 개인적 차이나 괴팍한 행동을 갈수록 못 견디고, 그것을 질병화하는 경향이 있다. 학급에서 제일 어린 소년이 제일 활동적인 것은 그가 제일 어려서가 아니라 주의력 결핍 장애가 있기 때문이라고 보고, 그러니

정신병을 만드는 사람들

까 약을 먹여야 한다고 본다.[11] 또한 우리 사회는 완벽주의를 점점 더 많이 추구한다. 완벽한 행복에 못 미치거나 삶에 걱정이 하나라도 있으면 그 상황을 대뜸 정신 질환으로 번역한다. 우리는 목표를 너무 높게 잡고, 너무 비현실적인 기대를 품는다. 아이들에게조차 그렇다.

새로운 유행이 진단 인플레이션을 부추긴다

최근 정신 장애 진단의 유행은 록 스타, 유행하는 레스토랑, 여행 목적지의 인기만큼이나 변덕스러워졌다. 정상과 정신 장애를 구별하는 생물학적 검사법이나 명확한 정의가 없기 때문에, 정신 장애 진단은 다른 요인들의 영향에 취약한 주관적 판단에 철저히 의지한다. 만일 어떤 정신 장애의 발병률이 폭발적으로 성장했다면, 유행 때문이라고 보는 편이 안전하다. 새롭게 '환자'가 된 사람들 중 대부분은 아니라도 다수는 사실 '충분히 정상'이라고 봐도 좋다. 그들은 오진된 것이고, 과잉 치료를 받기 쉬울 것이다.

정신 의학의 유행은 강력한 권위자가 해당 질병에게 힘과 타당성을 실어 주면서 시작된다. 중심적인 유행 선도자는 DSM 체계, 그리고 그것을 구축한 '전문가'들이다. 그들이 새로운 정신 장애를 규정했고, 기존에 묘사되어 있었던 장애들도 더 약한 수준까지 질병으로 정의했다. 안타깝게도 대부분의 전문가는 지적 이해의 충돌 때문에 진단 인플레이션을 선호하는 편향을 품기 마련이다. 자기 전문 분야에 집중한 나머지, 큰 그림을 못 본다. 진단이 필요한 환자에게 진단을 내리지 못할까 봐 염려한 나머지, 진단이 필요 없는 사람을 잘못 진단하는 위험을 무시한다. 감정적인 요소도 있다. 전문가는 마치 독실한 신

자처럼 자신이 관심 있는 진단을 사랑하게 되고, 그 진단이 성장하는 모습을 보고 싶어 하게 된다. 비록 한 명 한 명이 가하는 압박은 사소할지라도, 그 압박이 모이면 풍선은 빵빵하게 부풀려진다. 내가 35년 동안 전문가들을 이끈 경험으로 말하건대, 진단 기준을 높여서 자신이 좋아하는 분야의 범위를 좁히자고 제안한 전문가는 단 한 명도 없었다.[12]

언론과 인터넷은 유행을 먹고 살고, 유행을 증폭한다. 온 세상이 컴퓨터에 연결된 현대 사회에서는 하루 24시간 보도라는 연료에 힘입어 거짓 유행병이 산불처럼 퍼질 수 있다. 물론, 어떤 스포트라이트는 대단히 귀중하다. 사람들이 정신 장애를 더 잘 이해하고 받아들이도록 이끌기 때문이다. 그러나 진단 인플레이션을 숨 가쁘게 부추기는 과장된 이야기도 많다. '80명 중 한 명꼴로 자폐증!' '알츠하이머 검사 및 치료법이 목전에!' '당신의 아이는 주의력 결핍 장애입니까?' '하버드 의사, 양극성 장애 진단이 부족하다고 말하다!' 인터넷도 한편으로는 지원, 사회적 상호 작용, 정보, 정신 장애 증상을 드러내는 사람들에 대한 비난 거두기 등등의 편익을 제공하지만, 다른 한편으로는 정상을 축소시킨다. 실제로는 건강한 사람들이 특정 집단에 소속됨으로써 느끼는 위안을 얻기 위해서 잘못된 자가 진단을 통해 스스로를 환자로 인식하기 때문이다. 유명 인사들도 자신이 어떤 진단의 사례이자 어떤 치료의 효능을 증명하는 존재라고 나섬으로써 한몫 거든다.

물론, 최근의 진단 유행을 가장 많이 부추긴 것은 제약 회사 마케팅이었다. 이 슬픈 이야기는 나중에 다시 하겠다.

DSM은 스스로에게도 해로울 만큼 너무 중요해졌다

인간의 본성상, 어떤 정신 장애 진단이 뭔가 귀한 것에 대한 접근을 통제하는 파수꾼으로 기능할 때는 그 진단의 유병률이 인위적으로 높아지기 마련이다. 세상이 좀 더 단순했던 옛날에는 오직 임상적으로 필요할 때만 정신 장애 진단을 내렸다. 그러나 요즘은 여러 행정적, 금전적 결정에 진단이 강력한(그리고 썩 달갑지 않은) 영향을 미치기 때문에, 거꾸로 그 결정들이 진단률에 강한 영향을 미치게 되었다. 의사는 환자가 뭔가 귀한 것, 가령 장애 수당이나 교육 서비스를 얻을 수 있도록 종종 '상향 진단'을 내린다. 그러면 진단 인플레이션이 일어날 수밖에 없다. 아이가 자폐증, 주의력 결핍 장애, 소아 양극성 장애 진단을 받아야만 학생 개개인에게 관심을 쏟는 소규모 학급에 들어갈 수 있다면, 의사는 모호한 사례도 억지로 그 범주에 욱여넣을 것이고 곧 전염병이 퍼질 것이다.

마찬가지로, 실업률이 높을 때도 늘 '정신 장애'가 늘어난다. 해고자들 중 일부는 실제로 증상이 나타난 경우라서 새로 진단을 받았겠지만, 일부는 장애 수당 자격을 얻기 위해서 진단을 받는다. 가령 퇴역 군인 수당을 받으려면 외상 후 스트레스 장애 진단이 있어야 하므로, 외상 후 스트레스 장애가 과잉 진단된다. 참으로 역설적인 현상이다. 진단으로 사람들을 도우려다가 외려 해를 끼치다니. 이라크와 아프가니스탄에서 돌아온 퇴역 군인들 중 다수는 외상 후 스트레스 장애의 낙인 때문에 다른 직업을 찾는 데 애를 먹는다. 그리고 과잉 진단은 체계 전반의 자원 할당을 왜곡시켜, 제일 절실한 사람들에게 돌아갈 자원과 수당을 줄인다.

미국에서 진단 인플레이션을 제일 무분별하게 부추기는 요인은 의료 보험 회사들의 관행이다. 의사들은 보험 회사가 승인하는 진단을 내려야만 수당을 받을 수 있다. 원래는 환자들이 툭하면 의사를 찾는 일을 방지하려는 조치였지만, 뜻밖에도 신중한 비용 통제와는 반대되는 결과만을 낳았다. 의사가 보험 수당을 받을 수 있는 정신 장애 진단을 성급하게 내려 버리는 바람에, 가만히 놔두면 저절로 사라질 문제에 대해서까지 불필요하고, 해로울지도 모르고, 종종 값비싼 치료가 적용된다. 보험 회사로서도 좀 더 신중하게 두고 보면서 상담하는 의사에게 보상하는 편이 훨씬 더 싸게 먹히고 더 나을 것이다. 장기적으로는 다짜고짜 진단부터 내리는 의사에게 보상하는 편이 훨씬 더 비싸게 먹힌다. 미국을 제외한 다른 나라들은 완벽하게 합리적인 이 해결책을 정책으로 활용하고 있다.

역학적 집계 오류

신문을 보면, 특정 정신 장애의 유병률이 높아지고 있다는 보도가 종종 나온다. 유병률이 극적으로 높아졌다고 할 때도 있다. 요즘의 제일 좋은 사례는 자폐증과 주의력 결핍 장애이다. 그러나 숫자를 믿지 마라. 이때 '유병률'은 역학(疫學) 전문가가 제공한 수치인데, 그들이 사용하는 기법은 본질적으로 결함이 있는 데다가 과잉 보고를 장려하는 방향으로 체계적으로 편향되어 있다.

어떻게 과학 활동의 한 분야 전체가 그토록 오도될 수 있을까? 답은 단순한 돈 문제로 귀결한다. 역학 조사는 일반 인구 중에서 엄청나게 많은 수를 표본으로 추출해야 한다. 보통은 전화 인터뷰를 활용한

　　　　　　　　　　　정신병을 만드는 사람들

다. 그런데 그렇게 대대적인 작업에 임상의를 고용하면 돈이 너무 많이 들 테니, 대개는 임상 경험이 전무하고 어떤 증상이 임상적으로 유의미한지 아닌지 판단할 재량도 없는 평범한 면접관들의 값싼 노동력에 의존한다. 이런 면접관들은 증상 개수에만 의존하여 정신 장애 진단을 내린다. 증상이 진단이나 치료에 합당한 수준으로 심각한가, 혹은 오래가는가 하는 문제는 전혀 고려하지 않는다.

이런 조사에서 나온 유병률은 늘 대단히 부풀려진 값이다. 약한 정신적 증상들은 일반 인구에게도 언제나 널리 퍼져 있다. 누구나 이따금 슬픔이나 불안을 겪는다. 집중력이 떨어지는 사람도, 약간 괴짜스러운 사람도 있기 마련이다. 그러나 동떨어진 하나의 증상이나 약한 증상만으로는 정신 장애로 정의할 수 없다. 여러 증상들이 특수한 방식으로 장기간 공존해야 하고, 적잖은 불안이나 손상을 일으켜야 한다. 역학 조사는 이런 결정적인 조건을 무시하기 일쑤이다. 약하고, 일시적이고, 임상적 의미가 없는 증상들을 놓고서 정신 장애로 오진한다.[13]

이렇게 졸속으로 얻은 값은 특정 정신 장애의 유병률에서 최고치일 뿐이다. 그 값이 인구 내에서 특정 질병의 진정한 유병률을 반영한다고 액면 그대로 믿어서는 안 된다. 그러나 언론은 안타깝게도 적절한 경고 없이 과장된 수치를 그대로 보도하고, 사람들은 그것을 특정 정신 장애의 진정한 보급 상황을 정확하게 반영하는 수치로 받아들인다. 디즈레일리가 말했다는 다음 경구는 지나친 과장이 아니다. "세상에는 세 종류의 거짓말이 있다. 거짓말, 새빨간 거짓말, 그리고 통계."

역학 전문가는 셈에 통달한 사람들이다. 그러나 그들은 임상의가 아니다. 아마도 진단 인플레이션에 관련된 물정도 모를 것이다. 제약 회사는 그에 비해 덜 순진하다. 제약 회사는 정신 장애가 어디에나 널렸다는 잘못된 생각을 사람들에게 심기 위해서 역학 전문가의 결과를 이용한다. 국립 정신 건강 연구소도 높은 유병률을 좋아한다. 의회에 예산을 요청할 때 근거가 되기 때문이다. 정신 장애가 정말로 도처에 널렸다면 그 원인을 연구하는 데 더 많은 돈을 써야 할 테니까.[14]

사용하기 쉬운 약 때문에 남용이 쉬워진다

1950년 이전에 향정신성 의약품 사업은 규모가 작았고, 존재하는 약들은 끔찍했다. 아편제와 바르비투르염제가 환자들에게 인기 있었지만, 그것들은 효과에 특이성이 없었고 중독이나 과용과 같은 심각한 문제를 일으켰다. 브롬화물, 파라알데히드, 포수클로랄, 밀타운(메프로바메이트라는 진정 물질의 상표명 — 옮긴이)은 모두 효능이 없는 편이었고, 감당하기 힘든 부작용을 일으켰다.

내가 향정신성 의약품을 처방하기 시작했던 1960년대에는 옛 제품들이 대부분 물러났고, 특이성이 있는 기적적인 신약들이 그 자리를 대신했다. 정신병에는 소라진, 조증에는 리튬, 울증에는 엘라빌과 나르딜. 그러나 이런 의약품을 환자에게 처방하는 것은 여전히 비교적 새로운 일이었고 큰 일이었다. 나는 미국에서 리튬을 처음 사용하도록 훈련받은 세대였는데, 솔직히 말해 우리 모두는 죽도록 두려웠다. 리튬을 과다 복용하면 환자가 죽거나 콩팥이 망가질 수 있다. 우리는 효과적인 복용량이 얼마이고 안전한 혈중 농도가 얼마인지를

정신병을 만드는 사람들

아직 완벽하게는 몰랐다. 알고 보니 우리가 처방하던 소라진 복용량은 너무 많았다. 잔뜩 흥분했던 환자들을 약에 취한 좀비로 바꿔 놓을 정도였다. 당시의 항우울제는 자살 성향이 있는 외래 환자에게 쓰기에는 하나같이 위험했다. 일주일 치만으로도 치명적일 수 있었다. 게다가 약을 먹은 환자는 생활이 비참해질 때가 많았다. 입은 늘 바짝 말랐고, 장 운동이 줄었고, 자리에서 일어나다가 기절할 위험이 있었다. 또 약이 부정맥을 일으킬 수 있기 때문에, 투약에 앞서서 복잡한 심장 정밀 검사를 받아야 했다. 나르딜은 여러 음식과 붉은 포도주와 위험한 상호 작용을 일으켰기 때문에, 식단을 엄격하게 통제해야 했다. 블루치즈 약간, 잠두, 키안티 한 잔도 치명적일 수 있었다. 최초의 향정신성 의약품들은 전부 너무 위험하고 불쾌했기 때문에 아주 아픈 환자들만 복용했고, 충분히 숙달된 정신과 의사들만 마음 편히 처방했다.

다음번 '기적의 신약' 물결은 1970년대에 왔다. 벤조디아제핀, 리브리엄, 발륨은 판세를 일신했고, 새로운 분위기를 탄생시켰다. 제약 회사는 거슬리는 부작용이 적고 과용해도 사망할 위험이 적은 제품을 개발하고 판매하는 방향으로 기울었다. 그와 더불어 치료의 초점은 정말로 아픈 극소수의 환자들에게서 벗어나, 괜한 걱정에 시달리는 다수의 보통 사람들에게로 옮아갔다. 오래지 않아 미국 인구의 적잖은 비율은 편리한 향정신성 의약품을 복용하게 되었다. 그리고 이른바 '벤조'로 환자를 치료하는 데는 대단한 전문성이 필요하지 않았기 때문에, 대부분의 처방을 1차 진료의가 맡게끔 되었다. 이런 약들은 미국적 생활 양식의 한 부분이 될 만큼 엄청나게 성공했고, 제약 회사는 향정신성 의약품이 노다지광임을 깨달았다. 그러나 여러분도 알다시피, 리브리엄과 발륨(이들의 끔찍한 동생 격으로 1980년대에 나온 자낙스는 더 심했다.)은 중독성이 상당한 데다가 과용에 그다지 안전하지 않았다. 특히 알코올이나 호흡을 억제하는 다른 약과 섞어서 먹으면 더 위험했다. 그런 약들은 제약 회사에게는 크나큰 은혜였지만 환자에게는 아니었다.

다음번 물결은 1980년대 말과 1990년대 초, 선택적 세로토닌 재흡수 억제(SSRI) 항우울제의 거침없는 진격이었다. 이 현상은 고전적인 마케팅 성공 사례라 할 만했다. 프로작은 대히트를 기록했다. 어느 정신과 의사가 그것을 항우울제만이 아니라 미용적 의약품으로도, 즉 괜찮아 보이는 것을 넘어서 멋져 보이게 만드는 약으로도 선전하는 책을 써서 베스트셀러가 될 정도였다.[15] 이후 한두 해마다 새로운 SSRI 제품이 나타났고(졸로프트, 팍실, 셀렉사), 하나하나가 곧장 베스트셀러가 되었다. 사용이 간편한 의약품의 마케팅은 (제약 회사의 입장에서는) 진단하기 쉬운 정신 장애의 마케팅과 밀접하게 연관되어 있었다. SSRI 제품들은 곧 공황 장애, 일반적 불안 장애, 사회적 공포증, 강박 장애, 외상 후 스트레스 장애, 섭식 장애, 조루, 강박적 도박, 그리고 일반적인 정신 자극제로도 처방되었다. 물론 부작용이 있었다. 자주 발생하는 부작용도 있었고(성욕 감퇴), 드물지만 위험한 부작용도 있었다(과민성, 자살 충동, 폭력성). 그러나 SSRI는 일상에 잘 끼어들었고, 오늘날 미국 여성의 20퍼센트가 복용하고 있다. 사용하기 편한 약을 공격적으로 마케팅한 결과는 이처럼 늘 진단 인플레이션일 것이다.

1990년대 중반에 도입된 새로운 비정형적 향정신성 의약품들(리스페르달, 자이프렉사, 세로켈)은 한층 더 놀랍고 무서운 마케팅 성공 사례였다. 처음에 그 약들은 장족의 발전인 것 같았다. 효능이 아니라 부작용이 한결 누그러진 점에서 그랬다. 전통적인 향정신성 의약품을 복용하던 환자들은 외모부터 달랐다. 복도 저 멀리에서도 알아볼 수 있을 지경이었다. 멍한 시선, 딱딱한 자세, 몸 떨림, 비정상적인 움직임, 입에서 흐르는 침으로 대번에 알 수 있었다. 그러나 비정형적 의약품으로 바꾼 환자들은 한결 정상처럼 보였고, 자신도 그렇게 느낄 때가 많았다. 주기도 먹기도 편한 약들은 금세 판매 목록의 상위로 치고 올라갔고, 기존의 모든 판매 기록을 깨뜨렸다. 이것은 좁은 정신 분열증 시장에만 갇혀서는 달성할 수 없는 성공이었다. 맨 먼저 제약 회사들이 양극성 장애가 유행할 조짐을 감지했고, 정확한 식별이 거의 불가능할 정도로 광범위한 양극성 장애 개념을 마구 선전하기 시작했다. 그러자 곧 의사들은 평범한 불안, 불면, 과민성을 겪는 환자에게도 향정신성 의약품을 마구 처방하기 시작했다. 1차 진료의들도 그랬다. 비만, 당뇨, 심장 질환, 수명 단축을 널리 일으킬 수 있는 이 위험한 약들의 연간 매출은 오늘날 180억 달러나 된다. 1차 진료의들은 자신의 역량을 넘어서서, 위험한 의약품을 그 약을 먹어서는 안 되는 사람들에게 처방하고 있다. 주기도 먹기도 편한 약은 반드시 과용된다는 사실을 보여 주는 또 하나의 증거인 셈이다. 막대한 돈이 걸렸다면 더더욱 그렇다. 이제 와서 돌아보면, 초창기의 향정신성 의약품은 불쾌한 부작용이 있었던 탓에 오히려 과용을 방지하고 진단 인플레이션을 억제하는 가치가 있었던 셈이다.

거대 제약 회사들의 질병 장사

거대 제약 회사들은 정말로 거대하고, 엄청나게 성공했다. 그들의 전 세계 매출은 연간 7000억 달러가 넘는다. 그 절반은 북아메리카 대륙에서 거두고, 4분의 1은 유럽에서 거둔다.[16] 17퍼센트나 되는 엄청난 이익률은 온 산업을 통틀어 최고 수준이다.[17] 제약 회사들은 왜 이렇게 거대하고 왜 이렇게 성공적일까? 그들은 자기들이 의학 발전과 환자 치료 개선에 쏟는 연구 노력을 선전하면서, 그것으로 높은 가격과 엄청난 수익을 정당화한다. 그러나 그런 말은 대체로 허풍이다. 제약 회사는 연구보다 판매에 두 배 더 많이 돈을 쓴다(600억 달러). 그나마 엉뚱한 방식으로 엉뚱한 동기에 따라 엉뚱하게 진행되는 임상 연구에 투자할 때가 많다. 실제로 뭔가 중요한 지식을 생산할 만한 연구 노선을 따르는 대신, 성공이 보장된 '익스페리머셜'을 선호한다. 이것은 발견이 아니라 주로 마케팅에 도움이 되는 제품을 뜻한다.[18]

이윤을 보장하는 확실한 방법은 '모방 제품'을 자꾸 만들어 내는 것이다. 환자에게 진정한 차이를 내는 약을 개발하는 사업은 재정적으로 위험하다. 중역들의 보너스와 주주들의 배당금을 보장하는 더 영리한 선택은 기존 화합물을 살짝만 매만지는 것이다. 이미 돈벌이가 되는 화합물을 베끼되 특허를 낼 만큼만 바꾸는 것이다. 기존 화합물과 같은 효과를 내되 형태만 거울상인 것을 만드는 방법, 아니면 약효 지속 기간을 약간 바꾸는 방법과 같은 시시한 변화만을 가함으로써 회사는 독점 특허권의 수명을 두 배로 늘릴 수 있다. 수입을 늘리고 특허를 연장하는 두 번째 확실한 방법은 기존의 약으로 정복할 새로운 시장을 찾는 것이다. 가령 성인용 약을 아이들에게 적용하도

정신병을 만드는 사람들

록 연구하거나, 원래와는 다른 진단에 쓰도록 연구하는 것이다. 연구는 과학자들이 아니라 마케팅 천재들이 이끈다. 충분히 예측할 수 있다시피 그 결과는 높은 매출과 엉터리 발견이다.

그뿐 아니라 연구는 허술하게 수행되고, 황당하리만치 편향된 방식으로 발표된다. 제약 회사는 데이터를 소유권 대상으로 간주하여 엄하게 관리하고, 부정적인 결과는 묻어 버리기 일쑤이고, 시시하거나 우연히 얻은 긍정적인 발견을 극적인 사건이라도 되는 양 칭송한다. 연구자들은 타락했다. 회사가 고용한 대리인들이 논문을 대필할 때도 있다. 부작용과 합병증은 형식적으로 측정하고, 거의 보고하지 않는다. 위험/편익/비용 계산을 공정하게 하는 경우는 없다. 편익은 과장하고, 위험은 최소화하고, 비용은 무시한다. 의약품의 가격은 실제 비용이나 가치와는 무관하고, 회사가 시장에서 차지하는 독점적 위치와 정치가들에게 미치는 영향력을 반영한다. 최악의 경우, 제약 회사의 연구는 의사들과 대중을 계몽하기는커녕 유혹하고 오도하는 야바위 짓이다. 연구를 많이 해야 하기에 약이 비싸다는 주장은 순전히 연막이다.

지난 60년 역사를 훑어보기만 해도, 제약 회사가 정신 의학 분야에서 선망할 만한 연구 성과를 내지 못했다는 사실은 분명하다. 정신 약리학 분야에서 가장 흥분되는 시기는 1950년대였다. 그러나 당시의 발견들은 제약 회사의 연구와는 눈곱만큼도 관계가 없었다. 최초의 항정신병약, 최초의 항우울제, 최초의 신경 안정제는 모두 일회적인 요행으로 발견되었다. 그저 발견자들의 관찰력과 약물의 뛰어난 효능에 감사할 일이었다. 어느 명민한 프랑스 외과 의사는 수술 전에 환자의 구역질을 막는 데 썼던 소라진이 환자를 진정시키고 수술 스트레스를 못 느끼게 만든다는 사실을 발견했다. 의사는 그 귀중한 물질을 동료의 처남이었던 어느 정신과 의사에게 건넸고, 곧 최초로 특이성을 띠는 향정신성 의약품이 탄생했다. 결핵 치료에 쓰였던 MAO 억제제가 환자들의 기운을 돋운다는 사실이 알려지자, 최초의 항우울제가 탄생했다. 리튬은 뜻밖에 실험동물을 차분하게 만드는 효과를 드러냈고, 곧 조증에 사용되기 시작했다. 이런 돌파구 중에서 돈이 많이 들거나 산업적인 것은 하나도 없었다. 모두 세심한 관찰력과 준비된 두뇌의 산물일 뿐이었다. 페니실린이 그랬듯이, 각각의 영역에서 최초로 등장한 이런 약들은 워낙 잘 들었기 때문에 환자 수백 명에게 이중 맹검 시험을 할 필요도 없이 한눈에 대단한 발견임을 알아차릴 수 있었다. 이렇듯 우연히 발견된 최초의 약들을 넘어서는 신제품은 이후 제약 회사의 60년 연구 역사에서 단 하나도 나오지 않았다.[19]

안타깝게도 쉽게 거둘 수 있는 열매는 개발의 초창기에 모두 거둬졌다. 이후의 성과는 변변치 못했고, 주로 표면적인 차이만을 낳았다. 제약 회사들은 출발은 늦었어도 금세 향정신성 의약품의 상업적 잠재력을 알아차렸고, 1960년대에 많은 신제품을 개발하고 시판했다. 그중 삼환계 항우울제는 임상 치료에 대단히 귀중한 보탬이었지만, 심란한 부작용이 따르고 과용하면 치명적이라는 점 때문에 돈벌이로는 한계가 있었다. 제약 회사에게 거금을 만지게 해 준 진정한 돌파구는 가정상비약이 된 발륨과 리브리엄이었다. 이 약들이 결과적으로 환자들에게 해를 더 많이 끼쳤느냐 도움을 더 많이 주었느냐 하는 질문에는 답이 없다. 그 약을 먹으면 사람들은 확실히 차분해졌지만, 중독

정신병을 만드는 사람들

도 자주 겪었고 갖가지 금단 현상도 겪었다. 어쨌든 제약 회사는 그로부터 크나큰 교훈을 배웠다. 진짜 돈줄은 일반 소비자 시장에 내놓을 만한 '사용자 친화적' 의약품이라는 교훈이었다. 1980년대에 등장한 SSRI는 완벽한 도구였다. SSRI 제품들은 선배 제품들보다 효능이 더 좋지는 않아도 받아들이기가 더 쉬웠고 과용해도 안전했다. 새로운 항정신병약들도 선배들보다 효과가 더 좋지는 않았고 장기적인 위험은 오히려 더 컸지만, 어쨌든 먹기가 더 편했다. 제약 회사는 당연히 이런 전략을 반복했다. 그동안 제약 회사가 내놓은 제품들 중에서 60년 전 약들보다 효능이 더 나은 것은 하나도 없었다. 제약 회사는 마케팅에서는 홈런을 수두룩하게 쳤지만, 연구에서는 보통 삼진을 먹었다. 이토록 오랜 시간이 흘렀고 이토록 난리를 피웠으면서도 감탄할 만한 연구 성과는 하나도 내지 못했다.

제약 회사들의 재주는 다른 데 있다. 그들은 마케팅과 로비에는 정말로 천재적이고 대단히 효과적이다. 하기야 매년 600억 달러를 쓰니까, 충분히 제품을 판매하고 정치인을 매수할 수 있을 것이다. 최근 몇십 년 동안 제약 회사들은 의사, 환자, 과학자, 학술지, 전문가 협회, 시민 단체, 약사, 보험 회사, 정치인, 고위 관료, 행정가가 내리는 결정에 과도한 영향력을 행사함으로써 의학 산업을 효율적으로 장악했다. 그리고 향정신성 의약품을 판매하는 최선의 방법은 정신 질환을 판매하는 것이다. 제약 회사들에게는 여러 수법이 있다. TV와 인쇄 매체에 광고하기, 의사들의 직무 교육 과정을 이용하기(값비싼 식당과 근사한 휴양지에서 그런 자리를 제공할 때가 많다. 실습 단계의 의사들이나 의대생들은 좀 더 싸게 먹혀서, 피자 정도면 충분하다.), 전문가 협회와 학술지와 시민 단체에게 후원금 제공하기, 인터넷과 사회 연결망 사이트에 침투하기, 유명 인사의 공개적 지지를 동원하기. 미국에서는 의사 일곱 명 중 한 명꼴로 대기실에 환자보다 제약 회사의 영업 직원이 더 많을 때가 있다(게다가 제약 회사는 할리우드 밖에서 찾을 수 있는 가장 예쁜 사람들을 영업 직원으로 쓴다.).

심각한 정신 질환을 지닌 사람은 극소수이고, 약한 정신 질환을 지닌 사람은 그보다 좀 더 많지만, 시장 점유율의 진정한 광맥은 사실상 괜찮은데도 괜한 걱정에 시달리는 사람들이다. 제약 회사는 그 광맥을 바닥까지 채굴하기를 바란다. 그래서 삶에서 예상되는 많은 문제들은 알고 보면 '화학적 불균형'으로 인한 정신 장애이기 때문에 약을 털어 넣으면 해결된다고 은근히 알리는 방법을 써서 환상적인 수입을 올렸다. 최고로 창의적인 광고의 귀재들과 최고로 광범위한 시장 조사가 결합하여, 이전에는 미치지 못했던 영역까지 제품을 밀어냈다. 그들은 고객에게 삶이 완벽해질 수 있다고 꼬드겼다. 간단한 조치로 뇌의 균형을 바로잡기만 하면 가능하다고 했다. 약은 병을 고치는 것을 넘어, 화학을 통해 더 나은 인생을 성취하도록 돕는다고 은근히 약속했다. 우리는 완벽하지 않은 치아를 교정하기 위해서 치과 의사를 찾아간다. 그렇다면 완벽하지 않은 뇌를 교정하기 위해서 의사를 찾아가선 안 될 게 없잖은가? 완벽하지 않은 행복과 성공에 누구도 더는 만족할 필요가 없다. 새로운 생활 양식을 판매하는 전략은 자동차, 맥주, 향수, 고급 의류를 판매하는 데 효과적이다. 그렇다면 약도 그렇게 팔지 말란 법이 없잖은가? 이런 메시지를 시각적으로 설득력 있게 보여 주는 이미지들이 있다. 항우울제를 먹는 순간 비가 그치고 해가 비치는 모습, 무능하고 평범한 사람이 자신만만한 지도자로 변하는 모습, 소파에서 뒹굴거리던 게으름뱅이가 근육이 탄탄한 달리기 주자로 변하는 모습. 아이들의 경우에는, 작고 깜찍하고 인상을 써 대던 고집쟁이가 작고 깜찍하고 생글생글 웃는 꼬마로 변하는 모습. 광고는 늘 '의사와 상의하세요.'라고 권한다. 제약 회사는 물론 의사들에게도 비슷한 메시지를 타전해 두었고, 당신이 그 결정적인 질문을 꺼내자마자 무언가를 쥐여 주어 진료실에서 속히 몰아낼 수 있도록 간편한 무료 샘플을 공급해 두었다.[20]

의사들은 새로운 진단을 판매하려는 제약 회사의 만연한 마케팅 작전에 의도적으로, 혹은 자신도 모르게 동원된다. '교육'과 '연구'는 늑대 같은 마케팅 주제를 감추는 양의 탈이다. 정신 의학계의 '지도자'라는 사람들이 대거 동원되어, 투약에 따르는 경이로운 이점은 요란히 떠벌리고 해악은 줄여 말한다. 요즘은 상황이 좀 나아졌지만, 한동안 제약 회사는 그런 지도자들을 이용하여 정신 의학계의 교육 및 연구 프로그램을 사실상 장악했다. 미국 정신 의학 협회의 연례 모임에서는 산업계가 후원하는 토론회가 수십 건 열렸는데, 그런 자리에는 최고의 연사와 최고의 음식이 나왔고 가장 많은 청중이 몰렸다. 미국 전역의 병원과 의대에서 매주 열리는 병례 검토회는 대부분 제약 회사가 후원하며, 편리하게도 회사의 '강연자 부서'가 공급하는 명사들이 나와서 회의를 이끈다.

내가 '지도자' 문제를 시시콜콜 아는 것은 한때 내가 그런 사람으로서 직접 겪었기 때문이다. 내가 제약 산업과 연을 맺은 것은 30년 전으로 거슬러 올라간다. 형태는 다양했다. 1980년대에 나는 미국 정신 의학 협회에서 연례 모임을 조직하는 위원회의 부의장이었다. 나는 제약 회사가 후원하는 토론회를 허용하자는 집단의 결정을 순순히 따랐다. 그들이 제공하는 주제와 연사가 회원들에게 흥미로울 것이라는 이유에서였다. 머지않아 그런 자리가 다른 자리들을 완전히 가릴 만큼 인기를 끌 테고 공평무사한 과학이 아닌 상업적 관심사에 치우칠 것이라고는 미처 내다보지 못했다. 나는 또 15년 동안 코넬 의대 외래 병동의 책임자였는데, 그곳에서 간간이 제약 회사가 후원하는 연구를 수행했다. 그동안 내가 실시한 1000건 남짓 되는 강연들 중 다수는 직간접적으로 제약 회사의 돈을 받아 마련된 자리였다. 내가 개발한 일련의 전문가 합의 가이드라인도 산업계가 후원했다. 또한 나는 듀크 대학교 정신 의학부 학부장으로서 수많은 연구 및 교육 프로그램에 산업계의 후원을 광범위하게 받는 부서를 운영했던 셈이다. 나는 그런 활동을 할 때 스스로 옳다고 믿지 않는 내용을 말하거나 쓴 적은 한 번도 없었다. 오히려 제약 회사 대변자들을 질겁하게 만든 내용을 종종 말하고 썼다. 숨은 부대조건이 있을지도 모른다는 위험을 늘 인식했으며, 그런 것에 제약되어 편향된 방식으로 결과를 내놓은 적은 한 번도 없다고 자평한다. 그러나 이제 와서 돌아보면, 간접적인 의약품 마케팅으로 이해될 수 있는 활동에 그토록 많이 참여한 것은 어쨌거나 꼴사나운 일이었다. 그리고 나보다 더 깊이 관여하고 양심의 가책을 덜 느끼는 동료들은 자칫 서서히 유혹에 넘어갈 수 있다는 사실도 똑똑히 목격했다.

모두가 아프다면, 모두가 약을 먹어야 한다.[21] 거대한 향정신성 의약품 시장은 계속 성장하고 있다. 성인 시장이 포화된 듯하자, 제약 회사는 아이들에게 제품을 권함으로써 소비자층을 넓혔다. 최근에 유행한 정신 장애들이 모두 아이들에게 발생했다는 사실은 우연이 아니다. 더군다나 아이들은 유달리 훌륭한 고객이다. 일찍부터 끌어 들이면 평생 고객으로 모실 수 있으니까. 제약 회사는 인생 주기의 반대쪽 끝에 있는 노인들도 노린다. 양로원에서 마치 핫케이크를 팔듯이 향정신성 의약품을 팔아 제친다. 어린이와 노인은 정확하게 진단하기가 제일 까다로운 연령 집단이라는 사실, 해로운 부작용에 가장 취약하다는 사실, 양로원에서 향정신성 의약물의 과잉 사용이 사망률을 높이고 있다는 사실도 제약 회사를 억제하지 못했다. 더욱 심란한 점은 제일 취약한 상태의 아이들이 약품 처방을 제일 많이 받는다는 사실이다. 경제적으로 곤궁한 아이들, 위탁 부모에게 맡겨진 아이들이다.[22]

현재 미국 인구의 7퍼센트는 합법적 향정신성 의약품에 중독되었다.[23] 처방약 남용은 불법적인 마약 남용보다 더 심각한 문제가 되었다. 만일 새로운 진단을 팔아서 사람들로 하여금 자신이 그 병을 갖고 있다고 잘못 믿게 만들 방법이 있다면, 제약 회사는 어떻게든 그 방법을 알아내어 성공적으로 실시할 것이다. 그 방법이 설령 불법이라도. 거대 제약 회사들은 법을 넘어선 듯하다. 거의 모든 회사들이 불법적인 판매 관행 때문에 막대한 벌금을 물었고, 형사 처벌까지 받았다.[24] 미국 식품 의약국(FDA)은 어떤 약이 어떤 정신 장애에 대해 충분히 효능이 있고 안전하다는 연구 결과가 있을 때, 오로지 그 장애를 치료하는 용도로만 그 약을 허가한다. 의사에게는 의약품을 '승인된 용도 이외의' 다른 용도로 처방할 수 있는 재량권이 있지만, 제약 회사가 그런 사용을 장려하는 것은 법으로 엄격히 금지된다. 그러나 제약 회사들의 '비리의 전당'(다음 표를 보라.)을 보면, 그들이 얼마나 뻔뻔하게 법을 어기는지 알 수 있다. 벌금 13억 달러는 언뜻 무거운 금액으로 보이지만, 수상한 마케팅으로 거둘 수 있는 막대한 수입을 감안하면 충분히 치를 만한 푼돈이자 사업에 필요한 비용인 모양이다. 더 무거운 벌금과 더 엄격한 규제만이 이 야수들을 길들일 수 있을 것이다. 우리는 의사들에게도 승인된 용도 이외의 처방은 수습하기 어렵고, 종종 해롭고, 가끔은 위법 행위에 해당한다는 사실을 똑똑히 인식시켜야 한다.

플라세보 반응이 약을 팔아 준다

'플라세보'라는 단어는 '만족시키다'라는 뜻의 라틴어에서 왔다. 플라세보는 정말로 사람들을 만족시킨다. '플라세보 효과'란 치료의 구체적인 치유 효과와는 무관하게 사람들이 긍정적인 기대를 품기 때문에 실제로 나아지는 현상을 말한다. 플라세보는 아주 효과적이다. 사람들이 질병과는 하등의 관계가 없는 치료를 받고도 훌륭한 결과를 보이는 경우가 다반사다. 플라세보는 지금껏 발명된 약 중에서 가장 폭넓게 적용되는 기적의 약이라고 말해도 무방하다. 플라세보는 싸고, 심각한 상태가 아니고서는 거의 모든 상황에 효과적이고, 부작용이 거의 없다.

그러나 플라세보 효과가 일으키는 심각한 문제가 하나 있기는 하다. 그 때문에 사람들이 사실은 존재하지 않는 증상에 대해서 사실은 필요하지 않은, 게다가 가끔은 해로운 약을 비싼 돈을 주고 계속 사

정신병을 만드는 사람들

제약 회사 비리의 전당

의학 박사 멜리사 레이븐 작성

날짜	회사	벌금/합의금	약	과실 행위
2012년 8월	존슨 & 존슨	1억 8100만 달러 민사	리스페르달	승인 이외 판촉[25]
2012년 7월	글락소스미스-클라인	30억 달러 중 10억 달러 형사, 20억 달러 민사	팍실, 웰부트린, 아반디아	승인 이외 판촉, 안전성 데이터 미보고(아반디아)[26]
2012년 5월	애봇	15억 달러 중 7억 달러 형사, 8억 달러 민사	데파코테	승인 이외 판촉[27]
2012년 4월	존슨 & 존슨	11억 달러 형사	리스페르달	어린이와 노인에 대한 승인 이외 판촉, 사기성 마케팅 전략[28]
2012년 1월	존슨 & 존슨	1억 5800만 달러	리스페르달	승인 이외 판촉, 안전성 오기(誤記)[29]
2010년 9월	노바티스	4억 2250만 달러 중 1억 8500만 달러 형사, 2억 3750만 달러 민사	트라이렙탈	양극성 장애와 신경성 동통에 대한 승인 이외 판촉[30]
2010년 9월	포리스트	3억 1300만 달러 중 1억 6400만 달러 형사, 1억 4900만 달러 민사	렉사프로, 셀렉사, 레보스로이드	어린이와 노인에 대한 승인 이외 판촉, 허위 주장, 미승인 약품(레보스로이드) 배포[31]
2010년 4월	아스트라제네카	5억 2000만 달러 민사	세로켈	노인과, 1차 진료, 소아과 의사들을 대상으로 승인 이외 판촉[32]
2009년 9월	파이저	13억 달러 형사, 10억 달러 민사	지오돈, 리리카, 벡스트라, 자이복스	승인 이외 판촉[33]
2009년 1월	엘리 릴리	13억 1500만 달러 중 5억 1500만 달러 형사, 8억 달러 민사	자이프렉사	치매, 초조, 공격성, 적대성, 울증, 일반적 수면 장애에 대한 승인 이외 판촉[34]
2007년 9월	브리스틀-마이어스 스퀴브	5억 1500만 달러 민사		불법적 마케팅과 가격 책정, 승인 이외 판촉[35]
2007년 7월	퍼듀	6억 3500만 달러 가까이 되는 민사 벌금, 위약금, 손해 배상금, 50만 달러 형사	옥시콘틴	사기성 브랜딩이 허위 주장으로 고발됨[36]
2004년	워너-램버트 (파이저)	4억 3000만 달러 중 2억 4000만 달러 형사, 1억 9000만 달러 민사	뉴론틴	양극성 장애, 통증, 편두통, 알코올 금단 증상에 대한 승인 이외 판촉[37]

먹는다는 것이다. 의학의 역사에는 치료 대상이 된 질병보다 오히려 더 위험한 끔찍한 치료법이 수두룩했다. 마술적 사고방식 때문에, 치료사들은 망상에 지나지 않는 편익을 주장하면서 오히려 큰 해를 끼쳤다(환자들은 그것을 받아들였다.). 환자들은 의사의 지시가 효과가 없거나 꽤 고통스러울 때조차 충실히 따랐다. 의사들은 만성 환자에게 구토로 고통을 몰아내라며 구토제를 주었고, 변으로 내보내라며 설사제를 주었고, 피로 뽑아내라며 거머리를 붙였고, 몸 밖으로 내보내라며 두개골에 구멍을 뚫었다. 환자를 익사 직전까지 물에 처박았고, 고열에 시달리게 했고, 온몸에 냉찜질을 했고, 특수한 의자나 천장에 매달아 늘어뜨린 밧줄에 묶어 빙글빙글 돌렸다. 요즘 우리가 유해한 독소로 여기는 온갖 물질들을 옛날 사람들은 만병통치약으로 애호했다. 지금 보면 명백히 어리석고 심지어 사악한 가지각색의 치료법들, 안 그래도 아픈 사람들에게 수천 년 동안 쓸데없이 괴로움만 가중했던 치료법들은 오로지 플라세보 효과로만 설명된다. 플라세보 효과는 의사들에게 부당한 권위를 부여하는 일종의 의학적 마술이다. 의사들이 종종 고약한 치료법을 진심으로 믿는 것도 이 때문이다.

경이로운 플라세보 반응의 원인은 여러 가지이다. 한 원인이 독립적으로 작용할 때도 있고, 여러 원인들이 상호 작용할 때도 있다. 제일 중요한 원인은 '시간의 묘약'이다. 시간이 언제나 최고의 치유자는 아닐 테고, 모든 상처를 치유할 수 있는 것도 아니다. 그러나 분명 시간은 인생의 여러 육체적, 심리적 문제들을 가장 효과적으로 안전하게 다루는 방법이었고, 지금도 그렇다. 시간이 우리를 치유하는 것은 우리의 병이 대부분 단기적이고, 상황적이고, 자기 제약적이기 때문이다. 우리 몸과 마음은 우리가 적극적으로 노력하지 않아도 알아서 회복되도록 프로그램되어 있다.

그 다음은 희망과 기대의 크나큰 힘이다. 사람들은 치료로 자신이 나을 것이라고 굳게 믿을 때 더 잘 낫는다. 그 치료법이 효과가 없고 심지어 위험하더라도 말이다. 삶은 늘 고통스럽고 위험했다. 긍정적 사고가 인간 심리의 일부가 된 것은 운 좋게 그런 사고방식을 갖게 된 사람들이 커다란 선택적 이득을 누렸기 때문이다. 진화의 경주에서 초반에는 날랜 사람이 우세할지 몰라도, 결국에는 지구력 있는 사람이 결승선을 통과한다. 그렇게 살아남은 사람들이 우리 선조가 되었다. 가짜 약에 잘 반응함으로써 질병으로 인한 낙담과 불편을 잘 극복하는 능력은 틀림없이 진화적 성공의 지름길이었을 것이다.

뇌 영상 연구 결과는 플라세보 효과에 심리적 기원뿐 아니라 강력한 생물학적 기원도 있다는 사실을 보여 주었다. 내가 제일 좋아하는 사례는 약이 아니라 와인에 대한 연구이다. 사람들에게 지금 마시는 와인이 90달러짜리라고 말해 주면 10달러짜리라고 말해 줄 때보다 맛을 더 좋게 평가한다는 사실은 예전부터 알려져 있었다. 이것은 인간이 얼마나 암시에 잘 걸리는지를 말해 주는 증거이다. 그런데 뇌 영상은 인간의 속성에 대해서 그보다 더 환상적이고 근본적인 사실을 알려 주었다. 우리가 싼 와인을 비싼 와인이라고 착각하면서 마실 때 실제로 뇌의 쾌락 중추가 활성화한다는 사실이다. 기대가 경험의 전부는 아닐 테지만, 경험의 상당 부분을 형성하는 것만은 분명하다. 마찬가지로, 플라세보 진통제는 실제로 뇌에서 통증 자극에 대한 반응을 누그러뜨린다. 플라세보 항우울제는 뇌에서 실제 항우울제의 효과를 모방한다. 플라세보 파킨슨병 약은 실제로 뇌의 도파민 체계를 자극한다. 플라세보 당뇨 약은 실제로 혈당에 영향을 미친다. 플라세보 카페인과 리탈린은 실제로 뇌 중추에 자극을 가한다. 플라세보 약들은 면역계에도 영향을 미친다. 플라세보 반응은 우리가 매사에 보이는 반응에서 중요한 부분이고, 게다가 우리 뇌에 아주 깊숙이 새겨진 현상이다. 동물들도 플라세보에 엄청나게 잘 반응하는 것을 보면 알수 있다.

사회적 인자도 중요하다. 플라세보에 반응하는 능력은 핵심적인 인간관계를 유지하고 소중한 공동체 의식을 수행하는 데 도움이 된다. 인간은 대단히 사회적인 동물이라서, 개인은 집단의 일원일 때만 잘 기능하며 거꾸로 잘 기능하지 못하는 개인은 집단의 안위를 위협한다. 치료사와 환자는 당시 유행하는 이론, 의식, 송가, 주술, 진단 및 검사 기법, 의약품의 치유력을 함께 믿어야만 한다. 이렇다 할 가치가 없는 치유 의식이라도, 개인에게는 병을 없애 주겠다고 약속하고 집단에게는 아픈 구성원을 없애 주겠다고 약속하는 역할만큼은 수행한다. 플라세보에 반응하는 능력은 집단의 소중한 일원으로 남는 데도 필수적이다. 그러면 남들이 야영지에서 철수할 때 당신이 아프다는 이유로 내팽개치고 떠날 가능성이 적을 테니까. 한편 환자에게서 확신과 희망을 끌어내는 것은 언제나 위대한 샤먼과 위대한 의사의 핵심 기술이었고, 지금도 그렇다. 의학의 기술적인 재주들은 갈수록 판에 박은 작업이 되어 가고 있으므로 어쩌면 곧 컴퓨터 프로그램이 더잘 수행할지도 모르겠지만, 의학의 샤먼적인 재주들은 앞으로도 환자와 사회에게 중요하게 기능할 것이다.

현대 제약 회사들은 플라세보 반응의 힘과 보편성을 자본화하여 큰돈을 챙겼다. 약으로 최고의 결과를 얻는 방법이 뭔가 하면, 사실은 그 약이 필요 없는 사람을 치료하는 것이다. 자연적으로 나았을 것 같은 사람들이 최고의 플라세보 반응률을 보이기 때문이다.[38, 39] 제약 회사는 의사들에게 실제로는 아프지 않은 환자들을 치료하라고 설득했고, 사람들에게는 그들이 사실 아프다고 믿게끔 설득했다. 이것은 정말로 끝내주는 마케팅 전략이었다. 괜한 걱정에 시달리는 사람들까지 포함하도록 시장을 넓히는 전략은 소비자 풀을 키웠을뿐더러, 유달리 만족스러운 고객을 확충해 주었다. 플라세보에 잘 반응하는 사람들은 약이 전혀 소용없을 때도 투약을 지속하는 장기적 충성 분자가 되곤 한다. 약이 건강에 아무런 도움이 되지 않는다는 사실을 모르기 때문이고, 다른 한편으로는 어차피 심란한 부작용을 겪지 않기 때문이다. 두 요인이 결합함으로써 제약 회사와 주주들에게는 꿈의 고객이 탄생한다.

의사들을 상대로 조사하면, 대부분은 비교적 해롭지 않은 약을 플라세보로 사용하곤 한다고 인정한다. 진료실을 나서는 환자에게 뭔가 손에 잡히는 것을 제공하기 위해서이다.[40] 만일 플라세보 처방이 윤리적 시술로 인정된다면, 틀림없이 판매 순위의 맨 꼭대기에 자리 잡을 것이다. 볼테르의 말을 빌리자면, 가끔 의학은 자연이 병을 치료하는 동안 환자를 기쁘게 하는 일에 지나지 않는다.

은밀히 처방되는 플라세보 약들은, 우리가 인식하지 못할지언정, 벌써 제약 회사 마케팅의 대단한 성공 사례이다. 정신 의학에서(나아가 의학 전반에서) 사용되는 의약품은 상당수가 이미 효능이 증명된 플라세보 효과에 기대고 있다. 현대 의학이 샤먼의 시대나 중세 연금술과 다른 점은 두 가지뿐이다. 첫째, 사실상 값비싼 플라세보에 지나지 않는 제품을 제약 회사가 과장된 말로, 엄청난 비용을 들이면서, 처참하리만치 효과적으로 전 세계에서 마케팅하고 있다는 점이다. 둘째, 요즘은 DSM 진단을 받아야만 플라세보보다 썩 나은 구석이 없는 값비싼 약을 처방받을 수 있다는 점이다. 이것은 진단 인플레이션의 강력한 부양책이다. 그리고 아이러니 중의 아이러니는, 와인 감별과 마찬가지로 의약품도, 설령 플라세보 효과 외에는 쓸모가 없더라도 가격이 높을수록 더 효과적일 수 있다는 점이다. 제약 회사에게는 얼마나 잘된 일인가.

눈부신 마케팅 성공 사례를 두 가지만 보면, 플라세보가 치유는 물론이거니와 금전 면에서도 얼마나 강력한지 알 수 있다. 현재 미국에서 항우울제를 복용하는 인구 11퍼센트 중 4분의 3 가까이는 아무런 우울증 증상을 보이지 않는다.[41] 물론 이들 중 일부는 복용을 중단하면 다시 아플 것이다. 그런 사람들은 만성 혹은 재발성 우울증으로 돌아가는 것을 막기 위해서 예방 차원에서 약을 먹어야 한다. 그러나 충성스런 소비자들 중에는 자연적으로 나았지만 (그 사실을 모르는 채) 괜히 긁어 부스럼을 일으킬까 봐 계속 약을 먹는 플라세보 반응자가 많다. 미국인이 매년 항우울제에 지출하는 120억 달러 중 상당액은 제약 회사에게 돌아가, 대대적인 광고로 과잉 판매한 값비싼 플라세보에 지나지 않는 제품을 의사의 거짓 진단에 넘어간 환자들이 널리 복용하도록 부추긴 노력에 대한 보상이 되어 준다.

두 번째 사례는 부스파라는 약이다. 이 약은 거의, 혹은 전혀 효능이 없는데도 뜻밖의 베스트셀러가 된 희한한 성공 사례였다. 부스파가 처음 시판되었을 때, 나는 그 회사 중역에게 그 약은 듣지 않으니 엄청난 실패작이 될 게 뻔하다고 말했다. 그는 다 생각이 있다는 듯이 가만히 웃기만 했다. 아마도 그는 내 순진한 머리를 넘어서는 무언가를 포착했을 것이다. 부스파가 불안증을 다스리는 효능이 (설령 있다 한들) 적다는 점은 언뜻 큰 단점 같았지만, 사실은 부작용이 거의 없다는 점이 그 문제를 상쇄하고 남았다. 사용하기 편하고 비싼 완벽한 플라세보는 막대한 수익을 거두는 적절한 처방이었다.

흥미로운 사고 실험을 해 보자. 우리가 플라세보 반응의 마법을 싹 없앨 수 있다고 상상해 보자. 적어도 환자들의 행동에 미치는 영향을 교육을 통해서 줄일 수 있다고 하자. 즉각적인 결과는 나쁘기도 하고 좋기도 할 것이다. 환자들이 인지하는 의약품의 효능이 극적으로 떨어지겠지만, 동시에 불필요한 진단과 치료가 극적으로 줄 것이다. 물론, 이런 사고 실험은 결코 현실이 될 수 없다. 마술적 사고는 인간 본성에 반드시 필요하고 유용한 부분이기 때문이다. 그러나 일상의 근심과 고난을 가리켜 약으로 간단히 치료되는 '화학적 불균형'이라고 주장하는 제약 회사의 농간에 사람들이 좀 더 회의를 품는다면 좋을 것이다.

1차 진료가 정신 의학의 일을 대부분 넘겨받았다

현재 미국에서는 1차 진료의가 대부분의 향정신성 의약품을 처방한다. 항불안제의 90퍼센트, 항우울제의 80퍼센트, 정신 자극제의 65퍼센트, 항정신병약의 50퍼센트를 1차 진료의가 처방한다.[42] 제약 회사는 산수를 해 보았다. 미국에는 정신과 의사가 4만 명밖에 없지만, 1차 진료의는 그 열 배쯤 된다. 1차 진료의를 끌어들여 향정신성 의약품의 처방전을 쓰게 하면 어떨까? 제약 회사는 그들에게 그들이 정신 장애 진단을 놓칠 때가 많고 정신 장애는 마법의 약물로 간단히 치료할 수 있다는 메시지를 시끄럽게, 명료하게, 대대적으로 선전했다. 그것은 임상적으로는 헛소리였지만 마케팅으로는 최고였다. 의사들은 그 메시지에 쉽게 넘어갔다. 왜냐하면 새로운 제품들이 비교적 쉽게 목에 넘어가는 약이었기 때문이다. 환자는 즉각적이고 심란한 부작용을 비교적 덜 겪었고, 의사는 복잡한 처방 지침을 따를 필요가 없었다. 약을 그렇게 안전하고 쉽게 구할 수 있는데 왜 구태여 정신과 의사를 찾아가겠는가? 보험 회사도 정신과 의사보다 1차 진료의를 선호하여 힘을 보탰다. 1차 진료의가 (단기적으로는) 더 싸게 먹히기 때문이다. 특히 수당을 줄임으로써 의사들이 진료를 7분 내에 마치도록 압박한 뒤에는 더더욱 그렇게 되었다.

1차 진료의를 찾는 환자들 중 약 25~50퍼센트는 적어도 약간의 감정적 불안을 드러내며, 그것이 의사를 찾아온 이유의 일부이다.[43] 1차 진료의가 진료하는 환자들은 대부분 장애가 약한 수준이다. 즉, 플라세보에 가장 쉽게 반응하는 사람들이다. 회복된 환자는 사실 아무런 관계가 없는 약 때문에 자신이 나았다고 착각하고, 필요가 없는데도

정신병을 만드는 사람들

더 오래 약을 복용해야 할 것처럼 느낀다. 광고에 세뇌되어 의사에게 약을 요청하는 환자라니, 제약 회사에게는 완벽한 시장이다. 의사들도 환자들에게 즉각 반응하도록 세뇌되었다. 의사가 정신 의학에 대해서 아는 내용은 늘 곁에서 돕는 제약 회사 영업 직원들에게 얻은 것이 대부분이니까. 게다가 마침 그들이 무료 샘플까지 공급해 주니까 얼마나 좋은가. 대부분의 1차 진료의는 환자에게 들볶이면서도 수입이 적고, 과로에 시달리고, 정신 의학 분야의 훈련은 최소한만 받았다. 때로는 편의가 세심함을 이긴다. 환자를 진료실에서 속히 몰아내는 방법은 처방전이나 무료 샘플로 손을 뻗는 것이다. 향정신성 의약품은 적절히 처방되면 대단히 좋지만, 허술한 진단 평가를 근거로 아무렇게나 배포되면 대단히 해롭다.

이런 상황에서는 진단 인플레이션과 의약품 과다 사용이 피치 못할 결과로 따른다. 대부분의 정신 장애 진단과 치료를 1차 진료 환경에서 한다는 것은 절대로 말이 안 되는 일이다. 정확한 진단에는 전문성이 필요하고, 요즘 대부분의 1차 진료의가 환자를 보는 시간인 7분 내에 적절히 수행하기란 불가능하다. 환자들이 허위 광고에 세뇌되어 잘못된 것을 요구하고 나설 때는 더더욱 그렇다. 1차 진료의의 향정신성 의약품 과잉 처방은 공공 보건에 심각한 위협이 되었지만, 제약 회사의 수입은 천정부지로 뛰었다. 1차 진료에서 항정신병약과 항불안제를 사용하는 관행에 대해서는 어떤 변명도 있을 수 없건만, 그런 일이 노상 벌어진다.

잘못은 주로 의사가 아니라 체제에 있다. 이상적인 상황이라면 1차 진료는 모든 의료 행위를 중심에서 엮어 내는 활동으로서 귀중한 대접을 받아야 하지만, 현실에서는 전문의에게만 좋은 왜곡된 의료 체계 때문에 1차 진료는 평가가 절하되고 지원도 부족하다. 1차 진료는 치유의 세계로 들어가는 핵심적인 관문을 맡으며, 내과적, 외과적, 정신적 문제를 아울러서 광범위한 문제들을 다뤄야 한다. 이것은 정말이지 만만찮은 임무이다. 1차 진료의는 환자를 누구보다 오래 만나며 전체적으로 알게 된 조력자일 때가 많고, 환자가 육체적 고통뿐 아니라 인생의 아픔과 고통에 대해서 상담하러 찾아가는 사람일 때도 많다. 1차 진료의는 최초의 건강 도우미이고, 어쩌면 최후일 수도 있다. 환자가 전문의를 만나는 비용을 감당할 수 없거나 여건상 아예 그러지 못할 수 있기 때문이다.[44] 1차 진료의들 중에서도 일부는 '정신과 의사'의 역할을 멋지게 해내지만, 도움보다 피해를 끼치는 위험한 아마추어가 더 많다. 그들이 제약 회사의 마케팅에 오도될 때, 보험 회사의 진료 시간 제약으로 말미암아 성급히 처방할 때는 더더욱 그렇다.

진단 인플레이션의 나쁜 결과들

정상인은 다 어디로 사라졌는가?

1980년대 초에는 미국인의 약 3분의 1이 평생 한 번은 정신 장애 진단의 요건에 해당했다.[45] 지금은 약 절반이 그렇다.[46] 유럽은 40퍼센트를 넘어, 미국을 빠르게 따라잡고 있다.[47] 어떤 사람들은 이것도 줄여 잡은 추정치라고 본다. 전향 연구를 좀 더 세심하게 수행하면 생애 유병률이 두 배로 뛰리라는 것이다. 그 결과를 믿는다면, 미국은 거의 인구 전체가 정신 장애에 포화된 셈이다. 한 연구에 따르면, 사람들이 32세가 될 때까지 일반 인구의 50퍼센트가 이미 불안 장애 요건에 해당하고, 40퍼센트 이상이 기분 장애에 해당하며, 30퍼센트 이상이 물질 의존에 해당된다.[48] 또 다른 연구는 질병이 거의 편재한다는 가설에 한층 더 다가간 결과를 내놓았다. 21세라는 어린 나이에 이미 청년 인구의 80퍼센트 이상이 정신 장애 기준에 부합한다는 것이다.[49] 부풀려진 유병률을 한껏 선전하는 것은 오늘날 진단과 치료가 너무 부족하다는 제약 회사의 주장에 기름을 끼얹는 꼴이었고, 그래서 악순환이 반복되었다.

진단 인플레이션의 증거는 도처에 널렸다. 지난 15년 동안 네 가지 정신 장애가 폭발적으로 번졌다. 소아 양극성 장애는 경이롭게도 40배 늘었고,[50] 자폐증은 엄청나게도 20배 늘었고,[51] 주의력 결핍/과잉행동 장애는 세 배로 늘었으며,[52] 성인 양극성 장애는 두 배로 늘었다.[53] 유병률이 솟구칠 때, 증가분 중 일부는 실제 발병 사례인데도 이전까지 놓쳤던 경우이다. 그런 사람들은 꼭 진단받아야 하고, 이후 치료도 받아야 한다. 그러나 진단이 예전보다 더 정확해졌다는 가설만으로는 왜 이렇게 많은 사람들이, 특히 아이들이, 갑자기 아픈 것처럼 보이는지를 다 설명할 수 없다.

약품 과잉 공급

향정신성 의약품은 제약 회사의 베스트셀러 순위에서 상위를 차지한다. 항정신병약, 항우울제, 정신 자극제, 항불안제, 수면제, 진통제가 없다면 회사들의 주가는 반 토막 날 것이다. 미국에서만 매년 향정신성 의약품 처방전이 3억 통 작성된다.[54] 히트 퍼레이드의 꼭대기에는 연간 180억 달러라는 굉장한 매출을 올리는 항정신병약이 있다. 항우울제는 이제 특허에서 풀려나 더 싼 복제약이 팔리는 경우가 많은데도 굳건히 연간 120억 달러를 거둔다. 15년 전만 해도 정신 자극제는 연간 5000만 달러라는 쥐꼬리만 한 매출로서 전체 매출에서 반올림 오차 범위에 들었지만, 지금은 소비자에게 직접 광고하고 의사에게 마케팅을 퍼부은 덕분에 연간 80억 달러로 훌쩍 뛰었다.[55] 항불안제는 1차 진료의들이 즐겨 처방하기 때문에, 득보다 실이 더 많을 수도 있는데도 약품 종류별 판매 순위에서 8등에 올랐다.

제일 어리둥절한 수수께끼는 항정신병약이 대성공을 거둔 점이다. 항정신병약은 위험한 부작용이 따르고 적용되는 증후가 몇 가지 안 되는데도 사탕처럼 뿌려지고 있다. 항정신병약은 정신 분열증과 양극성 장애의 심각한 증상들을 치료하는 데만 유용하다고 증명되었지만, 그러거나 말거나 제약 회사는 수면 곤란, 일상적 불안, 우울함, 과민성, 기벽, 아이의 짜증, 노인의 괴팍함 등에 두루 사용하라고 유혹하는 판촉을 멈추지 않았다. 벌써 미국인 300만 명이 합류했고, (주주들에게는 만족스럽게도) 매년 20퍼센트의 성장률을 보인다. 항정신병약 처방은 10년 만에 두 배로 늘어, 5400만 건을 넘어서 계속 늘고 있다. 승인된 용도 이외의 사용도 두 배로 늘었다. 이들은 막대한 벌금에도 아랑곳하지 않는다. 부정하게 거둘 수 있는 수익을 고려하면 그 정도 벌금은 별것 아니기 때문이다. 어쩌다 이렇게 되었을까? 돈 때문이다. 어빌리파이와 세로켈에 쏟은 연간 24억의 광고 예산 덕분에, 안전성이 그저 그런 어빌리파이와 그다지 안전하지 않은 세로켈은 미국에서 팔리는 모든 의약품을 통틀어 5등과 6등의 매출을 기록하는 수준으로 뛰어올랐다. 제약 회사는 1차 진료의들에게 전면 공세를 벌였고, 그 결과 의사들은 불안 장애 환자의 20퍼센트에게 항정신병약을 부적절하게 처방한다.[56, 57, 58] 항정신병약의 대대적인 오용은 미친 짓이고, 부끄러운 짓이다. 마케팅의 완력이 상식과 건전한 의료 행위를 찍어 누르고 성공한 사례이다.

우리 사회에서 처방약 사용의 최적 수준이 얼마인지 알 방법은 없다. 일부 열성적인 사람들은 높은 복용률이 정신 장애 진단 및 치료의 발전을 반영한 현상이라고 주장한다. 도움이 필요하지만 이제껏 간과되었던 사람들에게 여태까지 주지 못했던 편익을 제공하는 일이라는 것이다. 어느 정도는 옳은 말이다. 그러나 나는 제약 회사의 허위 광고, 거기에 넘어가는 의사, 부주의한 처방 습관, 훈련되지 않은 데다가 격무에 시달리는 1차 진료의에게 정신 장애 진단 및 치료를 도매금으로 넘기는 현상 때문에 거짓 수요가 속수무책으로 웃자랐다고 확신한다. 우리는 약을 털어 넣는 사회가 되었다. 더군다나 엉뚱한 사람이 엉뚱한 의사에게 처방받은 엉뚱한 약을 털어 넣는 경우가 너무 많다.

거대 제약 회사가 의료 행위에 과도한 영향을 미치는 것은 그들의 잘못이 아니다. 우리 잘못이다. 제약 회사는 효율적이고도 효과적으로 공공의 건강을 촉진하는 목표를 걸머진 비영리 단체나 자선 단체로 출발하지 않았고, 지금도 그렇지 않다. 오히려 그 반대다. 제약 회사는 수익, 시장 점유율, 생존을 주된 목표로 삼는 다국적 기업이다. 주주의 탐욕과 소비자의 필요가 충돌한다면, 보나마나 주주가 이긴다는 데 걸어야 한다. 그것은 맹수의 포식 본능이다. 호랑이가 육식 동물인 것은 호랑이의 탓이 아니다. 우리 모두의 잘못이다. 제약 회사가 우리의 약점을 노리도록 구속을 모조리 풀어 준 탓이다. 정부, 의사, 환자, 언론, 시민 단체가 거의 모두 제약 회사의 돈과 힘에 넘어갔다. 제대로 사용된 약은 정신 의학의 강력한 도구이고, 도움을 얻은 환자에게는 신의 선물이다. 그러나 약은 중세 연금술사의 사이비 시술에 맞먹을 만큼 무차별로 사용되는 경우가 너무 많다. 토머스 시드넘은 다음과 같이 말했을 때 틀림없이 걸핏하면 처방부터 갈기는 의사들을 염두에 두었을 것이다. "약으로 무장한 의사 20명보다 솜씨 좋은 광대 하나가 오는 것이 마을의 건강에 더 유익하다."

지나친 복합 처방

의사들이 향정신성 의약품 여러 종류를 섞어서 처방하는 경우도 불안할 정도로 흔해졌다. 게다가 복용량이 위험하리만치 크고 근거도 없을 때가 잦다. 처방약 과용으로 응급실에 실려 오는 사례가 마약 과용으로 오는 사례보다 더 많다는 것, 또한 사고로 인한 의원성(醫原性, 병원에서 병을 얻는 것을 뜻한다. ─옮긴이) 사망도 점차 많이 일으키고 있다는 것은 놀랄 일이 아니다.[59] 마약성 진통제와 향정신성 의약품이 상호 작용하여 환자를 지나치게 진정시키는 부작용이 특히 치명적이다(군대에서 특히 문제가 되고 있다.).[60]

복합 처방이 밀물처럼 차오른 데는 여러 지류가 기여했다. 어떤 경우에는 치료가 슬금슬금 늘어난 탓이다. 이전에 쓰던 약이 잘 듣지 않아서 새 약을 추가하고는 효능 없는 옛날 약을 빼지 않는 것이다.

어떤 경우에는 진단이 늘어난 탓이다. 여러 진단을 동시에 내리다 보니 여러 약을 동시에 처방하게 되는 것이다. 어떤 경우에는 의사가 늘어난 것이 원인이다. 약을 원하는 환자는 여러 의사들에게서 약을 받아 낼 수 있는데, 그 의사들은 서로의 처방을 모른다. 공격적인 마케팅으로 무분별한 처방을 장려하는 제약 회사의 탓도 있다. 마지막으로, 뒤로 빼돌려진 처방약을 쉽게 구할 수 있기 때문에 환자가 자가 처방에 따라 복합 처방을 하기 쉽다는 문제도 있다. 안 그래도 부풀려진 복약 내용에 친구가 먹는 정신 자극제, 자낙스, 마약성 진통제 따위를 멋대로 더하는 환자가 있는 것이다.

어떤 의사는 환자가 드러낸 증상과는 무관하게 모든 환자들에게 똑같은 조합으로 약을 처방하는 듯하다. 처방된 복용량도 그 자체로 심각한 문제를 일으킬 만큼 클 때가 있다. 환자가 술을 마시거나, 마약을 하거나, 약을 몇 알 더 먹거나 하여 한계를 넘으면 더더욱 위험하다. 미친 듯이 처방전을 써 대는 의사들은 환자의 죽음을 차곡차곡 쌓아 가지만, 그런 의사들에게 더없이 절실한 징계나 강화된 감독이 따르는 경우는 드물다.

내가 지금까지 이렇게 말하기는 했지만, 복합 처방은 때로 합리적이고 필수적이다. 양극성 장애나 정신병적 우울증을 치료할 때 항정신병약과 항우울제를 함께 쓰면 따로따로 쓸 때보다 훨씬 잘 든다. 환자가 어떤 약에 대해서 확연하되 부분적인 반응만을 보이면, 다른 약을 추가해서 반응을 온전히 끌어내야 할지도 모른다. 드물게나마 수면제를 추가하는 것이 합리적일 때도 있다. 그러나 대개의 복합 처방은 불필요하고, 과학적 증거가 없고, 감독을 받지 않으며, 해롭고,

심지어 위험하다.

너무 부족한 심리 치료

심리 치료 분야는 약의 남용에 맞서 단결된 힘으로 경쟁력을 발휘할 만한 산업으로 조직되지 못했다. 심리 치료는 소매업에 가깝고, 개별적이고, 전(前) 산업적인 직능이다. 제약 회사는 제품과 사람을 도매업에 가깝게 산업적으로 표준화하는 기법으로 돈을 벌었지만, 심리 치료는 그런 전략에 가담하지 않았다. 다양한 심리 치료 요법들과 시술자들은 낱낱이 흩어져 있고, 제약 회사의 독점적 선전을 깨뜨릴 만한 재원이 부족하다. 말은 돈이 되지 않는다. 외래 환자를 45분간 만나면서 약품 처방과 심리 치료를 병행하는 정신과 의사들은 약품만 처방하는 15분짜리 면담을 세 번 하는 정신과 의사들에 비해 수입이 41퍼센트 더 적다.[61] 심리 치료를 병행하는 정신과 의사를 찾는 환자의 비율은 1996~1997년에 44퍼센트였던 것이 2004~2005년에는 29퍼센트로 떨어졌다.[62, 63]

또 심리 치료에는 '모든 것이 화학적 불균형 탓'이라고 오도하는 제약 회사의 유혹적인 판촉 문구에 대항할 만큼 입에 딱 붙는 통일된 메시지가 없다. 그러나 사실 심리 치료는 훨씬 더 중요하고 진실된 선전거리를 갖고 있다. 문제가 가볍거나 약간 심한 환자들에 대해서는 심리 치료가 약만큼 성과가 좋다는 사실이다.[64, 65, 66] 심리 치료는 시간이 좀 더 걸리고 처음에 돈이 좀 더 들지만, 좀 더 오래 유익한 효과를 낸다. 그래서 장기적으로는 장기 투약에 비해 오히려 더 싸게 먹히고, 효과도 더 나을 수 있다. 약을 먹는 것은 수동적인 행위이지만, 심리 치료는 새로운 대처 기술과 삶에 대한 새로운 태도를 주입함으로써 환자가 주도권을 쥐도록 한다. 일본은 이런 장점을 깨우쳤다. 최근까지 일본의 모든 정신과 치료는 투약을 기본으로 했지만, 이제 정부는 인지 치료를 대안으로 선전하여 약물의 독점을 깨뜨리려는 노력을 전국적으로 일사불란하게 벌이고 있다. 그 편이 효과도 더 낫고 더 비용 효율적이기 때문이다.

꼬리표를 붙이는 힘은 파괴적이다

메리엄웹스터 영어 사전에는 '낙인(stigma)'이라는 단어가 뭔가를 확인하려는 표시, 혹은 어떤 질병에 특수하게 드러나는 진단적 징후, 혹은 동식물에 찍힌 상처나 얼룩으로 정의되어 있다. 어떤 사전에는 낙인이 찍힌 사람이 겪는 불이익을 구체적으로 보여 주는 예문으로 아예 '정신 질환의 낙인'이라는 표현이 실려 있다. '정상'으로서 무리와 잘 어울리는 것은 생존의 열쇠이다. 인간은 자기와 약간 다르거나 부족의 표준을 만족시키지 않는 사람을 냉혹하게 경계하고 연민을 베풀지 않는 본성을 진화를 통해 부여받았다.

누군가에게 정신 장애라는 꼬리표를 다는 것은 이차 피해를 일으키는 낙인을 '찍는' 셈이다.[67] 낙인은 여러 형태이고, 사방에서 오고, 때로는 노골적이리만치 공개적이지만, 또 한편으로는 놀랍도록 은밀하다. 잔인한 발언, 불쾌하고 능글맞은 웃음, 집단으로부터의 추방, 취직 기회 상실, 청혼 거절, 생명 보험 가입 부적격 판정, 입양이나 항공기 조종을 할 수 없는 것. 또 한편으로는 괜히 그 사람에 대한 기대를 줄이는 것, 그가 필요하지도 않고 청하지도 않았는데 도움의 손길을 뻗는 것, 사실은 그런 입장이 아닌데도 염려 어린 공감을 베푸는 것 등도 있다. 그리고 정신 장애로 말미암아 이차적으로 발생하는 심리적, 현실적 피해는 남들이 그를 어떻게 보느냐에만 달려 있지 않다. 그가 자기 자신을 바라보는 시선이 변하는 것도 문제이다. 자신이 망가진 물건 같다는 느낌, 비정상적이고 가치 없는 인간이라는 기분, 집단의 어엿한 일원이 못 된다는 기분 등등.

낙인이 정신 장애와 이토록 자주 연관되는 것은 슬픈 일이다. 더군다나 그릇된 진단 때문에 잘못 찍힌 낙인은 그보다 더 나빠서, 벌충할 요소라고는 전혀 없는 순수 손실이다. 진단의 꼬리표는 자기실현적 예언이 될 수 있다. 누군가 우리에게 아픈 사람이라고 말하면 우리는 정말로 아픈 사람처럼 느끼고 행동하게 되고, 그러면 당연히 남들도 우리를 아픈 사람 취급한다. 정말로 아프고 휴식과 보살핌이 필요한 사람에게는 병자의 역할을 취하는 것이 엄청나게 유용하지만, 병자의 역할이 그에 대한 사람들의 기대를 줄이고, 야망을 꺾고, 개인적 책임감을 상실하는 결과를 낳는다면 몹시 파괴적이다.[68]

사회가 인구의 상당 비율을 '아픈' 사람으로 과잉 진단하도록 내버려 둔다면, 사회 자체가 의연하게 회복력을 발휘하는 사회가 아니라 인위적으로 '아픈' 사회가 된다. 우리의 선조들은 우리로서는 상상도 못 할 전쟁과 궁핍을 겪으면서도 과다한 진단과 약물 과용에 의지하지 않은 채 잘 헤쳐 오지 않았던가.

나쁜 사람을 미친 사람으로

진단 인플레이션은 정신 의학과 법의 경계에서 상존하는 위험이다.

"나는 바보로서 방면되기보다 인간으로서 목매달려 죽겠다." 1881년에 제임스 가필드 대통령을 암살한 죄로 법정에 선 찰스 기토가 재판 중에 외쳤던 말이다.[69] 기토는 변호사들이 제안한 정신 이상 변론을 포기했다. 그 대신 남들이 자신을 하느님이 미국을 사악한 행정부로부터 구하고자 내려 보낸 대리인으로 봐주기를 바랐다. 정신 질환자가 되면 자기주장의 신뢰성이 감소할 테니, 환자로 풀려나기보다 범죄자로 유죄 선고를 받는 편이 나았던 것이다. 오늘날까지 지속되는 현상의 선례가 된 그 기념비적 재판에서, 많은 의사들이 양편으로 갈라져 증언했다. 어떤 의사는 기토를 미치광이로 보았고, 다른 의사는 그를 엇나갔을망정 정신이 온전한 범죄자라고 보았다.

이런 논쟁은 해답 없이 뜨겁게 달아오를 뿐이다. 유나바머나 노르웨이의 대량 살인자 아네르스 브레이비크와 같은 정치적 테러리스트는 정치범으로 보아야 하나, 정신 질환자로 보아야 하나? 암살자가 정치적 인물이나 무고한 행인을 습격하면, 언론은 늘 그가 미쳤는지 아닌지를 묻는다. 그가 유해한 정치 담론의 자극을 얼마나 많이 받았는지, 어떻게 반자동 소총을 쉽게 손에 넣었는지는 묻지 않는다. 많은(아마도 대부분의) 정치적 암살자와 대량 살인자는 그냥 좀 이상한 수준과 법적으로 정신 장애에 해당하는 수준의 모호한 경계선에 있다. 보는 사람의 시각에 따라 폭력적인 정치적, 종교적 원리주의자로 보일 수도 있고 망상적 정신병자로 보일 수도 있다. 이런 대립에서 양편으로 나뉘어 반대되는 발언을 하는 정신 의학 전문가들의 증언은 늘 상쇄될 뿐이다. 누군가를 미친 사람으로 볼 것인가 나쁜 사람으로 볼 것인가 하는 문제는 결국에는 의학적 선택이 아니라 사회적 선택이다.

대부분의 피고는 기토처럼 치료를 받느니 처벌을 받는 편을 선호한다. 자기 메시지가 묻히는 것이 싫기 때문이다. 나도 그들에게 동의한다. 상황이 전혀 다르다는 점이 분명한 예외를 제외하고는, 법정이 진단 인플레이션을 굴복시켜야 한다. 나쁜 사람이 미친 사람을 눌러야 한다.

진단 인플레이션 때문에 치르는 대가

진단 인플레이션이 직간접적으로 야기한 금전적 비용의 총액을 계산해 본 사람은 아무도 없다. 그러나 그것을 다 더한다면, 틀림없이 엄청난 자원 낭비라는 결론이 나올 것이다. 첫째로, 필요 없는 약을 바가지 가격에 사는 비용과 그 처방을 받으려고 진찰실을 찾는 비용이 있다. 여기에 의약품 과용이 일으키는 갖가지 합병증에 따르는 하류의 비용을 더해야 한다. 단기적으로는 과용으로 치르는 값비싼 응급실 비용과 입원 비용이 있다. 투약으로 인한 내과적, 정신적 합병증을 치료하는 데 드는 장기적 비용도 있다. 이 비용은 막대하지만 숨어 있어서 잘 보이지 않는다. 가장 중요한 것은 이차적 비만, 당뇨, 심장 질환 등이다. 그리고 쓸데없는 투약이 단기적으로나 장기적으로 미친 악영향 때문에 일찍 죽은 사람의 경우, 그 잃어버린 인생을 어떻게 비용으로 산정하겠는가?

다음에는 감소한 노동 생산성의 비용을 더해야 한다. 정신 장애 진단을 장애 판정과 연결 지으면, 양쪽 다 인위적으로 부풀려진다. 잘못된 진단을 받은 사람은 직장을 거르거나 아예 일을 포기하기 쉽다. 네덜란드와 덴마크에서는 정신 장애 진단과 업무 스트레스를 일하지 않는 데 대한 이유로 쉽게 받아들이면서부터 전국적으로 병가 사용과 장애 판정이 치솟았다. 장애 판정은 사람의 인생에서 되돌릴 수 없는 순간일 때가 많다. 장애 판정을 받으면 단기적으로는 괴로운 금전적 압박에서 벗어나 멋진 휴식을 즐길 수 있겠지만, 결국에는 취업 가능 인구에서 병자 비율이 만성적으로 높아진다.

정신 질환자로 잘못 진단된 사람들에게 사회가 제공하는 다른 서비스들의 비용도 있다. 정신과나 내과 진료비, 학교의 부가 서비스, 훈련 프로그램 등의 비용이다. 누구에게든 이런 비용을 아까워 한다는 것이 못된 심보로 보일지도 모르겠다. 개개인의 사례만 보면, 너그러운 임상의는 당연히 환자가 편익을 누리도록 돕고 싶은 마음에 상향 진단의 유혹을 느낀다. 그러나 예산은 보통 제로섬 게임이다. 크게 중요하지 않은 요구를 지닌 이 사람을 돕다 보면 제발 도와 달라고 부르짖는 저 사람에게서 자원을 빼앗는 일이 된다.

마지막으로, 진단 인플레이션은 법의학과 교정 분야에서도 비용을 일으킨다. 사형 선고 공판에서 대단히 미심쩍은 정신 장애의 유무를 끝없이 헛되게 토론하느라고 500만 달러가 들 수도 있다. 성폭력 흉악범 치료 감호법(SVP)에 따라 누군가를 부적절하게 정신 병원에 1년간 가두는 데는 하버드 대학교 1년 치 수업료 이상이 든다. 기발한 정신적 손상을 주장하는 민사 소송은 영원히 질질 끌 수 있고, 그러면서 법률 비용과 전문가 증인 비용으로 국고를 갉아 먹는다. 정신 의학과 법은 원래 잘 어울리지 않는 편이지만, 일단 얽혔다 하면 늘 막대한 돈이 든다.

진단 인플레이션이 일으키는 막대한 낭비를 저지하지 않는 것은 왜일까? 적절한 피드백을 받아서 낭비를 단속할 통제력이 없고, 신중한 진단을 장려할 경제적 유인도 없기 때문이다. DSM을 개발한 사람들, 그것을 적용하는 사람들, 그것에서 이득을 얻는 제약 회사들의 머리에는 아예 낭비란 생각이 없다. 부모들은 응당 자기 아이가 최대한 많은 서비스를 받기를 바라고, 시민 단체들은 응당 자기네 구성원들이 최대한 많은 서비스를 받기를 원한다. 늘 누군가 딴 사람이 비용을 치를 것처럼 보인다. 합리적이고 공정한 자원 할당에 전념하는 사람은 아무도 없다. 결과는 뻔하다. 진단 인플레이션이 만들어 낸 불필요한 수요 때문에 지출이 낭비되고, 정작 도움이 절실한 사람들에게 돌아가는 서비스는 계속 부족하다.[70]

진단 인플레이션은 시급히 해결해야 할 공공 보건 및 공공 정책 상의 딜레마다. 앞으로 건강 보험 개혁안(일명 '오바마 케어'라고 불리는 'Affordable Care Act' — 옮긴이)에 따라 건강 보험의 범위가 확대되어 미국인 3400만 명이 더 혜택을 받으면, 비용은 한층 증폭될 것이다. 건강 보험이 정신 장애를 포괄적으로 뒷받침하도록 명시되어 있기 때문에 더 그렇다. 이런 정책 변화는 물론 멋진 일이다. 자원이 대단히 부족한 현행 정신 보건 체계를 강화하려면 분명히 더 많이 투자해야 한다. 그러나 추가의 지출이 얼마나 될지 예측하기 어렵고, 그것은 아마도 연간 수십억 달러는 될 것이며, 더구나 진단 인플레이션 때문에 가장 유익하지 않은 분야에 돈이 쓰일 것이다.

진단 인플레이션 치료는 길고 힘든 싸움일 것이다. 그 단계적 방법은 나중에 설명하겠다. 우선 우리는 진단의 유행이 정신 의학의 과거에 얼마나 큰 역할을 수행했는지, 현재에 얼마나 큰 피해를 입히는지, 가까운 미래에 새 유행이 혼란을 일으킬 위험이 얼마나 높은지를 이해할 필요가 있다.

2부

정신 질환에도
유행이 있다

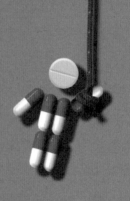

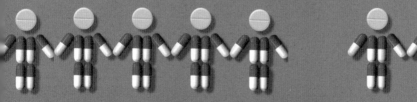
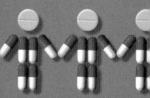

4

마귀 들림에서
다중 인격 장애까지,
과거의 유행

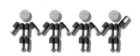

우리는 사물을 있는 그대로 보지 않고 우리 마음대로 본다.

— 탈무드

정신 장애 진단에는 유행이 오고 간다. 어느 날 느닷없이 모든 사람들에게 같은 문제가 발생한 것처럼 보인다. 돌팔이 같은 이론들이 발병을 설명하고, 돌팔이 같은 치료법들이 고칠 수 있다고 주장한다. 그러다가 역시 느닷없이 유행병이 수명을 다하고, 한때 어디에서나 등장했던 진단이 싹 모습을 감춘다.[1]

유행은 모종의 그럴싸한 발상, 그리고 남들을 모방하며 지도자를 따르려는 인간의 무리 짓기 본능이 결합한 결과이다. 주가의 등락과 마찬가지로, 진단의 유행도 아마 불안정하고 불확실하고 변화무쌍한 시절에 흔할 것이다. 유행의 원인은 인간 조건에 보편적으로 내재한

심오한 것일 수도 있고, 특수한 역사적 사건, 책이나 영화의 유행, 새로운 의학적 치료법처럼 상당히 구체적인 것일 수도 있다. 정신 장애를 잘못 이해하는 방식들 중에서 일부는 역사가 수천 년을 헤아리고, 다른 일부는 겨우 수십 년을 헤아린다. 마귀 들림은 이상한 감정, 생각, 행동에 대한 설명으로서 대단히 강력하고 그럴싸하기 때문에, 시대와 장소를 불문하고 늘 반복적으로 등장한다. 그에 비하면 다중 인격 장애는 훨씬 덜 만족스러운 설명이라, 유행이 극히 드물게 나타나고 오래가지도 않는다.

인간은 그다지 많이 변하지 않는 편이지만, 진단은 변한다. 인간이 드러내는 증상과 행동은 시대에 따라 약간 차이는 있어도 기본적으로는 상당히 안정된 형태일 것이다. 반면에 우리가 그것을 묘사하는 방식은 음악이나 치마 길이의 유행처럼 변덕스럽게 변한다. 증상과 괴로움은 실제로 존재하는 것들이지만, 우리는 가끔 뻔히 틀렸는데도 몹시 설득력 있게 들리는 설명과 진단에 사로잡힌다.

과거에 어떤 유행이 있었는지를 알면, 무엇이 되었든 현재 유행하는 '오늘의 진단'을 좀 더 회의적으로 보게 된다. 현재와 미래의 어리석은 유행에 대한 최선의 해독제는 과거의 유행이 얼마나 해로웠는지 이해하는 것이다. 물론, 역사는 정확하게 반복되지 않는다. 역사의 복잡한 상호 작용들은 무수한 확률적 순열의 가능성을 품고 있다. 그러나 분명 역사에는 운율이 있다. 겉으로 드러난 모양새는 변화무쌍할지라도 그 바탕에서 역사를 형성하는 힘들은 상당히 안정되기 때문이다. 우리는 과거의 운율을 많이 알면 알수록 미래에 생각 없이 그 운율을 반복하는 일을 피할 수 있다.

마귀 들림(과거에도, 지금도, 언제나)

마귀 들림 현상은 가장 오래된 유행이자 가장 새로운 유행이다. 인류가 작성한 최초의 문서에도 기록되어 있고, 오늘날의 신문에도 보도된다. 마귀를 믿는 것은 무지의 소산일지도 모른다. 그러나 그것은 너무나도 매력적인 모형이기 때문에, 인간의 믿음에서 사라질 리가 없다. 합리적 사고, 주류 종교, 정신 의학이 제공하는 변변치 않은 위안에 대해 언제나 강력한 경쟁자로 기능한다. 그런 믿음은 이런저런 형태로 늘 우리 곁에 있을 테고, 그러다가 종종 유행으로 터져 나올 것이다. 때로는 처참한 결과도 낳을 것이다.[2]

마귀 들림이라는 설명의 진정한 아름다움은 문제를 묘사하는 데 그치지 않고 원인을 설득력 있게 설명하며 치료법도 재깍 제공한다는 점이다. 이 모형에서는 마귀가 사람에게 씌어서 생각, 감정, 행동을 통제하기 때문에 적어도 십수 가지 DSM 정신 장애로 분류할 수 있는 가지가지 증상들이 일어난다고 본다. 현대의 정신과 의사는 정신 분열증을 묘사할 수는 있어도 그 원인 설명은 엄두도 못 내지만, 주술사나 사제는 훨씬 더 강력한 입장이었다. 그들은 증상의 원인을 확실히 알았고, 환자와 질병을 분리시키는 구체적인 치료법도 알았다. 퇴마사와 환자가 둘 다 퇴마 의식을 굳게 믿을 때는 의식이 효과를 거둘 수 있다.

마귀가 사람에게 씌다는 생각이 모든 문화에 보편적으로 존재하고 오랜 세월 존속한 것은 그 생각이 대부분의 사람들에게 그만큼 말이 되게 느껴지기 때문이다. 그런 생각은 인간 심리의 기본적인 무언가를 건드리며, 인간 경험의 많은 부분을 단순하고 그럴싸하게 설명한다. 악마와의 싸움이라는 개념은 신을 믿는 사람들에게 참으로 그럴듯하게 느껴지고, 실제로 대부분의 괴로운 증상을 낫게 하며, 영혼을 위로하고, 부족을 하나로 묶는다. 마귀는 비록 전(前) 과학적일지언정 정신적, 육체적 질병이(또한 약물, 꿈, 황홀경의 상태가) 일으키는 변화를 완벽하게 논리적으로 이해하는 방식이다. 생물학적 원인에서 이상 행동이 나온다고 굳게 믿는 우리 계몽주의의 자식들에게나 그런 생각이 한심해 보일 뿐이다. 그런데 다른 면에서는 유용한 이 진단에도 피치 못할 문제점이 하나 있다. 정신 질환자를 박해하고 고문하고 살해하는 행위에 대해 안성맞춤의 변명을 제공한다는 점이다. 최고로 비인간적인 대우조차 마귀와의 성스러운 싸움이라는 거짓된 근거로 쉽게 정당화할 수 있다.

현대의 정신 장애 진단과 마귀 들림 가설은 교란된 행동의 인과관계를 상반되게 설명하는 두 이론인 셈이다. 전자는 그것을 뇌의 질병으로 보고, 후자는 영혼이 야기하는 질병이라고 본다. 오늘날 선진국 사람들에게는 대체로 현대 과학이 더 편하다. 그러나 모두가 그런 것은 아니다. 미국인의 3분의 1 이상은 자신의 일상에 악마와 천사가 적극적으로 개입한다고 믿는다. 요즘의 퇴마사들은 정신과 의사가 마귀들린 피해자를 자칫 정신 분열증으로 오진할까 봐 걱정되었던지, 질병을 일으키는 마귀를 알아보는 방법을 자세한 진단 편람처럼 작성하여 인터넷에 올려 두었다. 가톨릭교회는 마귀의 존재를 믿는 데 있어서 그보다 덜 극단적이다. 증상이 구체적으로 신성 모독과 관련될 때만, 또한 정신 질환이 증상의 원인으로서 기각된 상황일 때만 퇴마 의식을 추천한다. 전란으로 찢긴 아프리카에서는 시시때때로 마귀 들림 현상이 전염병처럼 터진다. 미국에서는 20년 전에 이른바 '악마 숭배자들의 아동 학대'를 둘러싸고 집단 히스테리가 발생했던 현상이 가장 최근 사례이다.

무도병: 태런티즘과 성 비투스의 춤(약 1300~1700년)

무도(舞蹈)병은 상당히 비슷한 두 형태로 등장했다. 이탈리아 남부의 태런티즘과 북유럽의 성 비투스의 춤이다. 증상은 우울, 환영, 두통, 실신, 호흡 곤란, 근육 움찔거림, 식욕 부진, 동통, 부기, 죽음이 임박했다는 예감 등이 결합해서 나타나는 것이었다. 남쪽에서는 이것을 지역 고유종인 타란툴라 거미에게 물린 탓으로 여겼다. 보통 한여름에 발병했고, 열기가 독의 효과를 가중한다고 여겼다. 북유럽의 성 비투스의 춤도 같은 증상들을 공유했고 같은 방식으로 치료되었지만, 좀 더 종교적인 색채를 띠었다.

원인이 무엇이든, 치료사들이 추천한 치료법은 광적으로 빠르게, 미칠 듯이 어지럽게, 빙빙 돌면서, 육체가 탈진하고 정신이 맑아질 때까지 춤추는 것이었다. 춤은 (남쪽에서는) 거미의 독을 없애고 (북쪽에서는) 영혼에 씌었던 악마를 물리친다고 했다. 수십, 수백, 심지어 수천 명이 집단으로 발병하여 몇 시간, 며칠, 심지어 몇 주 동안 쉼 없이 이어진 치료 의식을 함께 치르곤 했다. 환자들은 술도 많이 마셨다. 수면 박탈도 한몫했다. 요즘도 그렇지만, 당시에는 질병의 증상과 치료의 부작용을 분간하기 어려울 때가 많았다. 사람들은 희한한 행동을 했고, 옷을 찢었고, 고함과 비명을 질렀고, 통제 불능으로 웃고 울었고, 공공연히 성적인 행위를 했고, 동물의 몸짓을 따라 했다. 다른 유행에 적용되었던 치료법과는 달리(가령 방혈, 설사, 수은 중독), 광란의 춤은 격렬한 육체적 운동, 카타르시스, 기분 전환, 집단 화합을 통해 실제로 유익한 효과를 냈을지도 모른다.

태런티즘과 성 비투스의 춤은 약 1300년에서 1700년까지 400년 동안 지속되다가 사라졌다. 이후에는 사례가 드문드문 보고되었을 뿐이다. '소(小)빙하기'에 해당했던 그 시대는 기근, 역병, 전쟁, 약탈이 끊임없이 재발하여 살기 힘든 시절이었다. 무도병은 개인의 이상 심리와 만연한 사회적 붕괴를 가져온 원인이자, 한편으로는 그것을 치료하는 방법이었을지도 모른다.[3]

뱀파이어 히스테리(약 1720~1770년)

뱀파이어를 두려워하는 마음은 까마득한 옛날까지, 인간 심리의 까마득한 바닥까지 내려간다. 인류는 늘 죽은 사람을 어떻게 처리할 것인가, 죽은 사람에게 벌어지는 일을 어떻게 이해할 것인가 하는 근본적인 문제와 씨름했다. 더없이 존재론적인 이런 질문에 대해 모든 문화는 나름의 해답을 갖고 있다. 사람들은 자칫 서로 틈입할지도 모르는 생사의 경계를 관리하기 위해서 정교한 매장 의식과 설화적 이론을 발전시켰다.

정신병을 만드는 사람들

문제는 유목 생활을 하던 수렵 채집인이 한 곳에 정착하여 농사를 짓고 말 그대로 죽은 사람들의 무덤 위에서 살기 시작하면서 더욱 심각해졌다. 이전에는 부족이 야영지를 떠날 때 시체를 버려두고 가면 그만이었지만, 이제 죽은 조상들과 가까이 살게 되자 그들에 대한 두려움과 숭배심이 더욱 커졌다. 누군가 아프면, 무언가 잘못되면, 아닌게 아니라 (산 사람의 발밑에서 살면서 산 사람에게 시기심이나 복수심이나 불만을 품은) 죽은 사람이 무덤에서 일어나서 냉혹한 요구를 하기 때문이라고 걱정할 만도 했다.

뱀파이어를 믿었던 사람들은 정말로 그렇게 걱정했다. 산 사람이 병에 걸리면 (완전히 떠나진 않았지만) 이미 떠나 버린 (지금은 친애하지 않는) 친애했던 망자가 돌아와서 피를 빨거나 살점을 뜯어 먹은 탓이라고 믿었다. 이 유행은 18세기에 중유럽에서 시작되어 50년 후에 끝났다. 지적이고 차분한 계몽 시대의 외양은 아직 봉건 사회에서 온전히 벗어나지 못한 격동적인 유럽 사회, 그중에서도 주로 시골에 횡행하던 미신을 가리는 얇은 허울이었다. 뱀파이어 미신은 슬라브 부족의 '언데드(완전히 죽지 않은 사람)' 설화가 새로이 그들의 이웃이 되어 팽창하던 오스트리아 제국으로 입소문을 타고 전달되면서 부상했다. 합스부르크 왕가의 관리들은 헌신적이지만 어수룩했던 나머지 지나치게 관료적으로 일을 처리하는 실수를 저질렀다. 그들은 세르비아 조언자들이 알려 준 방법을 따라 성실하게 조사했고, 무덤을 파냈고, 시체에 확실하게 말뚝을 박아 넣었다. 그리고 뱀파이어 처형에 사용되는 각 지역의 훌륭한 기법들을 세세하게 설명한 꼼꼼한 보고서를 널리 유통시켰다. 이렇게 정당성을 얻은 '언데드'에 대한 공포는 마을에서 마을로 산불처럼 번졌다. 곧 작가들이 가담했고, 으스스한 뱀파이어 문학이 탄생했다. 그것이 불꽃에 더욱 기름을 끼얹었고, 목격담을 더 많이 이끌어 냈다. 동프로이센에서는 1721년에 뱀파이어에게 '습격'당했다고 주장하는 사례가 보고되었고, 오스트리아 제국에서는 1720년대와 1730년대 내내 사례가 등장했다. 1734년에는 '뱀파이어'라는 단어가 영어에 편입되었다. 중유럽 여행기에 등장한 것이 첫 사례였다. 그것은 매체가 유행을 부추긴 역사상 최초의 사례였지만, 최후의 사례는 결코 아니었다.

뱀파이어를 두려워하는 마음은 산 자와 죽은 자를 구별하기 어렵다는 점 때문에 더 컸다. 상당히 최근까지만 해도 의료 기술이 일천했던 탓에, 그 구별은 어림짐작과 논쟁의 문제였다. 청진기가 없는 세상에서는 뚜렷한 경계가 없었다. 사람들은 '언데드'를 두려워했고, 자신도 산 채 묻힐지 모른다는 위험을 두려워했다. 무덤가에서 흔히 철야를 했던 것은 망자를 존경하는 마음만이 아니라 시체가 소생할 기미를 알아차리고 무덤 도둑을 물리치기 위해서이기도 했다. 시체를 면밀히 관찰한 결과가 오히려 죽은 사람도 계속 식욕을 느끼고 움직인다는 전설에 기여하기도 했다. 시체가 부패하는 속도와 방식은 시체마다 차이가 크다. 일시적이지만 살았을 때보다 죽었을 때 더 멀쩡해 보이는 경우도 있다. 살았을 때 앙상했던 몸이 부패하면서 나온 기체로 불룩 채워지면 더 보기 좋게 느껴지는 것이다. 불그스레 짙은 살색 때문에 시체가 산 사람의 피를 마셨다는 생각이 들 수도 있다. 언데드의 입이나 코에서 피라도 한 줄기 흘러내린다면, 충분히 논리적인 의심이 확증되었을 것이다.

뱀파이어를 절멸하려는 노력은 산 자와 죽은 자 모두에게 가혹했다. 사람들은 뱀파이어를 산 채 붙잡으면 최고로 잔인한 고문을 가한 뒤에 공개 처형했다. 희생자는 예의 일반적인 용의자들이었다. 정신 질환자나 정신 지체자, 마녀로 몰린 사람(아마도 약초를 잘 다루는 여자), 죽음과 희롱한 자살 시도자, 교회의 교리에 대항한 사람, 그밖에도 운 나쁜 시기에 엉뚱한 장소에 있었거나 못된 적을 갖고 있었던 사람이라면 누구든.

이런 광기의 치료책은 오스트리아의 현명한 여제 마리아 테레지아였다. 그녀의 시의는 뱀파이어가 실제로 존재하는지 알아보기 위해 철저히 조사한 뒤, 주장에 대한 근거가 전혀 없다고 결론 내렸다. 여제는 시체 발굴을 불법화하여 엄격히 처벌했다. 그러자 뱀파이어 미신은 사그라들었다.

뱀파이어가 출몰했다는 주장은 작고 고립된 사례로나마 요즘도 가끔 등장한다. 최근 몇 십 년 동안에는 푸에르토리코, 아이티, 멕시코, 말라위, 그리고 무려 런던에서 그런 사례가 있었다.[4]

베르테르 열병이 자살을 유행시키다
(최초 사례는 1774년, 그리고 이후 광풍처럼 많이)

위대한 문학 작품의 힘을(혹은 유행의 위험을) 선명하게 증언하는 사례로서 괴테의 1774년 작품『젊은 베르테르의 슬픔』이 미쳤던 치명적 효과보다 더 나은 예는 역사에 없다.[5] 응답받지 못한 사랑과 낭만적 자살을 다룬 이 책은 반쯤 자전적인 이야기로서, 작가가 유명 인사가 되고 책이 패션 가이드가 되는 전무한 현상을 일으켰다. 베르테르 열병은 온 유럽을 감염시켜 사람들의 옷차림, 말투, 행동거지에 영향을 미쳤고, 치명적인 연쇄 모방 자살을 일으켰다. 얄궂게도 괴테 자신은 상사병을 극복하여 노년까지 잘만 살았고, 후에는 이 책을 부정하고 이 책이 일으켰던 해악을 개탄했다. 괴테가 창조한 또 다른 주인공으로서 베르테르보다 더 원숙한 파우스트는 변덕스런 로맨스의 유혹을 저버리고 홀란드에서 제방을 건설하는 일에서 좀 더 안전한 쾌락을 찾는다.

모방 자살에는 사뭇 상이한 두 가지 패턴이 있다. 연쇄 자살과 집단 자살이다. 연쇄 자살은 사람들이 유명 인사나 친척, 친구, 급우, 동료의 자살을 모방하는 현상이다. 자살 유행은 실제로 우려할 만한 일이라, 미국 질병 통제 예방 센터는 언론 보도에 관한 일련의 지침까지 발령했다. 자살을 선정적으로 미화하지 말고, 낭만적으로 멋지게 다루지 말고, 자세한 방법을 묘사하지 말고, 자살자를 유명인으로 만들지 말고, 자살이 합리적 선택이나 불후의 명성으로 가는 관문인 것처럼 암시하지 말고, 오로지 간결하게 사실만 전달하도록 권한다.[6]

집단 자살은 사회적으로 승인된 동기를 따른다. 패배한 군대가(혹은 그 여인들과 아이들이) 살해당하거나 노예가 되는 대신 함께 자살을 감행한 일화가 역사적으로 수십 건 있다. 항의 자살은 그보다 드물게 나타나는데, 집단이 강력한 방식으로 자신의 주장을 내세우고자 함께 자살하는 경우이다. 세 번째 변형 형태는 종교나 이상이나 국가를 지키기 위해서 집단 자살(가미카제) 임무를 실시하는 경우이다. 종교적인 집단 자살도 있다. 메시아를 자처하는 지도자의 자살 명령을 추종자들이 좇는 경우이다.

자연 선택은 자살 DNA를 가차 없이 발본해 왔고, 대체로 성공적이었다. 삶의 온갖 우여곡절에도 불구하고 제 손으로 죽음을 택하는 사람은 1000명 중 한 명꼴에 지나지 않는다. 자기 파괴성이 있는 사람은 젊을 때 죽는 경우가 많아, 그의 유전자도 그와 함께 가뭇없이 사라진다. 반면에 삶을 지지하는 DNA는 생식의 판돈을 몽땅 따고, 우리로 하여금 아무리 고단하고 고통스러운 게임이라도 계속 이어 가도록 만든다. 자살 유행에서는 무리를 따르는 인간의 본능이 자기 보존이라는 강력한 본능마저 압도한다. 유행에 합류하고픈 충동이 때로 생존의 본능마저 억누른다는 사실만큼 우리를 엉뚱한 방향으로 이끄는 유행의 힘을 잘 보여 주는 예는 또 없을 것이다.

신경 과학이 임상적 유행을 부추기다

신경 쇠약증, 히스테리, 다중 인격 장애는 19세기 후반에 카리스마 있는 신경학자들(비어드와 샤르코)이 많은 환자들에게서 드러나는 비특정적이고 모호한 증상을 설명하기 위해서 만들어 낸 유행이었다. 왜 세 질병이 동시에 유행했을까? 왜 신경학자들이 시초가 되었을까? 이 현상은 신경 과학의 탁월한 발견이 성급한 임상적 발상에게 부당한 권위를 부여할 수 있다는 (오늘날에도 유효한) 교훈을 안기는 이야기였다. 당시의 환경은 오늘날과 비슷했다. 당시는 뇌의 작동 방식에 대한 혁명적 지식이 막 등장한 참이었다. 뉴런이 발견되었고, (프로이트를 포함한) 과학자들은 복잡한 시냅스 연결의 그물망을 추적하느라 바빴다. 뇌는 전기적 기계로 밝혀졌다. 뇌는 당시 갓 발명되어 일상에 편입된 여러 신기한 전기 기기들보다 훨씬 더 복잡하기는 해도 근본적으로는 크게 다르지 않은 것이라고 했다.

　새로운 뇌 생물학은 이전에 철학과 신학의 추상적 영역으로 간주되었던 인간의 행동을 설명해 줄 것 같았다. 영혼의 깊이를 헤아리기는 어렵겠지만, 뇌의 구조적 사양과 전기적 연결을 헤아릴 수는 있을 것 같았다. 증상은 마귀 들림이나 저주, 죄, 뱀파이어, 타란툴라에 물린 탓이 아니었다. 뇌 기계의 배선이 오작동을 일으킨 현상으로 이해할 수 있었다. 이런 시각은 예나 지금이나 강력하고 정확한 모형이다. 그러나 (예나 지금이나) 문제는, 놀랍도록 복잡한 이 기계의 비밀을 파헤치기가 무척 어렵다는 사실을 과소평가한 점이었다. 신경 과학의 권위는 이치에 닿지 않는 어리석은 임상적 개념들에게까지 부당한 권위를 부여했다.

　'신경 쇠약증', '히스테리', '다중 인격 장애'라는 세 유행이 탄생한 것은 그 때문이었다. 이것은 하나의 문제를 다른 방식으로 명명한 진단명들이었고, 이전에는 설명할 수 없어서 혼란스러웠던 문제를 이제 이해한 척하는 방법들이었다. 결국에는 이중 어느 것도 유용하지 않았다. 어떤 측면에서는 모두 해로웠다. 인과적 설명은 말짱 틀렸다. 추천하는 치료는 잘해 봐야 플라세보 효과였고, 도리어 치료하려는 문제를 악화시키는 경우가 많았다. 그런데도 이런 진단들은 수십 년 동안 인기를 누렸다. 상당히 설득력 있게 들렸고, 신생 신경 과학의 권위에 기반했고, 카리스마 있는 지도자들이 선전했고, 설명을 갈구하는 인간의 욕구를 만족시켰기 때문이다. 이런 말은 현재에도 전부 유효한 듯하고, 현재에도 중요한 교훈을 준다. 상당히 설득력 있게 들리지만 사실은 부정확하고 해로운 진단과 인과적 가설에 세계에서 제일 똑똑한 의사들과 환자들마저 속아 넘어갈 수 있다는 교훈이다. 세 가지 질병은 한때 혁신적인 최선의 추측인 것 같았지만, 알고 보니 말짱 틀린 생각이었다. 오늘날의 진단 중에도 이런 것이 많을 것이다.

신경 쇠약증(1800년대 말~1900년대 초)

1869년부터 미국 신경학자 조지 밀러 비어드는 신경 쇠약증이라는 질병을 정의하고 성공리에 선전했다. 이것은 말 그대로 신경이 쇠약한 질병이라는 뜻이었다. 비어드의 의도는 진단의 블랙홀을 메우는 것이었다. 많은 환자가 피로, 에너지 고갈, 쇠약, 어지럼증, 실신, 난독증, 헛배 부름, 두통, 전반적인 통증, 수면 곤란, 발기부전, 그리고 우울이나 불안, 혹은 양쪽 모두와 같은 비특이적인 신체적, 심리적 증상들을 보였는데, 그것을 어떻게 명명할 것인가가 문제였다. 신경 쇠약증은 이처럼 흔한 증상들을 폭넓게 설명하는 것 같다는 점에서 매력적이었다.

비어드의 인과적 가설은 기계에 전력 공급이 끊긴 상황과 비슷한 수력학적 모형을 취했다. 그는 중추 신경계에 공급되던 에너지가 고갈되는 탓에 육체적, 정신적 소진이 발생한다고 보았다. 그리고 그 고갈을 사회적 원인 탓으로 돌렸다. 사람들이 빠르게 변하는 기술 문명에 적응하지 못하고, 도시화로 스트레스를 받고, 갈수록 경쟁이 치열해지는 업무 환경에 시달리면서 인내와 여력이 바닥날 지경까지 스스로를 다그치다 보니 병이 난다는 것이었다. 대부분의 사례는 한 장소에서 못 박혀 일하는 노동자 계층에서 발생했는데, 그것은 몸을 움직여야 한다는 자연의 섭리를 거스르고 마음만 움직이기 때문이라고 했다. 당시에 신경학자였던 지그문트 프로이트는 신경 쇠약증이 묘사적 진단으로서 유용하다고 인정했다. 그것이 많은 환자들의 증상을 잘 묘사했기 때문이다. 그러나 에너지 고갈의 이유는 다르게 설명했다. 프로이트는 그것을 리비도가 고갈된 탓으로 돌렸다. 리비도 고갈은 기질적인 문제일 수도 있고, 오르가슴을 너무 많이 겪어서(주로 자위를 너무 많이 해서) 생긴 결과일 수도 있다고 했다.

신경 쇠약증에 대한 처방은 엄청나게 다양했고, 특이성이 없었고, 한심했다. 비어드가 선호했던 치료법은 전기 요법으로 인체의 생물학적 기력을 돋우는 것이었다. 프로이트는 그것을 '사기 치료'라고 조롱하며, 그 대신 자위나 지나친 성교처럼 리비도를 고갈시키는 행위를 줄일 것을 권고했다. 프로이트는 신경 쇠약에는 정신 분석을 권하지 않았다. 신경 쇠약은 심리적 갈등이 아니라 리비도 결핍으로 일어나는 문제라고 여겼기 때문이다. 다른 사람들이 제안한 치료법으로는 휴식, 목욕 치료, 식단 변화, 일상의 부담을 잠시 덜어 내는 것 등이 있었다. 모두 잘해 봐야 훌륭한 플라세보 정도의 효과가 있었다.

신경 쇠약증은 모호하고 특징 없는 진단이었고, 모호하고 특징 없고 쓸모없는 치료법을 제공했다. 그래도 세계적으로 선풍적인 인기는 줄지 않았는데, 이 사실은 우리에게 임상적 작화(作話)증이 얼마나 유혹적인지를 똑똑히 보여 준다. 인간은 구름에서 코끼리를 보려는 지적 욕구를 갖고 있다. 우리가 지어낸 진단명은 설령 부정확할지라도 환자의 괴로움을 설명함으로써 위안을 주고, 치료의 대상을 규정한다. 신경 쇠약증은 특정 시대와 장소의 기술 및 세계관에 적합했던, 모종의 불안에 대한 은유였다. 다들 전기력에 흥미를 느낄 때는 에너지 고갈이 불안의 은유가 되었고, 다들 신경 전달 물질에 흥미를 느낄 때는 '화학적 불균형'이 그럴싸한 은유가 되었다.

신경 쇠약증은 삽시간에 사라졌다. 아마도 육체적, 정신적으로 비특이적이고 모호한 증상을 주로 다루는 사람이 신경학자에서 정신과 의사로 바뀐 탓이었을 것이다. 신경학에서 정신 의학으로의 전환은 환자와 의사가 육체적 증상보다 심리적 증상을 놓고 소통하기를 선호하는 방향으로 전환한 시기와 맞물렸다. 정신 장애 명명 체계도 확장되어, 사실상 무의미한 이름에 지나지 않는 신경 쇠약증으로 한데 뭉뚱그려졌던 외래 환자들의 다양한 증상을 훨씬 더 구체적으로 묘사하게 되었다. 유행은 수명을 다했다.[7]

히스테리/전환 장애(1800년대 말~1900년대 초)

모든 유행 중에서 이 병이야말로 가장 고결한 혈통을 자랑한다. 역사를 통틀어 가장 유명한 신경학자 네 명이 선전했던 병이기 때문이다. 장-마르탱 샤르코, 피에르-마리-펠릭스 자네, 요제프 브로이어, 프로이트가 그 장본인이었다. 히스테리는 신경계의 분포나 기존의 신경 질환에 맞지 않는 수수께끼 같은 신경적 증상을 보이는 환자에게 붙여진 진단명이었다. 흔한 증상은 마비, 감각 상실, 기묘한 감각, 가식적인 태도, 언어 상실이나 변경, 구토, 경기, 어지럼증, 의식 상실이었다.

샤르코는 히스테리를 열정적으로 화려하게 선전하여 맨 먼저 경고를 울린 대단한 흥행사였다. 그는 쉽게 암시에 걸리는 환자와 학생을 잔뜩 끌어모았다. (프로이트를 포함한) 학생들은 대가의 시범을 구경하기 위해서 유럽 각지에서 파리로 왔다. 극적이고 포토제닉한 시범 시술에는 구경꾼이 미어 터졌다. 샤르코는 최면술이 증상을 치료하기도 하고 만들어 내기도 한다는 사실을 증명하는 데 푹 빠졌다. 절름발이에게 최면을 걸어 멀쩡하게 만들었고, 멀쩡한 사람에게 최면을 걸어 절뚝거리게 만들었다. 그런데 같은 시설에 수용된 경우가 많았던 환자들은 대가의 가호가 미치지 않는 곳에서도 서로의 증상을 모방하곤 했다. 샤르코는 어째서인지 그런 현상의 핵심을 놓쳤다. 환자들이 그의 암시력 때문에, 또한 그를 기쁘게 하려는 마음 때문에 연기자로 변한다는 사실이었다. 샤르코 자신도 마찬가지였다. 그는 자신이 미치는 인과적 영향을 깨닫지 못한 채, 최면과 히스테리에 둘 다 취약하게 만드는 뇌 질환이 있다는 막연한 이론을 개발했다.

그동안 빈에서는 (프로이트의 또 다른 스승이었던) 브로이어가 안나 O.에게 최면을 거는 데 애를 먹고 있었다. 안나 O.는 창조적이고 지적이고 암시에 잘 걸리고 외로운 여성으로, 예의 갖가지 비특이적 증상들을 드러냈다. 주로 신경적 증상이었다. 브로이어는 그녀가 이끄는 대로 따라가다가 결국 최면의 대안으로서 '이야기 치료'(달리 말해 정신 분석)를 발명했다. 그녀는 최면에 걸려 트랜스 상태에 빠지는 대신 언뜻 무작위적으로 보이는 생각들을 줄줄이 연상했는데, 그러면 환자와 의사가 함께 그녀의 환상과 무의식적 충동을 그녀의 과거와 심리적으로 연결 지었다. 방법은 통했다! 증상은 신속히 호전되었다. 그렇지만 그녀는 다 나아서 브로이어와의 소중한 관계가 끝날 시점이 되면 도로 아팠다. 여기에는 확실한 설명이 있었다. 그녀는 브로이어를 기쁘게 하기 위해서 나았고, 그를 잃기 싫어서 도로 아팠던 것이다. 브로이어는 이 현상에 신경질이 났다(질투를 느낀 그의 아내는 말할 것도 없는데, 아마도 그 아내는 브로이어나 프로이트보다 안나 O.의 동기를 훨씬 더 명확하게 이해했을 것이다.).

샤르코의 최면술과 마찬가지로, 브로이어의 치료에서도 환자가 얼마나 암시에 잘 걸리느냐에 따라 증상이 사라졌다 나타났다 할 수 있는 게 분명했다. 암시는 의사와 환자가 맺는 강력한 관계에서 중요한 힘으로 작용하는 게 분명했다. 프로이트는 환자가 의사를 부모처럼 느끼고 그 영향력에 취약해지는 현상을 가리켜 '전이'라는 용어를 만들었지만, 암시가 정신 분석에서도 큰 역할을 한다는 점은 깨닫지 못했다. 프로이트는 심리 내부의 갈등과 전이를 이해하고 과대평가했던 데 비해, 현재 구축된 인간 사이의 관계는 이해하지 못하고 과소평가했다.[8]

정신 분석은 전환 장애에는 효과가 없는 치료법이었지만, 최면술과 마찬가지로 어쨌든 계속 인기를 누렸다. 얄궂게도 안나 O.에게는 정신 분석가보다 샤먼이 더 효과적인 치료사였을 것이다. 샤먼이라면 그녀의 증상을 비유로서 제대로 이해하고, 암시를 통해 효과적으로 쫓아냈을 것이다. 안나 O.의 치료는 좋게 끝나지 못했다. 그녀는 여전히 아팠고, 브로이어에게 화가 난 상태였다. 그러나 해피 엔딩도 있었다. 현실에서 안나 O.는 베르타 파펜하임이라는 여성이었는데, 그녀는 결국 잘 회복하여 사회사업가라는 직종을 창시하는 데 기여했다.

신경 쇠약증과 마찬가지로, 전환 장애는 남의 도움을 갈구하는 이런 환자들을 신경학자가 아니라 정신과 의사가 주로 보살피게 되면서부터 차츰 사라졌다. 암시에 잘 걸리는 환자가 신경학자를 찾아가면 자연히 신경학적 증상을 드러낼 테지만, 같은 환자가 정신 분석가를 찾아가면 좀 더 감정적이고 인지적인 증상을 겪는 것처럼 표현할 것이다. 요즘도 정신 보건 종사자가 드물어서 환자들이 육체적 증상을 드러내야 도움을 쉽게 얻을 수 있는 지역에서는 아직 전환 장애가 나타난다.[9]

다중 인격 장애

다중 인격 장애는 20세기에 들어설 무렵 유럽에서 처음으로 흔해졌다. 이번에도 샤르코가 나팔 부는 사내였다. 그 덕분에 최면술은 인기 있는 의학적 치료법으로 부상했다(물론 인기 있는 실내 게임으로도 부상했다.). 사람이 최면으로 트랜스 상태에 빠지면, 쉬이 받아들이기 힘들어서 그때까지 의식 밖으로 밀어 두었던 감정, 환상, 기억, 충동이 수면으로 떠오른다. 그러다 보니 암시에 잘 걸리는 환자와 암시를 잘 거는 의사가 결합하여, 환자의 마음속에 다른 인격이 하나 더(혹은 둘이나 셋이나 그 이상) 숨어 있다는 생각을 만들어 냈다. 숨은 인격은 이

정신병을 만드는 사람들

른바 '분열(해리)' 과정을 통해서 독립적인 존재를 구축하는데, 그런 인격이 간간이 일시적으로나마 그 사람을 장악하여 지배적 인격의 통제를 벗어난, 심지어 인식조차 벗어난 행동을 저지른다고 했다. 이 것은 자신에 대한 불안과 불만이라는 은유를 언뜻 통일된 질병처럼 보이는 현상으로 바꿔 내는 방법이었다. 더구나 그럼으로써 스스로 부인하는 감정들에 대한 개인적 책임도 줄일 수 있었다.

역설적인 사실은, 인격의 증식을 일으키는 분열을 최면으로 치료 하는 과정에서 오히려 더 많은 분열이 일어난다는 점이었다. 원래 목 표는 '제2의' 인격을 밖으로 끌어냄으로써 하나의 전체로 통합시키 려는 것이었다. 그러나 전반적으로 최면 요법은 가상의 질병을 치료하 기는커녕 더욱 부추기는 효과를 미쳤다. 크게 놀랄 일도 아닌데, 숨어 있던 인격들이 계속 더 분열하고 증식했던 것이다. 다행히 결국에는 치료사들과 환자들이 최면에 득보다 실이 더 많음을 깨우쳤고, 최면 의 인기는 점점 떨어졌다. 다중 인격 장애는 정신 분석가가 최면술사 를 대신하면서 사라졌다. 정신 분석가는 억압된 인격들을 통합하는 일보다는 억압된 파편적 충동과 기억을 떠올리는 일에 환자의 주의 를 집중시켰기 때문이다.

다중 인격 장애는 1950년대 중반에 반짝 부활했다. 책으로도 영화 로도 인기를 끈 『이브의 세 얼굴』에 암시받은 현상이었다.[10] 그러나 유 행은 오래가지 않았다. 당시 대부분의 치료사들이 분석적인 접근법 을 교육받았고 다중 인격 장애에 흥미가 없었기 때문이다. 다중 인격 장애 환자를 새롭게 양산할 준비와 의지와 능력을 갖춘 치료사 집단 이 존재하지 않았던 것이다. 한편 1970년대에 영화 「시빌」이 개봉한 뒤 퍼진 유행은 좀 더 오래갔다. 갑자기 다중 인격 장애 사례가 극적으로 늘어났다. 유행은 유행을 먹고 자랐고, 1990년대 초에 절정을 이뤘다가, 나타났을 때처럼 갑자기 사라졌다. 당시 사람들이 최면을 비롯하여 '제2의' 인격을 끄집어내는 것을 목표로 삼는 여타 퇴행적, 암시적 치료법들에 새삼 흥미를 쏟았던 것이 다중 인격 장애의 부활을 부추긴 요인이었다. 주말 워크숍에서 인격 발굴 기법을 배운 치료사들이 양산되어 산업을 이루었다. 부실한 훈련만으로 대뜸 다중 인격 장애 '전문가' 이름표를 단 열정적인 치료사들은 위험한 속도로 새로운 인격들을 발명해 냈고, 다중 인격 장애는 그들을 찾는 모든 환자들에게 기본으로 주어지는 '오늘의 진단'이 되었다.

다중 인격 장애는 은유가 독자적인 생명을 갖게 된 경우에 지나지 않을 것이다. 사례들은 (전부는 아니라도) 대체로 의도는 좋지만 생각이 잘못된 치료사들이 유도해 낸 경우였다. 치료사들은 환자들만큼이나 사태를 제대로 파악하지 못했다. 암시를 잘 거는 치료사가 암시에 잘 걸리는 환자를 치료하면서 평범한 정신적 문제를 다중 인격 장애로 바꿔 놓기란 그다지 어려운 일이 아니다. 환자와 의사는 함께 '제2의 인격(들)'에게 이름을 붙임으로써, 환자의 자기 기대와 충돌하는 탓에 받아들이기 어렵고 파편적인 충동과 행동에게 통일성을 부여한다. 거기에서 한 발짝만 더 나아가면 그런 인격들을 독립적인 존재로 가정하게 되는 것이다.[11]

한동안은 환자 서너 명 중 한 명꼴로 다중 인격을 주장하는 듯했다. (당시 한창 부상하던) 인터넷이 즉각적인 정보와 지지를 제공함으로써 유행을 부추긴 면도 있었다. 다중 인격 장애를 지닌 사람이 많아짐에 따라, 한 사람이 품은 인격의 개수도 많아졌다. 누가 다중 인격이 가장 많은가를 두고 경쟁이 벌어졌다. 내가 겪은 최고 기록은 서로 다른 162개의 인격을 발굴했다고 주장한 여성이었다. 인격들은 (주로 여성이었지만 남성도 20여 명 있었는데) 나이와 성향이 아주 다채로웠고, 각자 이름도 있었다. 심지어 다중 인격이 마귀 들림이나 악마 숭배 의식과 연관되어 있다고 주장하는 환자들까지 나타나는 바람에 (믿지 못하겠지만 치료사 중에도 그런 사람이 있었다.), 사태는 한층 한심해졌다.

다중 인격 장애 치료에 대한 수요는 보험 회사가 지급을 그만두자 뚝 떨어졌다. 치료사들이 점차 피로를 느끼고 망상에서 탈피한 탓도 있었다. 옹호자들은 자신들이 점점 더 많은 인격을 끌어냄으로써 판도라의 상자를 연 꼴임을 깨달았다. 환자들은 보통 갈수록 더 나빠졌고, 어떤 경우에는 심각하게 더 나빠졌으며, 치료실에서나 일상에서나 다루기 힘든 존재로 변해 갔다. 나는 다중 인격을 품고 있다고 주장하는 사람을 적어도 100명은 만나 보았는데, 대부분은 유행이 한창이던 1980년대 말과 1990년대 초에 몰려서 등장했다. 어느 경우이든 내면의 인격들이 독자적인 생명력을 갖게 된 시점은 환자가 이 주제에 흥미가 있는 치료사에게 치료를 받은 뒤, 혹은 인터넷 채팅 그룹에 가입한 뒤, 혹은 이 문제를 갖고 있다는 다른 사람을 만난 뒤, 혹은 이 문제를 그린 영화를 본 뒤였다. 나는 다중 인격 장애가 독자적인 임상적 실체로서 존재하기는 하는지 의문이다. 만일 존재하더라도 그렇게 자주 발생할 리는 없을 것이다.

다중 인격 장애는 내가 DSM-IV 작성팀을 이끌 때 딜레마를 안긴 존재였다. 나는 그것이 허풍이라고 느꼈고(친절하게 표현하자면, 치료사와 환자가 암시에 취약한 상태를 일시적으로 서로 전염시킨 현상이다.), 어엿한 정신 장애는 결코 아니라고 생각했다. 그러나 나는 좋든 나쁘든 내 견해를 DSM-IV에 씌우지 않기로 결정했다. 그래서 우리는 다중 인격 장애를 계속 편람에 남겨 두었고, 대신에 논란의 양면을 가급적 공정하게 효과적으로 전달하려고 무진장 애썼다. 내 개인적으로는 여전히 한쪽이 터무니없는 속임수라고 믿었지만 말이다. 나는 개인적 견해를 근거로 변경을 가하지는 않겠다는 보수적인 원칙 때문에 제 꾀에 넘어간 셈이었다. 다행히 이제는 세상이 한숨 돌리고서 다중 인격 장애에서 멀어졌지만, 미래에 다시 유행하는 날이 올 것이다. 다중 인격은 암시에 잘 걸리는 환자와 치료사에게 영원한 매력이 있는 듯하다. 언제든 돌아올 채비를 갖추고서 잠복해 있는 듯하다. 블록버스터 영화가 한 편 개봉하거나 치료사를 양성하는 주말 워크숍이 몇 군데 생기기만 해도 얼마든지 다시 유행이 번질 수 있다. 앞으로 일이십 년이 흘러 과거의 교훈을 망각한 새 세대의 치료사들이 등장하면, 또 한번 다중 인격 장애가 유행처럼 번질 게 틀림없다.

마녀 사냥: 탁아소 성적 학대 스캔들(약 1980~2000년)

탁아소 성적 학대 스캔들은 (다중 인격 장애 유행과 같은 시기에 발생했고, 가끔은 서로 관련이 있었다.) 살렘 마녀 재판을 충실하게 재현한 사건이었다. 정확히 300년의 간격을 두고 발생했지만, 두 사건은 모두 최악의 인간 본성을 반영했고, 둘 다 두려움, 통렬한 고발, 음란한 청교도주의, 암시, 투사, 집단 감염, 뻔히 환상에 지나지 않는 아이들의 증언을 무턱대고 받아들인 실수라는 동일한 요소들 때문에 발생했다. 1690년대의 살렘 마녀 재판은 비분강개한(그러나 잘못된 생각으로 해를 끼친) 청교도 목사들 때문에 널리 번졌다. 1990년대 미국에서는 선의의(그러나 잘못된 생각으로 해를 끼친) 치료사들이 유행병을 북돋았고, 역시 오도된 부모, 경찰, 검사, 판사, 배심원이 치료사를 훌륭하게 거들었다. 그것은 우리를 낙담에 빠뜨리는 이야기였고, 너무나도 정의롭지 않은 오판이었고, 시민 사회의 붕괴를 반영한 음울한 사건이었다.

사례들은 모두 우울하리만치 똑같은 대본에 따라 진행되었다. 유행은 1982년 캘리포니아 주 컨 카운티에서 시작되었고, 10년 만에 미국 전체로 산불처럼 번졌다(정도는 덜했지만 다른 나라로도 번졌다.). 탁아소 보모들이 아이들을 성적으로 학대한다는 주장이 갑자기 여기저기서 등장했다. 종종 너무나도 충격적이고 기괴한 방식의 학대였다. 어느 경우이든 증거라고는 어린 아이들이 지어낸 말밖에 없었고, 물리적 증거나 믿을 만한 보강 증언은 없었다. 최초의 고발은 앙심을 품었거나 착란을 일으킨 누군가가 제기했는데, 보통 아이의 부모, 양부모, 조부모였다. 그러면 다른 부모들에게로 공포가 번졌고, 공동체 전체로도 번졌다.

아이들의 증언은 지어낸 말이었다. 치료사, 경찰관, 검사라는 성스럽지 못한 삼위일체가 오랫동안 반복적으로 끈질기게 아이를 심문하여 끌어낸 증언이었다. 부모와 언론도 부추겼다. 질문자는 유도 심문

하듯 암시적인 어조로 물었고, 가끔은 강압적인 태도마저 취했다. 어른들은 어떤 끔찍한 일이 벌어졌는지를 이미 알았다. 어른들이 피해자 아이에게 바라는 것은 기괴한 세부 사항을 보충하는 것뿐이었다. 어른들은 아이에게 다른 아이들이 말한 내용을 들려주었고, 아이들을 강하게 압박하여 순응하고 확증하게끔 만들었다. 여러 목격자들의 이야기는 자연히 서로 부풀리는 결과를 낳았고, 일관되게 끔찍한 하나의 그림으로 차츰 수렴했다. 그야말로 살렘 사건의 재연이었다.

아이의 상상력이나 기억에 존재하는 빈틈을 메울 으스스한 재료는 전혀 부족하지 않았다. 특정 면담자나 아이의 창의성에 한계가 있더라도, 언론에서 다른 사례들의 고발 내용이 대대적으로 보도된 것을 보고 얼마든지 보충할 수 있었다. 신문과 TV는 신이 나서 떠들며 구경거리를 제공했다. 고발이 우스꽝스럽고, 몽상적이고, 물리적으로 불가능하다는 사실은 걸림돌이 되지 않았다. 여러분은 합리적인 사람이라면 그 따위 주장을 믿을 리 없다고 생각하겠지만, 당시에 사람들은 합리적이기를 그만두었다. 아무리 괴상한 고발이라도 충분히 반복되면 황당한 권위를 얻었다. 그런 고발은 그토록 자주, 그토록 시끄럽게, 그토록 생생하고 세세하게, 그토록 많은 사례에서, 그토록 많은 나라와 지역에서 보도된 사건들을 뒷받침하는 증거처럼 보였다. 아니 땐 굴뚝에 연기 나랴 하는 식이었다. 사법 제도는 자신의 일시적인 정신 이상을 인정하고 죄를 덜어야 할 상황이었다.

사례들은 두 가지 주제를, 즉 성적 학대와 악마 숭배를 조금씩 변주한 형태였다. 성적인 부분은 상상할 수 있는 온갖 성 행위(상상조차 어렵거나 아예 불가능한 행위도 있었다.), 온갖 난교, 포르노그래피, 매춘,

정신병을 만드는 사람들

고문으로 구성되었다. 악마적인 부분은 악마 숭배, 동물 제물을 죽이거나 고문하는 행위, 피나 소변을 마시는 행위, 분뇨를 먹는 행위, 마귀 들림을 포함했다. 명백히 환상에 지나지 않는 요소가 포함된 사례도 있었다. 외계인과의 접촉, 로봇에 의한 학대, 칼로 찔렀으나 상처는 남지 않았다는 주장. 뻔히 말이 안 되는 주장이었는데도, 열렬한 추종자들은 어쩌면 자신들 모두가 어리석은 짓을 저지르고 있는지도 모른다는 사실을 깨우치지 못했다.

그런 끔찍한 사태는 모두 탁아소의 정규 운영 시간에 아무도 눈치 채지 못하도록 벌어졌다고 했다. 부모도 이웃도 배달부도, 아무도 눈치 채지 못했다는 것이다. 아이들이 그토록 추악한 행위에 노출되었으면서도 어떻게 매일 정상적으로 웃으면서 탁아소를 떠날 수 있었는지에 대해서는 일언반구도 없었다. 심문이 박차를 가하면서 상황은 더 나빠졌다. 의혹과 비난이 더 넓게 퍼졌다. 탁아소의 모든 직원들이 암묵적으로 방조하거나 적극적으로 가담하지 않고서야 주범이 들키지 않고 부정행위를 저지를 수 없었을 것이라는 의견이 등장했다. 죄 없는 가련한 직원들은 아이들을 보호하고 아이들의 순수함을 빼앗은 자를 무겁게 처벌하겠다는 결의에 불타는 순진한(그러나 종종 야심 찬) 공무원들의 비분과 잔혹한 취조를 받을 것이었다. 동료 직원들은 부당하게 고발당한 사람이 으레 겪는 끔찍한 선택에 직면했다. 명예를 잃을 것인가, 자유를 잃을 것인가. 어린이 고발자가 주장한 터무니없는 행위에 자신도 가담했다고 거짓으로 고백하면, 자신의 거짓 증언 때문에 유죄가 확정되는 동료 직원을 배신하는 꼴일 것이었다. 그게 아니면, 이상한 시기에 이상한 장소에 있었다는 죄 때문에 억울하게도 오래 징역을 살 것이었다.

부모들은 아이가 순수함을 잃지 않도록 보호해야 한다는 공포와 광기에 휩싸여 아이를 사납게 몰아세웠고, 섹스와 악마에 대해 터무니없는 개념을 주입했고, 거짓 증언을 강요했고, 사람들 앞에 노출시켰고, 나중에는 이 소동을 거들었다는 죄책감을 갖게 만들었다. 사실은 그 부모야말로 아이의 순수성을 빼앗은 셈이었다. 사건에 개입한 '치료사'들은 하룻밤 사이에 탁아소 성적 학대의 전문가로 돌변하더니, 곧 학대를 근절하려고 영웅적으로 노력한 사람으로서 유명 인사가 되었다. 놀랍게도 면담자들은 자신의 편향이 아이에게 영향을 미치고 암시와 긍정적 강화가 거듭으로써 아이가 자신의 선입견을 앵무새처럼 따라 말하게 된다는 사실을 모르는 듯했다. 치료사들은 면담을 원활하게 진행시키기 위해서 해부학적으로 정확하게 만들어진 인형까지 동원했다. 실제로 어떤 일이 벌어졌는지를 정확하게 알아내어 증거로 사용하겠다는 의도였다. 그러나 오히려 그것은 아이와 치료사의 성적 상상이 합세하여 점점 더 황당한 환상을 낳는, 일종의 상호 놀이 치료로 변질했다.[12]

왜 하필 그때, 왜 하필 그곳에서 탁아소 히스테리 유행이 퍼졌을까? 왜 1982년이었을까? 왜 미국이었을까? 그렇게 많고 다양한 힘들이 상호 작용했던 사건에서 원인을 정확하게 짚어 내기란 불가능하다. 그러나 가능성 있는 후보로 부각되는 요인이 몇 있기는 하다. 일단, 탁아소가 없으면 탁아소에 대한 공포가 생길 수 없다. 당시는 많은 엄마가 직업 전선에 나서고, 많은 가족이 일자리를 찾아 먼 곳으로 이사하고, 그래서 할머니가 아이를 봐줄 형편이 못 되는 경우가 많아짐으로써, 미국인의 삶에서 탁아소가 필수적인 존재로 자리매김한 시절이었다. 부모로서의 책임을 남에게 맡긴 데 대한 죄책감도 한몫했을 것이다. 치료사들은 이전에 실제로 성적 학대를 당했던 아이들의 발언을 진지하게 여기지 않았던 죄책감을 마음에 품고 있었다. 전문성은 형편없지만 가짜 '전문가'로서 자기를 선전하고 권위를 얻는 데 능한 치료사도 많았다. 이 슬픈 일화는 현재와 미래의 유행에 대뜸 편승하고픈 충동을 느끼는 치료사들에게 더 이상 또렷할 수 없는 경고일 것이다.

무리를 따르다

정신 장애 진단이 과거에도 현재에도 유행을 쫓는다는 사실에 놀랄 것은 없다. 유행은 인간 활동의 모든 측면에 영향을 미치며, 무리를 따르는 것은 인간의 본성이다. 좋은 소식도 있다. 유행은 왔다가도 가기 마련이라는 사실이다. 100년 전만 해도 세상에는 신경 쇠약증, 전환 장애, 다중 인격 장애가 넘쳤지만, 세 질병 모두 어느 날 갑자기 신비롭게 사라졌다. 오늘날 더없이 강고해 보이는 정신 장애 유행도 겉보기만큼 강고하지는 않을 것이다. 시간이 흐르고 사람들이 위험을 깨달으면 차츰 시들 것이다. 그러나 나쁜 소식도 있다. 과거에 유행했던 질병들은 대부분 고립되어 있었고, 국지적이었고, 자기 제약적이었다. 반면에 오늘날의 새로운 유행들은 세계적이고, 금전화되었고, 사회 하부 구조의 일부가 되었다.

5

자폐증에서
사회 공포증까지,
오늘의 유행

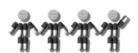

> "내가 단어를 쓸 때는," 험프티 덤프티가 매우 경멸하는 말투로 말했다.
>
> "그 단어는 내가 선택한 의미만 띠는 거야. 더도 덜도 말고."
>
> "문제는," 앨리스가 말했다. "당신이 단어의 의미를 그렇게
>
> 여러 가지로 다르게 만들 수 있느냐 하는 거예요."
>
> "문제는," 험프티 덤프티가 말했다. "누가 주인이 되느냐지.
>
> 그게 다야." ─ 루이스 캐럴, 『거울 나라의 앨리스』

 험프티 덤프티는 자신이 단어의 주인이 될 수 있고 그 정의를 통제
할 수 있다며 비현실적인 허풍을 떨었다. 그렇게 자만을 떠니까 곧 추
락해서 와장창 깨지는 거 아닌가. 앨리스는 거울 나라에서 줄곧 이
런 현상을 발견한다. 단어가 말하는 사람의 통제를 벗어나서 이야기
의 맥락에 따라 전혀 다른 혼란스러운 의미를 띠는 현상이다. 그 의미는

당신이 '선택한 의미'가 아니라 남들이 생각하는 당신의 의도에 더 가깝고, 당신이 실제로 의도했던 것보다 훨씬 더하거나 훨씬 덜할 수 있다.

1994년에 DSM-IV를 출간할 때, 우리는 자신이 험프티 덤프티의 위태로운 위치에 놓였다는 사실을 깨닫지 못했다. 우리는 세심하게 고른 단어의 힘을 믿으면서 험프티 덤프티처럼 자기만족에 빠졌고, 우리의 단어가 통제를 벗어나자 깜짝 놀랐다. 우리 목표는 진단 인플레이션의 성장을 막는 것이었고, 우리는 제법 잘 저지했다고 자만했다.[1] 그러나 우리가 틀렸다.[2] 나중에 밝혀졌듯이, 진단 체계의 영향력은 씌어진 단어에 있는 것이 아니라 그 단어가 사용되는 방식에 있다. DSM-IV는 조심스럽고 보수적인 진단 편람으로 계획되었지만, 일단 우리 손을 벗어나자 늘 조심스럽고 보수적인 방식으로만 쓰이지는 않았다. 우리는 제약 회사에게 선물이 될 만한 제안은 모조리 기각했다고 생각했지만, 우리 단어를 최대한 느슨한 방식으로 해석하도록 의사와 환자를 설득하는 제약 회사의 능력을 과소평가했다. 총 천연 TV 광고는 깨알 같은 글씨로 딱딱하게 적힌 DSM-IV 기준 집합보다 훨씬 더 큰 영향을 미친다. 쉴 새 없이 공세를 펼치며 오도하는 마케팅 활동은 우리가 정의에 심어 두었다고 믿었던 과잉 진단에 대한 장벽을 거뜬히 뛰어넘었다. 나중에 드러난 바, DSM-IV는 원래 의도와는 달리 정신 의학의 세 가지 거짓된 유행을 일으키는 데 기여했다. 주의력 결핍 장애, 자폐증, 성인 양극성 장애에 대한 과잉 진단이었다. 만일 DSM에 오용될 소지가 있는 대목이 있다면, 반드시 오용되기 마련이다.

우리는 앞날을 좀 더 내다보아야 했다. 문자와 말의 갈등은 성경만큼 오래된 것이자 연방 대법원의 헌법 해석만큼 현재적인 것이다. 일반적으로 문자 언어 자체는 지배력이 없다. 나중에 그것이 어떻게 해석되느냐가 중요하다. 똑같은 극본이라도 서로 다른 연출로 공연하면, 단어 하나 바꾸지 않아도 사뭇 다른 의미를 전달할 수 있다. 내가 지난 15년 동안 얻은 교훈은 DSM이 그 자체로는 기준을 설정하지 못한다는 사실이다. 의사, 다른 정신 보건 종사자, 제약 회사, 시민 단체, 교육 체계, 법정, 인터넷, 케이블 TV는 글로 적힌 내용이 실제로 사용되고 오용되는 방식에 표를 던진다. 거짓 예언자도 있고, 거짓 유행병도 있다. 우리는 진단 편람이 출간되는 순간까지만 통제력을 행사할 수 있다. 일단 그것이 공공의 영역으로 나가면, 사람들은 그것을 정말이지 제 멋대로 사용한다(그리고 종종 오용한다.).

내가 지금부터 열거하는 진단명들은 현재 정신 의학계에서 돌고 있는 거짓된 유행병들이다. 즉, 과잉 진단과 과잉 치료를 받을 가능성이 높은 정신 장애들이다. 바라건대, 이것들을 소개함으로써 확산이 저지되었으면 하는 마음이다. 그런데 먼저 중요한 경고를 일러두고 싶다. 진단의 유행은 유용한 진단이 엇나간 상황일 뿐이다. 현재 진단받은 사람들 중 다수는, 아마도 대부분은, 충분히 이유가 있어서 그런 진단을 받았을 것이다. 이런 진단이 '유행'이 되는 것은 지나치게 인기를 끌 때, 특히 1차 진료 기관에서 허술하고 부적절하게 적용될 때다. 적절한 장소에서 정확하게 진단된다면, 이런 개념들은 정신적 증상을 이해하고 치료하는 데 절대적으로 유용하다. 다만 기존에 진단받은 사람들 중에서 아슬아슬한 경계에 해당하는 사람이라면 이차 소견을 들어 보는 것이 좋다. 회의주의를 견지하되 지나치게 불신하지는 말아야 한다.

주의력 결핍 장애가 날뛰다

컴컴하고 비 내리는 아침 6시, 나는 차를 몰고 공항으로 가는 중이다. 컨버터블의 지붕을 올릴 수가 없다. 몇 달 전에 고장 났지만 고치는 걸 계속 까먹었기 때문이다. 공항에 도착한 뒤, 가방을 확인할 요량으로 잠깐 이중 주차를 한다. 전조등은 켜 둔 채이고, 라디오에서는 1960년대, 1970년대, 1980년대의 흘러간 노래들이 시끄럽게 흘러나온다. 일주일 뒤 돌아왔을 때, 주차장에서 차를 찾을 수가 없었다. 나야 물론 놀랐지만, 사실은 놀랄 일이 아니었다. 왜냐하면 내가 애초에 주차장에 차를 대지 않았기 때문이다. 나는 차를 제대로 대는 것을 잊은 채, 그냥 가방만 챙겨 가지고는 태평하게 비행기에 타 버렸던 것이다. 사람 좋은 경비원은 동료들을 모두 불러서 내가 내팽개친 차를 보면서 한바탕 떠들썩하게 웃었다고 한다. 그러고는 내 차를 안전한 곳으로 견인하고 배터리를 충전해 주었으니, 얼마나 고마운지 모른다. 그들은 사례도 받지 않았다. 이렇게 한심한 사람을 만나는 것도 드문 일이니 그것만으로도 보상이 되었다고 했다.

내 비서 태미도 내 마술적인 능력이 제공하는 재미 덕분에 삶이 윤택해졌다고 한다. 나는 태미의 방에서 내 방까지 3미터를 걸어오는 동안 서류를 잃어버리고, 오랫동안 일한 병원의 미로에서 아직도 내 사무실을 못 찾아 헤매고, 모임과 약속을 깡그리 잊는다. 내 아내는 감식가보다 비평가에 가깝다. 냉정하게도 아내는 내가 일상적인 욕구와 잡일에 주의를 쏟지 않는 것은 정신 장애로 진단받을 만한 무능력이 아니라 고의적인 기피라고 주장한다. 내 생활은 일종의 장애인 보호 작업장이 되었다. 나는 친구들과 낯선 사람들의 친절 덕분에 심각한 손상을 면하면서 살아간다.

나는 그저 얼빠진 교수일까, 정신적으로 아픈 사람일까? 나도 정신 자극제를 먹어야 하나, 그냥 내 식대로 헤쳐 나가면 될까? 옛날에는 나 같은 사람이 우스꽝스러울망정 정상적인 인간이었다. 요즘은 다르다. 주의력 결핍 장애(ADHD)가 산불처럼 퍼지고 있다. 원래 주의력 결핍 장애는 뚜렷한 문제를 지닌 소수의 아이들에게만 내려지던 진단이었다. 그런 아이들은 아주 어려서부터 문제를 드러내고, 그 때문에 여러 상황에서 간과할 수 없는 어려움을 겪는다. 그러나 언젠가부터 사람들은 온갖 형태의 교실 붕괴를 질병화하기 시작했고, 주의력 결핍 장애를 함부로 적용하기 시작했다. 지금은 전체 어린이의 무려 10 퍼센트가 주의력 결핍 장애에 해당한다고들 하는 실정이다. 한 반에서 적어도 한두 명은 약을 먹는다. 주의력 결핍 장애는 성인에게서도 갖가지 수행 능력 문제를 설명하는 만능 진단이 되고 있다.

어쩌다 이렇게 되었을까? 여섯 가지 요인이 있었다. DSM-IV의 표현 변경, 의사를 대상으로 한 제약 회사의 마케팅과 대중을 대상으로 한 광고, 언론의 대대적인 보도, 부모와 교사가 말썽꾸러기 아이를 통제하려는 마음에 가한 압력, 주의력 결핍 장애를 진단받는 아이에게 시험 시간을 더 주거나 특별한 서비스를 제공하는 제도, 마지막으로 처방받은 정신 자극제를 일반적인 수행 능력 향상과 오락을 위해 널리 오용하는 관행.

제일 뚜렷한 설명, 즉 주의력 및 과잉 행동 장애의 실제 유병률이 높아졌다는 가설은 제일 가능성이 낮아 보인다. 아이들이 바뀌었다고 볼 이유는 없다. 진단명이 바뀌었을 뿐이다. 예전에는 삶의 일부이자 정상적인 개인적 편차로 여겨졌던 주의력 및 행동 문제를 요즘은 정신 장애로 진단한다. 여기에 대한 설득력 있는 증거로, 유달리 심란한 결론이 도출되었던 대규모 연구가 있다. 아이가 주의력 결핍 장애 진단을 받느냐 받지 않느냐를 예측하는 지표로서 아이의 생일이 대단히 유효하다는 결론이었다. 12월에 태어난 남자아이는 1월에 태어난 아이보다 진단받을 가능성이 70퍼센트 더 높았다. 그런데 이것은 단순히 1월 1일이 학년 배정 기준일이기 때문이다. 반에서 제일 어려서 발달이 덜 된 아이는 주의력 결핍 진단을 받을 가능성이 높은 것이다. 생일 효과는 여자아이들에게도 거의 비슷하게 영향을 미쳤다. 우리는 단순히 어리기 때문에 미숙한 상태를 약으로 치료할 질병으로 바꿔 놓은 것이다.[3, 4, 5]

DSM-IV는 주의력 결핍 장애가 널리 판매되는 현상에 무심코 기여했지만, 아마도 조연에 불과했을 것이다. 우리는 좀 더 여성 친화적인 정의를 세우기 위해서 단어를 몇 개만 변경했다. 여자아이는 남자아이처럼 과잉 행동을 보이기보다는 집중력이 부족하여 '멍한' 상태인 경우가 더 많다는 사실을 고려한 변경이었다. 바뀐 정의로 현장 시험을 했을 때는 진단률이 15퍼센트만 증가할 것이라는 결론이 나왔다. 그러나 나중에 제약 회사 마케팅이 우리를 급습했고, 진단률을 세 배로 끌어올렸다. 주의력 결핍 장애는 1990년대 중순까지 방대하고

정신병을 만드는 사람들

역동적인 제약 산업의 한구석에서 조용히 머무르는 시시한 존재로서, 주목할 가치가 별로 없었다. 주의력 결핍 장애를 치료하는 데 쓰였던 정신 자극제는 수십 년 전에 특허가 만료되어, 한 알에 몇 센트면 복제약을 살 수 있었다. 연간 5000만 달러라는 처방약 총 수입은 제약 회사의 회계 보고서에서 반올림 오차 범위에 지나지 않았다. 환자들에 대한 광고도, 의사들에 대한 마케팅도 없었다. 주의력 결핍 장애는 제약 회사의 탐색 레이더에서 한참 벗어난, 안전한 비영리 진단처럼 보였다.

불과 몇 년 뒤, DSM-IV가 출간되면서 상황은 급변했다. 새로 특허를 받은 값비싼 처방약들이 시장에 나왔다. 제약 회사는 마침 소비자에게 직접 광고할 권리를 따낸 참이었고, 그 이점을 십분 활용하여 온갖 매체에서 하루 종일 광고를 퍼부어 댔다. 요란한 선전에 담긴 메시지는 제약 회사가 으레 사용하는 그 주장이었다. 주의력 결핍 장애는 아주 흔하고, 의사가 종종 놓치며, 우리 아이가 왜 이상하게 행동하고 학교 공부를 못 하는지를 설명해 준다는 주장이었다. "의사와 상의하세요." 열성적인 영업 직원이 소아과 의사, 가정 주치의, 정신과 의사의 사무실로 몰려와서 교실 붕괴와 가정 붕괴를 마법처럼 막아 준다는 약을 판매했다. 부모, 교사, 의사는 선동에 말려들어, 주의력 결핍 장애를 가려내고 공격적으로 치료하는 일에 대대적으로 앞장섰다.[6, 7]

주의력 결핍 장애의 유병률이 세 배로 뛴 것이 감사할 일인가, 걱정할 일인가, 둘 다인가 하는 질문에는 여태 논쟁이 있다. 어떤 사람들은 이전에는 놓쳤던 아이들에게 유용한 진단을 내리게 되었기 때문에 진단률이 높아졌다고 믿는다. 일면 옳은 말이다. 진단을 받지 않았다면 절실하고 적절한 치료를 받지 못했을 많은 아이들이 높아진 진단률 때문에 도움을 받은 것은 사실이다. 정확하게 진단된 아이에게 처방약을 제공하면 (적어도 단기적으로는) 학습 능력이 향상되고, 안절부절증이 예방되고, 충동적인 발작이 줄고, 아이 스스로도 더 편하게 느끼고, 비난과 낙인이 줄어든다. 정신 자극제 처방이 필요한 아이에게 약은 안전하게 효과적으로 작용한다. 그런 아이, 부모, 교사에게 약은 진정한 선물이다.

그러나 흐뭇한 이야기에는 불행한 이면이 있다. 일부가 얻는 이점이 다른 일부가 감당하는 무거운 대가로 상쇄되기 때문이다. 늘어난 주의력 결핍 장애 사례들 중에서 다수는 진단받지 않는 편이 더 좋은 아이를 '허위 양성'으로 오진한 경우이다. 제약 회사는 마케팅으로 압력을 넣어서 자칫 불면, 식욕 부진, 과민성, 심장 리듬 이상, 그밖에 다양한 정신적 증상을 부작용으로 일으킬 수 있는 약물을 쓸데없이 처방하게끔 부추긴다. 설상가상, 정신 자극제를 수행 능력 향상과 중독 목적으로 오용하는 현상이 심각해지고 있다. 우리는 정말로 대학생의 30퍼센트와 고등학생의 10퍼센트가 단지 시험을 잘 보거나 파티에서 즐기기 위해서 처방약인 정신 자극제를 불법으로 손에 넣기를 바라는가? 당국이 불법적인 이차 시장 및 학교에서 대규모로 정신 자극제가 거래되는 현상을 감시하다 보니, 우습게도 적법한 용도에 적절히 공급하기조차 어려워졌다.[8]

허술한 진단과 지나친 투약을 어떻게 줄일까? 어떤 공동체에서든 대부분의 과잉 처방은 소수의 의사들이 남발한다. 그들의 품질을 관리하고 체면을 손상시키면 의료 관행을 극적으로 길들일 수 있다.[9] 의사들도 제대로 교육받아야 한다. 제약 회사가 주장하는 것과는 달리, 주의력 결핍 장애에 대한 최선의 접근법은 '먼저 쏘고 나중에 조준하는' 것이 아니라 누진적인 '단계적 진단'임을 배워야 한다. 증상이 몹시 심각하고, 치료가 다급하고, 표현이 전형적일 때만 일찌감치 진단하고 신속히 투약해야 한다. 증상이 약하거나 모호하면(종종 그렇다.), 물러서서 한동안 지켜보는 편이 낫다. 증상은 일시적일 때도 많다. 가족, 또래 집단, 학교에서 받은 스트레스에 대한 반응성 증상인 경우이다. 아이가 덜 성숙해서 그럴 때도 있다. 물질 남용이나 다른 정신 장애가 문제일 때도 있으므로, 그 경우에는 관찰 기간 동안 알아차려야 할 것이다. 문제가 지속적이지만 손상이 심각하지 않다면, 다음 단계는 교육이나 심리 치료를 지향해야 한다. 확실한 진단과 투약이라는 최후의 단계는 이전 단계들에서 적절히 반응하지 않은 아이에게만 쓰도록 미뤄야 한다. 안타깝게도 풍부한 자금을 바탕으로 하여 이런 분별 있는 단계적 접근법을 대중과 의사들에게 권고하는 교육 캠페인이 현재로서는 없다. 서둘러 진단하고 무신경하게 약을 처방하라는 제약 회사의 메시지가 논의를 압도하여, 그저 덜 자란 정상적인 아이들을 조기부터 약을 복용하는 정신 질환자로 바꾸고 있다.

소아 양극성 장애

내가 45년 전에 정신 의학을 공부하기 시작했을 때, 소아 양극성 장애는 전혀 배우지 않았다. 배울 이유가 없었다. 없다시피 할 만큼 드물어서 아무도 사례를 본 적이 없었으니까. 한번은 내가 양극성 장애와 비슷한 증상을 지닌 아홉 살 소년을 평가했는데, 그때 내 감독자는 희한한 원인을 찾지 말라고 충고했다. "브로드웨이에서 발굽 소리를 들으면 말이라고 생각해야지 얼룩말이라고 생각해서는 안 된다."고 했다. 그 시절에 우리는 틀림없이 소아 양극성 장애의 사례를 더러 놓쳤을 것이고, 도움이 되었을지도 모르는 치료를 더러 보류했을 것이다.

그러나 지금은 추가 반대 방향으로 위험하게 멀리 진동했다. 소아 양극성 장애는 정신 장애 진단을 통틀어 가장 부풀려진 거품이고, 10년 만에 40배 뻥튀기되었다. 소아 양극성 장애는 지나친 인기의 세 가지 필수 조건을 갖추었다. 절실한 필요성, 영향력 있는 예언자, 솔깃하게 만드는 스토리이다. 절실한 필요성은 임상, 학교, 교정 기관에서 만날 수 있는 산란하고 심란한 아이들이 빚어냈다. 그런 아이들은 스스로 괴로움을 겪고, 주변 사람들도 괴롭힌다. 그래서 가족, 의사, 교사의 눈에 쉽게 띄며, 어른들은 다들 그런 아이에게 뭔가 조치를 취해야 한다는 압박을 느낀다. 이전의 진단들은(특히 행동 장애나 반항 장애는) 별다른 희망도, 실질적 조치도 제공하지 못했다. 그에 비해 소아 양극성 장애 진단은 비행의 원인을 설명한다고 (그릇되게) 주장하고, 약을 통한 개입을 정당화한다.

거짓 예언자란 영향력과 카리스마를 갖춘 이른바 업계의 '지도자'들로서, 하버드 대학교 출신이라는 위신까지 갖춘 사람들이었다. 그들이 퍼뜨린 묵시록적 복음을 소아 정신과 의사, 소아과 의사, 가정 주치의, 부모, 교사가 퍼뜨렸다. 주된 수혜자가 될 제약 회사는 그들의 열성적인 십자군에 막대한 자금을 댔다. 예언자들은 내처 산꼭대기로 올라서 새로운 교리까지 받아 왔다. DSM에 규정된 양극성 장애 진단 규칙을 아이들에게는 적용할 필요가 없다는 교리였다. 달리 말해, 소아 양극성 장애는 조증과 울증을 오가는 전형적인 기분 변화가 있어야 한다는 양극성 장애의 조건을 더는 만족시킬 필요가 없다고 했다. 그 대신 과민성, 변덕, 분노, 공격성, 그리고/또는 충동성 등등 다채로운 특징을 지닌 아이들을 모조리 포함하도록 자유롭게 진단할 수 있다고 했다. 자연히 소아 양극성 장애의 경계는 미답의 영역으로 한껏 확장되어, 이전에는 다른 진단을 받거나(가령 주의력 결핍, 행동, 반항성, 분노 장애) 아예 진단받지 않았을 아이에게도('변덕스럽지만' 정상인 아이) 꼬리표를 붙이게 되었다. 제약 회사에게는 고맙게도 방대한 새 시장이 열렸다. 극심한 기분 변화는 아이들에게 드물다. 따라서 좋은 판매거리가 못 된다. 반면에 과민성은 엄청난 판매를 보장할 만큼 흔하다. 그리고 양극성 장애는 보통 평생 진단으로 간주된다. 어린 아이를 고객으로 흡수하면 평생 고객이 될지도 모르는 것이다.

제약 산업이 소아 양극성 장애의 정의를 확장하도록 부추기고 새로운 인기로 돈을 번 것은 놀랄 일이 아니었다. 그보다는 의사, 치료사, 부모, 교사, 시민 단체, 언론, 인터넷이 이 장애를 열렬히 받아들인 점이 더 놀라웠다.

일단 DSM-IV의 엄격한 정의를 팽개치자, 의사들은 거짓된 소아 양극성 장애를 치료한답시고 기분 안정제와 항정신병약을 마구 뿌리기 시작했다. 결과는 참혹했다. 아이들은 급속히 몸무게가 늘 수 있고(12주 만에 평균 5.5킬로그램이 찐다.), 그 때문에 당뇨 위험이 높아지고 기대 수명이 준다.[10, 11, 12] 최고로 가증스러운 부실 처방은 겨우 두세

살짜리 아기들에게 양극성 장애라는 우스꽝스런 진단을 내리고는 그 것을 치료한다며 약을 잔뜩 먹인 짓이었다. 아이가 치사량을 먹어 죽은 사례도 있었다.[13]

또한 소아 양극성 장애는 상당히 깊은 낙인을 찍는다. 아이에게 평생 치료해야 할 질환이 있음을 암시하기 때문이다. 진단은 개인의 인생 경로를 왜곡시키고, 진단받지 않았더라면 성취할 수 있었을지도 모르는 야망을 꺾고, 바람직하지 않은 행동에 대한 통제감과 책임감마저 줄인다. 발작적인 짜증에 대한 다른 구체적인 진단들은 수명이 훨씬 더 짧고, 한시적인 치료로 그칠 수 있다. 과민한 십대를 대상으로 맨 먼저 떠올려야 할 진단은 언제나 물질 남용이다. 주의력 결핍 장애에 종종 수반되는 과민성은 정신 자극제에 잘 반응하는데, 그 증상을 양극성 장애로 오진할 경우 정신 자극제 처방이 내려지지 않을 것이다.

소아 양극성 장애 유행은 내가 45년 동안 정신 의학을 관찰하면서 목격한 가장 부끄러운 일화이다. 거짓 진단을 치료한답시고 위험한 약을 널리 사용하는 행위는 대중을 상대로 동의도 구하지 않은 채 보건 실험을 하는 것이나 다름없다.

우리가 DSM-IV에 적은 내용 때문에 이런 일이 벌어진 것은 아니라는 점이 위안이라면 위안이다. 우리는 소아 양극성 장애의 유행을 승인하고 힘을 실어 주었을지도 모르는 기준 변경 제안을 기각했다. 그러나 우리가 양극성 장애 대목에 주의 사항을 삽입했다면 더 좋았을 것이다. 임상의들에게 실제로는 해당되지 않는 경우가 많고 대단히 위험할 수 있는 이 진단을 아이들에게 함부로 대뜸 적용하지 말라고 경고했다면 더 좋았을 것이다.

자폐증이 유행이 되다

지난 20년 동안 자폐증 진단은 폭발적으로 늘었다. DSM-IV 이전에는 극히 드물어, 아이 2000명 중 한 명꼴로 자폐증 진단을 받았다. 지금은 그 비율이 미국에서는 80명 중 한 명꼴로 뛰었고, 더 놀랍게도 한국에서는 38명 중 한 명꼴로 뛰었다.[14, 15, 16] 최초의 계기는 부모들이 느낀 공포였다. 부모들은 아이가 완벽하게 보통인 것 같지 않다는 신호가 조금이라도 있으면 자폐증을 의심했다. 그러다가 예방 접종이 자폐증을 일으킨다고 제안한 논문이 《랜싯》에 실리는 바람에 사태가 악화되었다. 두 현상의 동시 발생은 단순한 시기적 우연에 지나지 않는다. 자폐증이 시작되는 전형적인 연령이 하필이면 통상적으로 예방 접종을 받는 연령과 비슷할 뿐이다. 후속 연구들은 둘 사이에 어떤 인과관계도 없다고 최종적으로 결론 내렸고, 애초의 논문이 과학적 사기 행위였음이 밝혀져서 《랜싯》은 게재를 철회했다.[17] 이렇듯 반증하는 증거가 많은데도, 부모들은 어째서인지 계속 이유 없이 두려워하고 있다. 만연한 자폐증을 피하겠답시고 예방 접종을 꺼리는 바람에 많은 아이가 홍역을 비롯한 각종 소아기 전염병에 걸린다. 때에 따라 위험할 수도 있는 이런 질병들은 한때 완전히 정복되었던 것인데 말이다. 이 현상은 사람들이 정신 장애 진단의 원리를 잘 모른다는 사실을 반영한다. 사람들은 유병률이 진단의 정의에 극도로 민감하다는 사실을 모르는 것이다. 불과 20년 만에 유병률이 20배로 뛴 것은 진단 관행이 급변했기 때문이지, 아이들이 갑자기 더 자폐적으로 변했기 때문이 아니다.[18]

자폐증 유행에는 세 원인이 있다. 우선 의사, 교사, 가족, 환자 자신이 예전보다 더 꼼꼼하게 감시하고 가려냈기 때문이라는 것은 부정할 수 없는 사실이다. 어떤 문제이든 스포트라이트를 비추어 조명하면 낙인을 줄일 수 있고, 사례 발굴에 도움이 된다. 또 한편으로는 DSM-IV가 아스퍼거 증후군이라는 새 진단명을 수록함으로써 자폐증 개념의 폭을 넓힌 탓이다. 그러나 '유행병' 사례의 절반쯤은 아마도 관련 서비스를 받으려는 마음에서 이뤄졌을 것이다. 아이가 진단을 받으면 학교에서 좀 더 많은 관심을 받을 수 있고 좀 더 집중적인 치료를 받을 수 있다는 생각에서 정확하지 않은 진단을 내리는 것이다.

사실, 사람을 무력화하는 전형적인 자폐증 증상을 겪는 환자는 극소수이다. 그런 사람은 알아보기가 쉽다. 반면에 아스퍼거 증후군은 전형적인 자폐증 환자만큼 심하게 훼손되지는 않았지만(전형적인 자폐증 증상에는 소통 능력 상실과 낮은 IQ가 포함된다.) 어떤 면에서든 약간 이상한 사람을(정형화된 관심사, 특이한 행동, 대인 관계 문제) 묘사한다. 그런데 정상적인 사람들 중에도 괴짜이거나 사회적으로 서투른 사람이 많기 때문에, 그런 상태와 아스퍼거 증후군을 가르는 경계선은 뚜렷하지 않다. 우리는 아스퍼거 증후군이 전형적이고 극심한 자폐증보다 약 세 배 더 많으리라고 추정했다. 그러나 그 수치는 나중에 인위적으로 부풀려졌다. 정상적인 편차의 범위에 속하는 사람들이(혹은 다른 정신 장애를 지닌 사람들이) 대거 자폐증으로 오진되었기 때문이다. 특히 1차 진료 기관이나 학교에서, 혹은 부모나 환자가 직접 진단할 때 더욱 심하다.

자폐증 유행을 개시한 장본인은 DSM-IV일지라도, 다른 강력한 엔진들이 예상을 훌쩍 넘어서까지 그 움직임을 추진했다. 가장 중요한 요인은 활발한 환자 단체들, 그리고 진단이 있어야만 교육이나 치료 면에서 서비스를 제공하도록 규정한 제도가 서로 긍정적인 피드백 순환을 구축한 점이다. '자폐증' 환자와 가족의 수가 늘자 추가 서비스를 요구하는 목소리가 커졌고, 그들이 소송을 걸어 이기기까지 했다. 그래서 서비스가 추가되자, 이번에는 그것이 진단을 더 늘리는 유인이 되었다. 그래서 더 많은 사람이 진단을 받고, 그러면 더 많은 관련자가 생겨나서 더 많은 서비스를 요구하게 된다.[19, 20]

자폐증에 수반되었던 낙인도 엷어졌다. 인터넷은 소통, 사회적 지지, 동지애를 편리하고 편안하게 주고받는 통로가 되어 주었다. 언론은 자폐증을 심층적으로, 또한 우호적으로 다뤘다. 영화와 다큐멘터리도 동정적으로 묘사했다. 성공한 사람들 중에서 자신이 아스퍼거 증후군에 부합한다고 말하는 사람들이 나타났고, 일부는 심지어 그것을 훈장처럼 자랑스레 내보였다. 아스퍼거 증후군은 색다른 매력으로까지 여겨질 지경이다. 첨단 기술에 능통한 사람들 사이에서 특히 그렇다. 이런 홍보는 진단받은 사람들의 고통을 줄이는 긍정적 효과가 있었지만, 여느 유행처럼 도를 넘은 부분도 있었다. 아스퍼거 증후군은 난데없이 나타나서 '오늘의 진단'이 되었고, 온갖 개인적 차이를 설명하는 만능 진단이 되었다. 현재 진단받은 아이들 중 절반가량은 기준을 세심하게 적용할 경우 맞지 않고, 역시 절반가량은 평가를 반복하는 과정에서 훌쩍 성장하여 그 상태를 벗어난다.[21, 22, 23, 24]

유행은 득도 있고 실도 있었다. 정확하게 가려진 환자들은 진단을 받음으로써 학교와 치료 시설에서 더 나은 서비스를 누리고, 낙인을 덜고, 가족을 이해시키고, 고립감을 줄이고, 인터넷에서 지지를 얻는다. 반면에 잘못 꼬리표를 단 환자들은 개인적으로 그로 인한 낙인을 감수해야 하고, 자신과 가족의 기대가 낮아지는 대가를 치른다. 사회도 지극히 귀하고 소중한 자원을 잘못 할당하는 대가를 치른다. 학교에서 결정을 내릴 때는 정신 장애 진단에 지나치게 의존하지 않는 편이 낫다. 정신 장애 진단은 임상용으로 개발된 것이지, 교육용으로 개발된 것이 아니다. 자폐증으로 오진된 아이들 중에는 다른 심각한 문제가 있어서 따로 특수한 관심을 받아야 하는 경우도 많다. 그런 아이들이 부정확한 자폐증 진단까지 받아서 추가로 낙인을 감수해서는 안 된다. 학교 서비스는 학교의 필요에 따라야지, 정신 장애 진단에 의존해서는 안 된다.

나는 DSM-IV 작성팀을 이끌던 사람으로서 아스퍼거 증후군의 과잉 진단 열풍을 예견하지 못한 데 대해 비난받아 마땅하다. 우리가 진단률 변화를 앞서 내다보고 원인을 설명했다면 좋았을 것이다. 진단이 무엇을 뜻하고 무엇을 뜻하지 않는지를 대중과 언론에게 사전에 교육하는 단계도 거쳐야 했다. 아이들이 변한 게 아니고 진단 방식이 바뀐 것뿐임을 가르쳐야 했다. 유행은 일으키기는 쉬워도 끝내기는 훨씬 더 어렵다.

　　　　　　　　　　　　　　　정신병을 만드는 사람들

양극성 장애 II

정신 의학에서 제일 중요한 구분은 안타깝게도 종종 제일 까다로운 구분이다. 환자가 양극성 기분 장애인가(기분이 가라앉은 울증 시기와 들뜬 조증 시기를 주기적으로 번갈아 겪는다.), 단극성 우울증인가(조증 시기는 없고 울증 시기만 반복적으로 겪는다.) 하는 구분이다. 이때 어떻게 진단하느냐가 향후 치료에 큰 영향을 미친다. 항우울제는 우울증에는 좋지만 양극성 장애에는 과민성, 기분 변화, 주기 순환 촉진을 일으켜서 전반적으로 더 악화시킬 수 있다. 위험을 줄이기 위해서, 양극성 환자는 항우울제에 더하여 기분 안정제나 항정신병약을 처방받는다(둘 다 받는 경우도 너무 많다.). 그러나 항우울제의 피해를 예방하려는 조치에는 상당한 잠재적 비용이 따른다. 기분 안정제에는 체중증가, 당뇨, 심장 질환의 위험한 부작용이 있기 때문이다. 양극성 장애와 단극성 장애 사이의 어느 지점에 구분선을 그을 것인가, 그리하여 기분 안정제를 복용하는 위험과 복용하지 않는 위험 사이에서 어떻게 적절히 균형을 맞출 것인가는 정말 어려운 문제이다.

전형적인 조증 에피소드를 겪는 환자는 명백히 양극성이기 때문에 문제가 좀 쉽다. 조증 에피소드는 쉽게 알아차릴 수 있고, 무척 인상적이다. 환자는 생각과 행동이 흘러넘치고, 씽씽 돌아다니고, 압박을 느끼면 마구 지껄이고, 과대망상과 고양된 창조성과 턱없이 불가능한 계획을 잇달아 뱉어 대고, 쉴 새 없이 농담하고, 들뜬 기분으로 둥둥 떠다니다가도 누가 간섭하면 과민하게 반응하고, 술 취한 선원처럼 돈을 펑펑 쓰고, 무한한 에너지를 느끼고, 부적절하고 충동적인 행동을 저지르고, 남을 침해하는 성적 행동을 저지르고, 잠을 별로 자지 않아도 된다. 우리 틸리 이모님이라도 1분 만에 전형적인 조증으로 진단할 수 있을 것이다. 그리고 이 진단에는 명확하고 필수적인 조치가 따른다. 기분 안정제의 안전망 없이 항우울제를 처방해서는 안 된다는 것이다.

그러나 완전한 조증 에피소드를 겪지는 않으면서도 그 사람의 정상적인 상태와는 전혀 다르게 고양된 상태가 주기적으로 찾아오는 경우에는 어떻게 할까? 그렇듯 완연하지 않은 조증 에피소드를 가리켜 '경조증' 에피소드라고 부르는데, 이것이 난제이다. 우울증과 경조증을 번갈아 겪는 환자는 양극성과 단극성 장애를 가르는 결정적인 경계에 놓인 사례이다. 이들은 양쪽 진영으로 모두 분류될 수 있다. 우리가 이들을 양극성으로 분류하면, 이들은 기분 변화 주기가 빨라지는 것을 막기 위해서 기분 안정제를 함께 받을 것이다. 그래서 자칫 해로울지도 모르는 기분 안정제에 쓸데없이 노출될 수 있다. 반면에 우리가 이들을 단극성으로 분류하면, 이들은 항우울제만 처방받을 것이다. 그래서 자칫 조증 에피소드를 겪을 수 있다. 이런 모호한 카드에 직면하여, 우리는 우울증과 경조증을 겪는 환자를 묘사하는 진단으로서 양극성 장애 II라는 범주를 추가하기로 결정했다. 이들을 양극성 장애로 분류해야 바람직하다는 사실은 질병의 경과, 가족력, 치료에 대한 반응 등등 많은 과학적 증거가 뒷받침했다. 또한 우리는 기분 안정제의 부담을 지는 상황보다는 기분 안정제의 보호 없이 항우울제만 먹는 상황이 전반적으로 더 해롭다고 판단했다. 아슬아슬한 차이였지만, 결국 양극성 장애 II를 포함시키는 편이 안전해 보였다.

그러나 양극성 장애 II의 정의와 평가에는 제약 회사에게 상당한 여지를 주는 취약한 대목이 있었다. 경조증과 단순히 기분이 좋은 상태 사이에는 뚜렷한 경계가 없다. 그래서 제약 회사는 살짝 기분이 들뜨거나 일시적으로 과민해지는 것도 양극성 장애의 미묘한 신호일지 모른다고 암시하는 광고를 내보내기 시작했다. 이런 선전은 우울증 환자들에게 특히 잘 먹힌다. 그들은 '조증' 상태와 단순히 정상적인 기분으로 돌아온 상태를 구별하지 못해서 애를 먹기 때문이다. 불법 약물이나 처방된 항우울제도 잠시 고양된 기분을 낼 수 있다. 그것도 양극성 장애일까?

우리는 양극성 장애 II 때문에 양극성 장애의 범위가 단극성 장애의 범위를 파고들어 더 넓어지리라는 사실을 예측했지만, 사례가 무려 두 배로 늘 것이라고는 예상하지 못했다. 우리의 결정으로 말미암아 이전에는 간과되었던 진정한 양극성 환자들이 더 정확한 진단과 안전한 치료를 받게 된 것은 분명한 사실이다. 그러나 여느 유행처럼 이 유행도 도를 넘었다. 많은 단극성 환자들이 희박한 근거에서 양극성으로 오진되어 불필요한 처방을 받았고, 불필요한 기분 안정제를 복용하게 되었다.[25, 26]

왜 그렇게 껑충 뛰었을까? 지금껏 내가 지겹게 되풀이하여 이야기한 요인, 즉 제약 회사의 오도하는 마케팅 때문이었다. 양극성 시장은 정신 분열증 시장보다 잠재성이 훨씬 더 크기 때문에, 제약 회사는 당장 양극성 장애 II를 물고 늘어졌다. 과민성, 초조감, 성질, 고양된 기분이 조금이라도 나타나면 양극성 장애일지 모른다고 말하면서 질병을 팔았다. 학회와 학술지, TV, 잡지, 영화에 양극성 장애 II가 등장했다. 정신과 의사, 1차 진료의, 다른 정신 보건 종사자, 환자, 가족은 이제까지 '놓쳤던' 양극성 장애가 얼마나 위험천만한지 경고하는 선전에 시달렸다.

여기에서 의문이 떠오른다. 유행의 결과를 아는 지금, 나는 양극성 장애 II를 DSM-IV에 포함시킨 것을 여전히 잘한 일로 판단하는가? 정말로 모르겠다. 득실이 상당히 팽팽하게 균형을 이루기 때문이다. 그러나 한 가지는 분명하다. 아슬아슬한 경계에 걸친 사례라면 제약 회사의 허풍이 일으킨 양극성 열풍에 대뜸 편승하지 말아야 한다는 사실이다. 향정신성 의약품은 진정한 이유가 없는 상황에서 복용하기에는 너무 위험하다.

사회 공포증이 수줍음을 질병으로 바꾸다

사회 공포증은 일상적인 수줍음을 미국에서 세 번째로 흔한 정신 장애로 바꿔 놓았다. 얼마나 허술하게 진단하느냐에 따라 다르지만, 그 비율은 최소한 인구의 7퍼센트에서 우스꽝스럽게 높은 13퍼센트까지 올라간다. 미국에서만 적어도 성인 1500만 명이 사회 공포증에 해당하여, 제약 회사 광고의 주된 표적이 되었다. 수줍음은 보편적이고 완벽하게 정상적인 인간 특질이다. 수줍음은 나중에 후회하느니 안전한 길을 택하도록 만들기 때문에, 엄청난 생존 가치가 있다. 오래된 우물이 말라 버린 상황이라면, 부족 내에 기꺼이 탐험에 나서는 모험적인 사람이 있어야 좋을 것이다. 이웃 부족이 호전적으로 굴 때는,

부족 내에 공격적인 사람이 있어야 좋을 것이다. 그러나 안정적인 상황에서 하루하루 살아갈 때는, 새롭고 낯선 것을 피하는 편이 현명한 전략이다. 그렇지 않다면 회피를 선호하는 DNA가 우리에게 이토록 흔하게 남아 있지 못했을 것이다.

물론, 세상에는 사회 불안 장애 때문에 완전히 무력화되어 누가 봐도 정신 장애에 해당하는 사람들이 있다. 그러나 그런 사람은 드물다. 제약 회사의 흥미를 못 끌 만큼 작디작은 시장이다. 제약 회사의 천재성은 그 소수를 넘어서 바라본 것이었다. 수줍음이 약간만 지나쳐도 마법처럼 정신 장애로 둔갑하는 세상, 그래서 약으로 고쳐야 하는 세상을 상상한 것이었다.

수줍음이 통계적으로 정상적인 속성이라는 점마저도 제약 회사에게는 두둑한 마케팅 대상을 약속하는 일일 뿐이었다. 정상적인 수줍음과 사회 불안 장애를 가르는 뚜렷한 경계선은 없다. 그래서 제약 회사는 모든 수줍은 사람들에게 당신은 아픈 사람이고 치료받지 않으면 실패할 것이라고 믿게 만드는 캠페인을 대대적으로 펼쳤다. 제약 회사에게는 편리하게도, 공인들 중에도 알고 보면 수줍음 때문에 고통스러워하는 사람이 많았다. 그들은 자신이 진단을 통해 마침내 적절한 치료를 받음으로써 얼마나 자유로워졌는가를 기꺼이 증언했다. 의사들도 제약 회사의 공세에 약화되어, 잠재적 '환자'가 '의사와 상의하세요.'라는 광고 지시에 따라 상의해 오면 즉각 팍실을 처방했다. 한때 각주로나 등장할 만큼 드물었던 사회 불안 장애는 금세 낮은 지위에서 벗어나 진단계의 스타로 떠올랐고, 정신 장애를 통틀어 가장 흔히 나타나고 가장 많이 치료되는 병이 되었다.[27]

사회 불안 장애는 또 다른 속성 때문에라도 마케팅에게 꿈같은 존재이다. 이 진단을 받는 사람들은 대부분 실제로는 아프지 않기 때문에, 쉽게 낫는다. 플라세보 반응률이 무시무시하게 높은 인구 집단인 것이다. 제약 회사에게는 얼마나 매력적으로 높아 보이겠는가. (사실은 아프지 않은) 사람이 (사실은 필요 없는) 약의 플라세보 효과 때문에 나으면, 그는 긁어 부스럼을 만들지 않기 위해서라도 부적처럼 계속 약을 복용할 것이다. 아무런 편익도 없이 불필요한 합병증만 자진하여 얻은 채, 평생 충성스러운 고객이 된다.[28]

DSM-IV를 준비할 때, 우리는 사회 불안 장애에 그다지 주의를 기울이지 않았다. 그것은 정신 의학에서 크게 중요한 진단으로 보이지 않았다. 몇 년 뒤 오도하는 광고 때문에 진단이 폭증하고 남용될 때까지만 해도, 다른 사람들도 그다지 흥미를 보이지 않았다. 그러나 우리는 집단적으로 오판한 채 모래에 고개를 처박고 있었던 셈이다. 우리는 사회 불안 장애의 문턱값을 까마득히 높여야 했다. 정말로 무력한 사람들만 받아들이고 단순히 불편하게 느끼는 사람들은 걸러 내게 해야 했다. 우리가 정의를 통해서 어떤 저항을 시도했든 영리한 광고인들이 훌쩍 극복했을 가능성은 있지만, 그래도 우리가 앞날을 더 잘 내다보았다면 더 잘 싸울 수 있었을 것이다.[29]

중증 우울증이 늘 중증은 아니다

중증 우울 장애는 불길한 이름값을 할 때도 있지만, 그렇지 않을 때도 있다. 최악의 경우, 중증 우울증은 인류가 겪는 가장 잔인한 괴로움 중 하나이다. 그 감정적 고통은 상상을 초월하게 끔찍하다. 소중한 사랑을 잃는 것보다도 더 끔찍하다. 그러나 중증 우울증으로 통하는 사례들 중 다수는 사실 '중증'이 아니고, 사실 '우울'도 아니며, 사실 '장애'도 아니다. 느슨한 진단이 거짓 중증 우울증을 유행시켜, 요즘은 어느 시점에든 미국인 1500만 명이 그 질병에 해당한다. 살면서 충분히 겪을 만한 슬픔이 임상적 우울증으로 변하는 바람에, 우리는 지나친 약물 처방으로 연신 약을 털어 넣는 인구가 되었다.

중증 우울증에 대한 DSM의 정의는 편람에서 가장 안정적인 항목이다. 1980년에 DSM-III가 처음 개발한 이래 실질적으로 변화 없이 유지되고 있는데, 그만큼 유용하기 때문에 그렇게 오래 지속된 것이다. 그러나 치명적인 흠이 하나 있다. 하나의 기준 집합으로 최고로 심각한 울증과 가장 약한 울증을 두루 규정하기 때문에, 양쪽의 요구를 모두 만족시키도록 정의가 작성되었다. 그런데 그 정의는 심각한 쪽에서는 잘 맞지만, 약한 쪽에서는 일상의 정상적인 불행을 슬금슬금 정신 장애로 재포장하는 결과를 낳았다.

약한 중증 우울증이란 괴상하게 모순적인 용어이다. 본질적으로 모순되는 '약한'과 '중증'이라는 형용사가 어색하게 병치되어 있다. 이 어색한 언어는 임상적 난제를 반영한 것이다. 임상적 우울증의 약한 형태와 일상적이고 정상적인 슬픔의 중증 형태를 깔끔하게 구분하는 선이 없기 때문이다. 우리가 중증 우울증을 갖고 있는 사람을 한 명도 남김없이 모조리 진단하려고 노력한다면, 단순히 잠시 힘든 시기를 겪는 중이라서 의학적 진단도 치료도 필요하지 않은 많은 사람들까지 불가피하게 오진할 것이다.

그동안 항우울제가 플라세보보다 더 나은가 하는 문제를 두고 논쟁이 뜨거웠다. 이것은 항우울제 연구가 대상으로 삼았던 환자들 중 다수가 사실은 심한 울증이 아니었거나 아예 울증이 아니었던 탓에 실제로는 적극적인 투약이 필요하지 않았기 때문이다.

슬픔이 질병과 동의어가 되어서는 안 된다. 모든 낙담을 병으로 진단할 수는 없고, 모든 문제를 약으로 해결할 수는 없다. 살면서 겪는 어려움, 가령 이혼, 질병, 실직, 금전적 곤란, 대인 갈등은 금지한다고 없어지지 않는 것들이다. 그런 어려움에 대한 자연스런 반응, 가령 슬픔, 불만, 낙담을 죄다 정신 장애로 질병화하여 약으로 치료해서도 안 된다. 우리에게는 회복력이 있다. 우리는 상처를 스스로 핥고, 자신이 가진 자원과 친구들을 동원하여, 그럭저럭 견딘다. 감정적 통증을 느끼는 능력은 육체적 통증 못지않게 크나큰 적응적 가치가 있다. 그것은 무언가 잘못되었음을 알리는 신호이다. 그런 감정적 통증을 모조리 정신 장애로 바꿔 버린다면 우리의 존재 자체가 극적으로 달라질 것이고, 우리가 겪는 다채로운 경험이 칙칙해질 것이다. 슬픔을 견디지 않으면 기쁨도 겪을 수 없다. 헉슬리는 디스토피아를 묘사한 『멋진 신세계』에서 고통 없는 상태는 금세 머리가 멍은 상태로 바뀐다는 것을 보여 주었다.

DSM은 중증 우울증 진단을 너무 쉽게 내리게끔 만들었다. 최대의 결점은 인생의 심각한 스트레스가 반응성 슬픔을 일으킬 수 있다는 사실을 간과한 것이었다. 당신에게 뭔가 끔찍한 일이 벌어졌다고 하자. 당신은 2주 동안 슬퍼하고, 다른 일에 대한 흥미와 에너지를 잃고, 제대로 먹지도 자지도 못한다. 이런 반응은 완벽하게 납득이 가고 완전히 정상인 것 같지만, DSM은 그런 당신에게 중증 우울 장애라는 꼬리표를 붙일 것이다. DSM의 느슨한 정의에서 촉발된 중증 우울증 유행은 이후 의사들의 생물학적 환원주의와 제약 회사들의 영리한 마케팅이라는 조합으로 말미암아 더욱 가속되었다. 의사들은 모든 우울증이 뇌의 화학적 불균형에서 비롯하기 때문에 화학적 수선, 즉 항우울제를 처방해야 한다는 이야기에 넘어갔다. 이 말은 심각한 우울증에는 절대적인 진리이지만, 대부분의 약한 우울증에는 절대적인 거짓이다. 약한 우울증에는 심리 치료가 투약 못지않게 효과적이라는 사실, 나아가 둘 다 플라세보보다 크게 더 낫지 않다는 사실이 그 증거이다. 수백만 명의 사람들이 화학적 불균형이라는 그릇된 가정 때문에 실제로는 존재하지 않는 중증 우울증 진단을 받고 실제로는 필요하지 않은 약을 먹는다.[30, 31, 32]

나는 제일 숙연한 질문을 제일 마지막으로 미뤘다. 우리가 중증 우울증의 문턱값을 적절하게 높여서 그 이름값을 하게 만들었다고 가정하자. 그래서 일상의 아픔, 고통, 괴로움을 지나치게 포괄적으로 포함하지 않도록 바꿨다고 하자. 그렇게 중증 우울증 진단을 더 정상적으로 더 깐깐하게 되돌리면, 처방 관행도 정상으로 돌아올까? 프로작, 졸로프트, 팍실, 셀렉사, 기타 등등의 지나친 판매가 줄까? 아니면 인구의 11퍼센트는 확실한 진단 징후가 있든 없든 여전히 항우울제를 먹을까? 우울증 과잉 진단은 광범위한 항우울제 과잉 처방에 과연 얼마나 기여했을까?

확실히 알 방법은 없다. 분명 DSM-IV는 우울증 진단을 쉽게 내리도록 규정함으로써 사람들이 항우울제를 쉽게 구하게끔 만들었다. 그러나 딱히 구체적으로 처방할 진단이 없는데도 마구잡이 처방이 벌어질 수 있음을 보여 준 최근의 선례가 있었다. 1970년대와 1980년대에 항불안제인 발륨과 리브리엄은 오늘날의 항우울제들 못지않게 압도적으로 시장을 장악했다. 그러나 그 약들이 뚜렷하게 표적으로 삼은 진단은 없었다. 어쩌면 이익만을 쫓는 제약 회사와 부주의한 의사의 가호 아래에 있는 미국인은 DSM이 무슨 표현을 쓰든 말든 이 약 아니면 저 약을 털어 넣는지도 모르겠다.

역사적 선례가 또 있다. 샤먼 시절까지 거슬러 올라가는 더 오래된 이야기이다. 고금의 지혜인 바, 사람들은 기분이 나쁠 때면 무언가를 먹어서 기분을 좋게 만들려고 애쓴다. 알프스의 빙하 속에 근사하게 보존되어 있었던 5000년 된 미라 인간은 작은 꾸러미 속에 약초를 갖고 있었다. 당시의 프로작이었던 셈이다. 앞에서 보았듯이, 인류가 태고부터 대부분의 질병에 대해서 먹었던 대부분의 약물은 잘해 봐야 미미한 정도로 도움을 주었고, 보통은 아무런 활성이 없었으며, 그보다 자주 확실히 해롭고 심지어 유독했다. 그런데도 샤먼, 사제, 의사는 그것을 처방했고, 환자들은 성실하게 복용했으며, 그래서 실제로 이득을 보는 듯했다. 투약이라는 마법은 설령 효능이 없고 위험할 우려가 있어도 어떻게든 살아남는다. 플라세보의 인기는 인간의 DNA에 새겨진 것처럼 보인다.

나는 의학적으로 순수주의자라서인지, 정신 의학이 승인하고 제약 회사가 부추긴 '질병' 때문에 수백만 명이 비싸고 자칫 해롭고 대체로 플라세보에 불과한 약을 먹는다는 생각에 반감이 든다. 그 질병이란 사실 살면서 불가피하게 겪는 불편이나 존재론적 문제에 지나지 않는데 말이다. 증상이 약하거나 일시적인 사람들 중 상당수에게는 SSRI 제제가 대단히 비싸고 해로울지도 모르는 플라세보일 뿐이다. 슬픔에 대처하는 방법으로는 그보다 더 나은 것들이 있다. 우리는 시간, 자연스러운 회복력, 운동, 가족과 사회의 지지, 심리 치료의 놀라운 치유력을 좀 더 믿어야 하고, 화학적 불균형과 의약품에 대한 자동적인 믿음은 좀 더 줄여야 한다. 이 점에서는 DSM-5가 좋은 소식을 준 바 있다. 외부에서 가한 적잖은 압력에 못 이겨, DSM-5는 슬픔이 상실이나 스트레스에 대한 납득 가능한 반응이라고 판단될 때는 중증 우울증 진단을 보류할 수 있게끔 규정했다.

이런 이야기는 물론 우울증이 지속적이거나 더 심각한 상황에는 적용되지 않는다. 심한 중증 우울증으로 무력해진 사람들 중 3분의 1이 아무런 치료를 받지 못하는 현실은 부끄럽고 비극적이다. 이처럼 간절히 요구되는 상황에 약을 처방하면 엄청나게 귀중한 도움이 되지만, 우리는 그 대신 필요하지 않은 상황에 억지로 약을 강매하고 있다. 나는 정신 의학이 원래 잘하는 일을 했으면 좋겠다. 즉, 우리의 도움이 필요하고 우리의 도움에서 이득을 얻는 진짜 환자를 돌보았으면 좋겠다. 정상을 정신 장애로 바꿔 놓느라고 시간과 돈과 노력을 낭비하는 대신에 말이다.

외상 후 스트레스 장애: 제대로 파악하기 힘들다

DSM-IV에 실린 많은 상태들 중에서, 외상 후 스트레스 장애(PTSD)는 역설적이게도 가장 과소 진단되면서도 가장 과잉 진단되는 진단명이다. 양쪽 방향으로 모두 실수가 흔하고, 실수를 저지르기도 쉽다. 나도 양쪽으로 실수한 적이 있기 때문에 잘 안다. 사람들이 그 증상을 금욕적으로 묵묵히 견딜 때는 외상 후 스트레스 장애를 놓치기 쉽다. 반면에 그것이 금전적 이득의 방아쇠가 될 때는 과잉 진단된다.

외상 후 스트레스 장애는 인류가 탄생할 때부터 우리와 함께 있었을 것이다. 우리 선조는 느리고 약한 생물체로서, 언제나 허방에 빠질 위험에 노출된 취약한 존재였다. 삶은 도처에 위험이었다. 삶은 '끔찍하고 잔인하고 짧기' 쉬웠다. 죽음은 어디에나 숨어 있다가 예측할 수 없게, 별안간, 종종 폭력적으로 덮쳤다. 외상에 대한 사람들의 반응은 대단히 균일하다. 성격과 경험이 아무리 달라도, 사람들은 생명을 위협하는 스트레스에 직면하여 놀랍도록 동일하고 전형적인 증상들을 드러낸다. 사람들은 그 순간을 몹시 감정적인 방식으로 다시 겪고, 겪고, 또 겪는다. 이미지, 기억, 플래시백이 그 순간을 되살린다. 낮에는 쉴 새 없이 머리에 떠오르고, 밤에는 끔찍한 꿈으로 나타난다. 사건을 조금이라도 닮은 것이라면 무엇이든 회피와 공포를 일으킨다. 낯선 남자의 얼굴은 죄다 강간범을 연상시키고, 자동차 엔진이 역화하면 총알 세례를 받았던 것이 떠오른다. 심각한 교통사고를 당했던 사람은 다시 운전하기가 어렵다. 또다시 사고가 발생하는 것만 같은 장면이 자꾸 눈앞에 그려지기 때문이다. 이런 반응은 틀림없이 엄청난 생존 가치가 있었을 것이다. 미래에 비슷한 위험을 피해야 한다는 교훈을 결코 잊을 수 없는 방식으로 직관적으로 제공하기 때문이다. 그것은 궁극의 일회성 학습이다. 우리 선조들은 빨리 제대로 배워야 했다. 포식자가 두 번째 기회를 주는 경우는 드물기 때문이다.

충격적인 사건을 겪은 뒤에는 거의 모든 사람들이 그것을 떠올리게 만드는 단서에 대해서 약간이나마 침입적인 이미지를 떠올리고, 감정적인 반응을 드러낸다. 이것은 인간의 본성이라, 최근까지만 해도 질병으로 규정되지 않았다. 대부분의 경우에는 침입적인 이미지가 차츰 덜 거슬리게 느껴지고, 유발 기제가 차츰 덜 무섭게 느껴진다. 외상 후 스트레스 장애라는 정신 장애는 증상이 지속될 때만, 그리고 심각한 손상을 일으킬 때만 진단되어야 한다. 극단적인 경우에는 외상 후 스트레스 장애가 만성적으로 사람을 무력화한다. 뇌리를 떠나지 않는 기억과 오싹한 유발 기제로 삶이 채워진다. 삶은 공허하고, 진부하고, 단조롭고, 무의미하게 느껴진다. 자살률이 높아진다.

반응이 정상으로 여겨도 좋을 만큼 일시적인지 정신 장애로 여겨야 할 만큼 참혹한지를 어떻게 가를까? 대체로 외상의 속성과 지속 시간에 따라 달라진다. 외상 후 스트레스 장애는 스트레스가 더 끔찍했을 때, 더 오래 지속되었을 때, 더 강렬하게 직접적으로 노출되었을 때, 피해자가 더 무력하게 느꼈을 때 더 쉽게 발생한다. 총에 맞은 사람이 총격을 목격한 사람보다 더 위험하고, 목격한 사람이 멀리서 총성만 들은 사람보다 더 위험하다. 고문, 강간, 폭행처럼 사람이 고의로 저지른 공포스러운 사건이 사고나 자연 재해보다 더 심각한 증상을 일으킨다. 사람의 성격과 환경에 따라서도 경과가 달라진다. 외상을 겪기 전에 감정적 문제가 많았던 사람일수록 반응이 더 나쁘고 오래 지속된다. 그리고 외상은 축적된다. 외상을 더 많이 겪을수록 외상 후 스트레스 장애의 위험이 커진다. 가족, 직업, 지원 체계, 치료는 치유력으로 기능하고, 술이나 물질 남용은 사태를 악화시킨다.

글로 썼을 때는 외상 후 스트레스 장애가 간단하고 대단히 특징적인 진단인 것처럼 보이지만, 현실에서는 정확히 평가하기 어렵거나 불가능할 때가 많다. 정의의 첫 부분, 즉 외상적 스트레스의 속성을 묘사하는 부분은 쉽다. 그것은 압도적으로 무서운 스트레스여야 한다. 우리가 일상적으로 겪는 예측 가능한 문제들을 한참 뛰어넘는 수준이어야 한다. 강간, 폭행, 자동차 완파 사고, 자연 재해, 고문, 전쟁, 사랑하는 사람의 폭력적인 죽음이나 부상 등이 해당된다. 반면에 이혼, 실직, 파산, 실연처럼 비폭력적인 재앙은 외상 후 스트레스 장애를 일으키지 않는다.

그 다음이 까다롭다. 외상 후 스트레스 장애 진단은 환자의 자기 보고에만 의존하기 때문에 본질적으로 부정확하다. 실험실 검사법이나 객관적 측정법이 없는 것이다. 그리고 압도적으로 공포스러웠던 사건에 대한 스스로의 반응을 정확하게 보고하기란 어려운 법이다. 여러 복잡한 심리적, 상황적 요인들이 의식적으로든 무의식적으로든 영향을 끼쳐서 증상을 축소하거나 과장하게끔 한다. 재향 군인들의 외상 후 스트레스 장애 발병률이 엄청난 편차를 보이는 것도 무리가 아니다. 어떻게 진단했느냐, 어느 나라에서 조사했느냐에 따라서 군인들이 전시에 비슷한 경험을 한 경우에도 발병률은 겨우 몇 퍼센트에서 최대 20퍼센트까지 오락가락한다.[33]

정신병을 만드는 사람들

증상을 축소해서 보고하면 단기적으로는 공포와 고통을 줄이는데 도움이 되지만, 장기적으로는 더 큰 대가를 치른다. 외상 후 스트레스 장애를 겪는 사람이 사건을 떠올리게 하는 대상을 회피하는 것은 이 장애의 본질적인 속성이다. 인생 최악의 순간을 자꾸만 다시 묘사하고 다시 느끼고 싶은 사람이 어디 있겠는가? 어떤 사람은 증상에 대해서 이야기하면 증상이 더 악화되거나 자신이 무너질지도 모른다고 겁낸다. 어떤 사람은 너무 우울해서 고통에 대해 말하기조차 싫어한다. 어떤 사람은 마초적인 자존심 때문에 줄여서 보고한다. 특히 군인들 중에는 내면의 연약함이라고 여기는 부분을 인정하느니 차라리 심신을 갉아먹는 증상들을 무작정 견디기로 결정하는 사람이 많다.

과잉 진단도 쉽다. 누구나 끔찍한 사건을 겪은 뒤에는 외상 후 스트레스 장애의 증상을 조금이나마 겪는다. 보통은 그것이 장기적으로, 혹은 임상적으로 큰 괴로움을 일으키지 않은 채 서서히 잦아든다. 그러나 만일 진단에 상당한 금전적 이득이 결부된 상황이라면, 증상이 더 오래 끌고 더 나쁘게 해석되기 쉽다. 예전부터 있었거나 사후에 생긴 다른 감정적 문제들도 외상 후 스트레스 장애로 통합될지 모른다. 환자연하는 태도가 아예 습관이 될 수 있고, 실제로는 다른 이유에서 아픈 사람들에게 논리적 설명으로 통할 수 있다. 군인들은 외상 후 스트레스 장애 진단을 받아야만 장애 수당과 보험 혜택이 주어지기 때문에 진단이 금전적인 이유에서 장려된다. 민간인은 산업 재해 보상이나 소송에서 피해 배상금이 걸렸을 때 과잉 진단이 많이 벌어진다. 과잉 진단이 반드시 의식적인 조작에 해당하는 것은 아니다(허위로 꾸미는 경우도 분명 있지만). 단지, 돈이 걸려 있으면 증상이 더 중요하

게 여겨지는 경향이 있을 뿐이다.[34]

외상 후 스트레스 장애 유행은 제약 회사가 부추기지 않은 단 하나의 유행이다. 그들이 선전을 꺼리는 것은 치료약이 그다지 효과적이지 않기 때문이다. 그리고 이렇게 대중의 이목을 끄는 환자들에게 뭔가 잘못되기라도 하면 평판을 망칠까 봐 두렵기 때문이다.

성 혁명

섹스는 세상 사람들에게는 늘 섹시한 주제였지만, 정신 의학에게는 오히려 좀 따분한 주제였다. 이 분야는 자랑할 만한 전문가가 한 줌밖에 없고, 연구 자금은 거의 끌어들이지 못하고, 학술 문헌은 빈약하고, 임상 의료에서 극히 작은 부분만을 차지한다. 나는 1980년대와 1990년대에 코넬 대학교/뉴욕 병원의 외래 병동을 책임졌던 터라 여느 의사들보다는 이 분야를 많이 접했다. 우리 교수진의 스타들 중에서 이 분야의 매력적 선구자인 헬렌 싱어 캐플런이 있었기 때문이다. 왜 선구자일까? 그녀는 성 장애가 욕구, 흥분(각성), 오르가슴(절정)이라는 성 행위의 각 단계마다 발생한 문제들을 반영한 것이라는 개념을 대중화한 장본인이었다. 그녀는 DSM-III 성 장애 항목을 작성하는 데 누구보다 깊게 관여했고, 그 내용이 후속 버전들에서도 안정적으로 유지된 만큼 지속적인 영향력을 미쳤다.[35]

왜 매력적일까? 그녀의 개인적인 스타일도 물론 매력적이었지만, 그보다도 그녀가 성 치료에 대해서 현실적이고 실제적인 태도를 갖고 있었던 점을 말하는 것이다. 그녀의 치료법은 충격적일 만큼 직접적이었지만, 아마 대단히 효과적이었을 것이다. 개인 진료실에서 그녀는 한 무리의 '성 대리인'을 활용했다. 그들은 숨 막히게 아름답고 성 지식이 풍부한 치료 보조사로서, 남자 환자들에게 성적 요령을 가르쳤다. 그들은 누구의 시들어 가는 욕구이든 완벽하게 되살릴 수 있었다. 헬렌은 그들이 놀라운 결과를 낸다고 주장했고, 나도 그들이 경이로운 성과를 낼 수 있었으리라고 믿는다. 한편 한때 헬렌의 조수였던 루스 웨스트하이머 박사는 전혀 다른 이유로 명성을 쌓고 TV와 라디오에서 기발한 스타덤에 올랐다. 그녀가 진행하는 「루스 박사」는 아담한 할머니가 듣기 좋은 구세계 억양으로 몹시 은밀한 성적 행위를 눈에 보일 듯 세세하게, 쾌활하게 지껄이는 전략으로써 대단한 시청률을 올렸다.

DSM-IV에서 성 장애는 정신 의학의 가장 조용한 구석이자 우리에게 가장 중요하지 않은 임무였다. 성 장애를 담당했던 작업 그룹은 한정된 문헌을 훑었고, 극소수의 제안을 냈고, 현장 시험은 하나도 하지 않았다. 편람에서 한 항목이나마 일이 적다는 것은 고마운 일이었다.

그러나 그것은 뜻밖의 폭풍이 닥치기 전의 고요한 전야였다. DSM-IV가 출간되고 몇 년 후, 성 장애는 지루한 종잇장을 찢고서 폭발적으로 성장하여 우리 시대 최고의 마케팅 히트작이 되었다. 비아그라는 세계를 바꾸었다. 비아그라는 역사상 가장 많이 팔린 약들의 반열에 올랐고, 눈에 띄지 않았던 성 장애를 어디에서나 이야기되는 생활 방식의 문제로 바꿔 놓았다. 비아그라가 그렇게 이름을 날리고 돈을 벌 수 있었던 것은 '발기 부전'이 튼튼해 보이는 사람에게도 발생할 수 있는 보편적 문제라는 생각을 세상 사람들이 받아들였기 때문이다.

첫 단계는 노인들에게 더는 숨기지 말고 자신의 발기 부전을 인정하도록 설득한 것이었다. 제약 회사의 영리한 광고 캠페인은 세상에서 가장 완벽한 조력자의 도움을 사들이는 데 성공했다. 밥 돌이었다. 1996년 대통령 선거에서 자기보다 훨씬 더 어린(그리고 명백히 더 정력적인) 빌 클린턴에게 패했던 돌은 그 반발인지 비아그라의 광고 모델 겸 회춘한 노년기 섹스의 대변자로서 좀 더 돈이 되는 제2의 경력을 시작했다. 광고는 대통령이 못 될 만큼 늙은 사람이라도 비아그라로 청춘의 샘을 되찾아 정력과 활력을 높일 수 있다는 메시지를 전달했다. 그리고 밥만큼 유명한 사람도 용감하게 TV에 나와서 발기 부전을 인정하는 마당에, 당신도 프라이버시가 지켜지는 의사의 진료실에서 자기 문제를 고백하는 용기쯤은 내야 하지 않겠는가? 당신은 자기 자신이나 숙녀를 위해서 잠재력을 모두 시도해 보아야 하지 않겠는가? 이것이 광고의 메시지였다. 비아그라를 쓰면 70세는 새로운 40세가 된다고 했다.

그러나 팔 물건은 많고 시간은 적은데, 왜 노년이라는 무대와 당연히 좁기 마련인 그 시장에만 만족해야 하는가. 오래지 않아, 어느 연령이든 발기 부전의 마수에서 벗어날 수 없었다. 누구의 침실도 발기 부전의 오싹한 손아귀에서 안전하지 못했다. 발기 부전은 어디에나 있었고, 온 매체에 24시간 소개되었다.

발기 부전 마케팅을 펼치려면 그 문턱을 갈수록 더 낮춰야 했다. 발기 부전은 원래 성기 이완이 굳게 자리 잡은 소규모 인구에게 적용되는 의학적 상태였지만, 비아그라는 곧 일반적인 정력제가 되었다. 비아

　　　　　　　　　　　　　　　　　　　　　　　정신병을 만드는 사람들

그라가 죽은 것을 살릴 수 있다면, 살아 있는 것에게는 얼마나 큰 홈런을 날려 주겠는가? 성 치료제는 의학적 치료에서 성능 향상제로 변했다. 이따금 잘 안 되는 날에 대비한 보험으로 변했다. 현명한 남자라면 늘 최대한 무장하고 있어야 하지 않겠는가. 발기 부전은 정신 의학을 포함한 의학의 한계를 뛰어넘었다. 그것은 단순히 또 하나의 유행이 아니었다. 그것은 모든 커플이 고려해야 할 생활 방식의 선택지가 되었다. 비아그라는 가장(家長)이 진정한 남자가 될 수 있도록 구원해 주었다. 발기 부전의 판매는 완벽한 성공이었다.

글쎄, 거의 완벽하다고 해야 할까. 그때까지 성 기능 부진의 이야기는 인류의 절반을 제쳐 두고 진행되었는데, 제약 회사의 재정 담당자나 마케팅 천재는 그 상황이 썩 마음에 들지 않았다. 여성도 물론 비아그라 광고에서 사랑스런 자태를 드러냈다. 비아그라를 먹은 남자와 어울림으로써 느끼는 놀라운 만족감을 은근히 암시하는 모습으로. 그러나 그녀는 조수이자 트로피였지, 광고의 주된 표적은 아니었다. 그래서야 제약 회사의 체면(과 탐욕)이 서지 않았다. 분명히 여성도 성 기능 부진을 겪을 것이다. 저기 DSM-IV에 또렷하게 그렇게 적혀 있지 않은가. 여성에게도 질병이 있다면, 어서 약을 판매하자.

다만 사소한 문제가 있었다. 비아그라가 여성에게 효과가 있다는 증거가 없었다. 시판되는 다른 제품들도(가령 테스토스테론 패치) 그다지 효능이 없었고, 문제적인 부작용만 일으켰다. 그러나 무슨 상관이랴. 장애를 만들어 내면 고객은 따라올 텐데. 레이 모이니한은『섹스, 거짓말, 그리고 제약 회사』라는 멋진 제목의 책에서 꼼꼼한 취재로 밝혀 낸 이런 마케팅 술수를 잘 소개했다. 제약 회사의 책략은 정상적인 여

성이 이따금 겪는 일시적인 지장을 거의 보편적인 '여성 성 기능 부전'으로 재정의하는 것이었다.[36]

여성 성 기능 부전을 판매하는 최고의 미끼는 여성들에게 성 경험을 물은 여론 조사 결과를 활용(사실은 오용)하는 것이었다. 그래서 여성의 43퍼센트가 성 기능 부전을 겪는다는 결과가 널리 보도되었고, 사실로 받아들여졌다. 그런 조사 결과는 정말이지 하늘이 마케팅을 위해서 내려 준 선물이자 승리였다. 이전까지 눈에 띄지 않았던 DSM의 성 장애 항목이 갑자기 단순한 유행마저 넘어서는 무언가로 부풀려졌다. 여성의 절반 가까이가 겪는 정상적인 성 경험은 여성 성 기능 부전으로 포장되었다.

그러나 증상 하나로는 진단을 내릴 수 없다. 여성에게 성 생활에 대해 일곱 가지 항목을 물은 뒤 그중 하나에서 원하는 응답이 나왔다고 해서 장애가 있다고 판단하는 것은 순진한 착각이거나 지적 사기이다. 필수적으로 함께 나타나야 하는 다른 증상들이 있는지 없는지, 증상이 임상적 주의를 기울일 만큼 불안을 일으키는지 아닌지 하는 다른 결정들은 통째 빼먹은 것이다. 항목 하나에만 체크한 여성은 사실 완벽에 못 미치는 성 생활 때문에 괴로워하지 않을 때가 많았고, 스스로 의학적 문제가 있다고 생각하지도 않았다. 누구나 「섹스 앤 더 시티」 드라마처럼 살고 싶어 하거나 살 수 있다고 생각하는 것은 아니다.

제약 마케팅의 성 혁명은 좁은 의학적 징후를 확장시켜서 능력 향상, 치장, 생활 양식 면에서의 '치료'로 바꿔 낸 뻔뻔한 사례이다. 또한 태도, 질병, 상품을 파는 일에서 광고가 엄청난 힘과 수익성을 낸다는 사실을 극명하게 보여 준 사례이다. DSM-IV는 이런 완력에 상대가 되지 못했고, 쉽게 오용되거나 무시되었다. 약을 강권하는 난리통에서 잊힌 또 다른 존재는 성 생활이나 대인 관계에 대한 심리 치료였다. 심리 치료는 실제 증상이든 상상의 증상이든 단순히 호전시키기만 하는 것이 아니라 좀 더 영속적인 편익을 제공할 수 있는데도 말이다.

강간은 범죄이지 정신 장애가 아니다

이것은 법적 허점, 연방 대법원의 망설임, DSM-IV의 실수가 결합하여 헌법을 위반하고 정신 의학을 끔찍하게 오용한 교훈적인 이야기이다.

이야기는 원래 기특한 법률 개혁에서 시작되었지만, 예상과는 달리 무서운 결과가 따랐다. 30년 전, 시민권 운동가들은 흑인과 백인이 똑같은 범죄를 저질러도 흑인이 더 오래 복역한다는 사실을 알고 당연히 고민했다. 해결책은 이전에 사건마다 법정의 재량에 따라 자유롭게 (그리고 아마도 편향적으로) 형량을 결정하던 방식 대신 범죄 종류마다 정해진 형량을 부여하자는 것이었다. 이 방식은 균일성, 예측성, 공정성을 담보할 것으로 여겨졌다. 교도소의 총 침상 수를 일정하게 유지하기 위해서(즉, 비용 인상을 막기 위해서), 범죄마다 부여하는 고정 형량은 이전 형량들의 범위에서 평균값으로 정했다. 강간은 평균이 7년이었다. 이제 잔혹한 연속 강간범도(이전에는 못마땅해 하는 판사를 만나면 25년까지 받을 수 있었지만) 7년만 복역하게 되었다. 그 결과는 충분히 예측 가능했건만, 아무도 예측하지 못했다. 잔혹한 상습범들이 이르게 풀려나서 다시 강간을 저질렀다. 심지어 출소하자마자, 너무나 경멸스러운 방식으로 저지르는 경우도 있었다.

시민들은 분노했다. 그러자 법의 맹점을 이용하여 강간범들을 가둬 두자는 발상이 제기되었다. 20개 주정부들과 연방정부는 강간범에게 정신 이상이 있다고 확인된 경우에는 정신 병동에 계속 수용하도록 허락하는 '성폭력 흉악범 치료 감호법'을 통과시켰다. 이제 죄수는 형기가 끝나면 정신 질환자로 둔갑하여 사실상 감옥이나 마찬가지인 정신 '병원'으로 비자발적으로 이송될 것이었다. 이송된 사람들 중 나중에 공청회에서 당국이 그들에게 처치했다고 주장한 '치료'를 자발적으로 받아들인 사람은 거의 없었다. '치료'를 마친 사람들 중에도 풀려난 사람은 지금까지 거의 없다.

대중의 안전을 중시하는 관점에서는 종신 감금이 훌륭한 해결책이었다. 자칫 위험할지도 모르는 강간범이 거리를 어슬렁대지 못하도록 막는 편리한 방법이었다. 그러나 여기에는 또 다른 위험이 도사리고 있다. 이 법은 우리가 힘들여 헌법에 포함시킨 예방적 억류와 재리(再理) 금지 원칙을 정면으로 거스른다. 법조계에는 '극단적 사례가 나쁜 법을 만든다'는 말이 있다. 수천 명의 달갑지 않은 강간범을 가둔 것은 좋은 동기에서 한 일이었지만, 문제는 최악의 방법을 사용했다는 것, 그래서 소중한 헌법적 보호가 차츰 침식될지도 모른다는 것이다.

연방 대법원은 이 대목에서 미적거렸다. 대법원은 표가 팽팽히 갈린 데다가 대단히 모호한 세 차례의 판결을 통해, 성폭력 흉악범을 간편하게 억류하는 방안이 헌법에 합치한다고 판결했다. 그러나 어디까지나 강간범이 정신 장애 때문에 범죄를 저지른 경우에만 합법이라고

정신병을 만드는 사람들

강조했다. 미국 헌법은 범죄자가 아무리 위험하다고 판단되더라도 예방 차원의 억류는 할 수 없다고 막지만, 정신 질환자에 대해서는 비자발적인 장기 치료를 허락한 것이다. 성폭력 흉악범 구류를 승인한 대법원의 결정은 질병 때문에 성적으로 위험한 인물이 된 사람과 그냥 범죄 성향이 있어서 그렇게 된 사람을 구분할 수 있다는 가정에 의존한다. 정신 장애가 없다면, 강간범을 강제로 정신 병동 겸 감옥에 가두는 일은 명백히 적법한 과정을 박탈하고 인권을 침해하는 조치에 해당한다. 곧 출소할 죄수가 여전히 위험인물일지도 모른다는 우려 때문에 그를 비자발적 환자로 둔갑시키는 일은 헌법이 허락하지 않는다.

성폭력 흉악범 치료 감호법이 합헌성을 띠려면, 정신 질환이 있는 성폭력범과 단순한 범죄자를 제대로 구별할 방법이 있어야 한다. 대법원은 세 차례나 기회가 있었는데도, 어떤 요건에 따라 그런 진단을 내릴 것인가 하는 결정적인 문제에 대해서는 아무런 지침을 제공하지 않았다. 안타깝게도 주 법률들 역시 너무 막연해서 도움이 되지 않는다. 반면에 미국 정신 의학 협회의 입장은 확실하다. 지난 네 차례의 DSM 개정에서(DSM-III, DSM-IIIR, DSM-IV, DSM-5) 그때마다 강간을 정신 장애로 포함시킬 것인가를 의논했으나, 작성자들은 물론이고 특수하게 꾸려졌던 검토단의 보고서도 딱 잘라 기각했다. 강간은 범죄이지, 정신 장애가 아니다.[37]

그렇다면 위험한 강간범이 출소를 앞두고 있을 때 사법 체계가 어떻게 해야 좋단 말인가? 이 대목에서 DSM-IV가 일을 그르쳤다. DSM-IV를 통틀어 최악의 문장들은 성 장애 항목에 몰려 있다. 우리는 나중에 DSM-IV가 성폭력 흉악범 공청회에서 오용될 것을 예상하지 못했기 때문에, 그 대목의 표현이 정밀하지 않았다. 그리고 정신 장애의 정의를 잡아 늘여 강간까지 포함할 가능성에 대해 적절한 예방 조치를 제공하지 못했다. 그래서 정부가 두둑한 보수를 주고 고용한 평가자들은 잘못된 정보로 열의만 넘친 나머지 DSM-IV의 의도를 심각하게 오해했다. 그들은 강간 행위 그 자체가 정신 병원 억류를 정당화하는 정신 장애의 징후라고 보는 요상한 진단을 내렸다. 그들은 강간의 동기로 작용하는 범죄적 의도에는 여러 형태가 있다는 사실을 무시했다. 가령 기회를 냉정하게 포착하는 성향, 약물로 인한 탈억제, 충동 통제력 부족, 세력 행사, 복수, 성 매매로 얻는 수익, 갱들의 또래 집단 압력, 전쟁 중의 아수라장 등등. 그 대신 그들은 사법 체계와 공공 안전의 편의성에 복무할 요량으로 강간을 마법처럼 질병화했고, 그럼으로써 예방적 억류를 허락하고 죄수들의 인권을 박탈했다.

강간을 정신 장애로 여기는 것은 상식은 물론이거니와 전래의 법적 선례들을 거스른다. 강간은 늘 범죄로 취급되었다. 병으로 취급된 적은 한 번도 없었다. 성경도 그렇고, 성경보다 더 오래된 함무라비 법전도 그렇고, 사실상 지금까지 작성된 모든 법률들이 그렇다. 처벌은 다양했다. 부족 사회에서는 여성 피해자를 사적인 소유물로 간주하여, 강간으로 그 가치가 일부 상실되었다고 보았다. 따라서 강간범은 여자의 아버지나 남편이나 기타 소유자에게 배상해야 했다. 여성을 좀 더 존중한 후대의 법체계들은 강간이 금전적 가치를 빼앗는 문제일 뿐 아니라 여성과 국가에 대한 범죄라고 보았다. 강간이 질병으로서 법적으로 인정된 경우는 한 번도 없었고, 강간범을 교도소가 아니라 정신 병원에 가둔 예도 한 번도 없었다.

강간범은 늘 나쁜 사람이고, 극히 드물게만 미친 사람이다. 그들이 정신 장애를 구실로 들어 법적 처분을 면해서는 안 되겠지만, 우리가 강간을 구실로 들어 그들을 정신 병원에 가둬서도 안 된다. 강간범은 무거운 형량으로 길거리에서 치워 버려야지, 비자발적 정신 병동 입원으로 교묘하게 처리해서는 안 된다. 일단 형기를 마친 사람은 풀어 줘야 한다. 다른 종류의 범죄자들과 마찬가지로.

내가 강간범을 동정하여 이렇게 걱정하는 것은 아니다. 내가 두려워하는 것은 그들에 대한 부당한 조치가 계기가 되어 헌법이 차츰 더 훼손되는 것, 그래서 적법한 절차와 인권 보호라는 신성한 가치들에 대한 존중이 차츰 흐려지는 것이다. 우리는 다른 나라들이 겪었던 무서운 경험을 경고로 삼아야 한다. 그동안 여러 나라의 사법 체계는 정치적 불화, 경제적 불평, 개인적 차이를 억압할 요량으로 정신 의학을 위험하게 이용했다. 거치적거리는 강간범을 처리하기 위해서 헌법의 원칙을 기꺼이 타협하는 사법 체계는 앞으로 거치적거리는 정치적 목표, 종교적 신념, 성적 지향을 지닌 사람을 처리하는 일에도 정신 의학을 이용할지 모른다.[38]

로베르트 무질은 70년 전에 이렇게 지적했다. "의술의 천사가 변호사의 변론을 너무 오래 들으면 자신의 임무를 깜빡 잊는다. 그는 퍼드득거리며 날개를 접고서 마치 법정의 예비 천사처럼 행세한다."[39]

교훈

진단 편람을 작성할 때 대부분의 사항들을 꽤 제대로 처리하더라도(우리도 DSM-IV를 작성할 때 과히 못하지는 않았다.), 일단 편람이 출간되고 요정이 호리병 밖으로 나와 버리면 그것이 사용되고 오용되는 방식을 더는 통제할 수 없다. 우리는 물론 자폐증, 주의력 결핍 장애, 성인 양극성 장애가 유행한 데 대해 부분적으로 책임져야 한다. 그러나 그밖에도 여러 강력한 힘들이 한데 수렴하여 유행을 더욱 부추겼다. 제약 회사의 공격적인 진단 장사, 무모한 의학계 지도자, 잘 속는 환자와 의사, 시민 단체, 언론, 인터넷, 사회 연결망 서비스. 진단 인플레이션을 부추기는 영향력들 중 일부는 특정 진단에만 미친다. 교육 제도에서 자폐증이나 주의력 결핍 장애 진단을 받은 아이에게만 추가의 서비스를 제공함으로써 진단을 부추기는 경우가 그렇고, 재향 군인국이 외상 후 스트레스 장애 진단을 받은 군인에게만 보험 및 장애 수당을 주는 경우가 그렇다. 반면에 어떤 영향력들은 일반적인 경향성이다. 우리 사회에서는 너무나 많은 사람들이 자기 자신과 자기 아이들은 완벽해야 할뿐더러 스스로도 완벽함을 느껴야 한다는 비현실적 기대를 품는다.

DSM-IV는 진단 인플레이션이 진격하는 과정에서 조연으로 기능했고, 주된 엔진은 제약 회사의 마케팅이었다. DSM-IV가 출간되고 3년이 흐른 뒤, 제약 회사 로비스트들은 연방 규제를 뒤집어 소비자에게 직접 광고할 권리를 얻어 내는 유례없는 행각을 벌였다. 그것은 그들에게 하늘나라의 열쇠였다. 이후 10년 동안, 제약 회사는 마케팅에 쏟는 돈을 세 배로 늘렸다. 코카콜라가 음료수를 파는 것처럼 열성적으로 우울증, 주의력 결핍 장애, 양극성 장애, 사회 공포증, 성 장애를 팔아 제쳤다. 광고는 보통 오도하는 내용이었지만, 처참하리만치 효과적이었다. 환자는 잘못된 자가 진단을 내리고는 의사에게 가서 화학적 불균형을 바로잡을 마법의 약을 처방해 달라고 요구했다. 의사는 그 요구를 들어 주었다. 광고에서 본 약을 요청한 환자들은 그렇지 않은 환자들에 비해 진료실을 나설 때 처방전을 갖고 있을 확률이 17배 더 높았다. 대대적인 광고 덕분에 이제 제약 회사가 진단을 책임지게 되었다. 이런 흥분된 상태에서 깨알 같은 글씨로 적힌 DSM-IV 기준 집합을 들춰 증례가 맞는지 확인하는 사람은 많지 않으리라. DSM-IV는 진단 체계에 대한 통제력을 잃었다. 애초에 갖고 있었는지도 모르겠지만. 정상성을 수호하는 사람은 없고, 끊임없이 밀려드는 진단을 막을 방법은 없다. 이것은 불공평한 싸움이다. 험프티 덤프티에게는 결코 지휘권이 없었다.

DSM-IV가 그 자체로는 별다른 해를 끼치지 않았지만, 그렇다고 별달리 잘한 것도 없었다(안 그래도 나쁜 상황을 더 나쁘게 만들지는 않았다는 점을 공으로 인정할 수 있다면 또 모르겠다.). 종이로만 볼 때는 진단 확산을 저지하는 전투에서 우리가 대부분 이겼지만, DSM-IV가 현실에서 사용되는 방식을 결정하는 전쟁에서는 외부 세력들에게 참패했다. DSM-IV를 좀 더 적극적으로 개정하여 진단 인플레이션의 거품을 빼고 문턱값을 현격히 높이는 일이 과연 가능했을지, 혹은 유효했을지, 나는 정말로 모르겠다. 어쨌든 이런저런 일을 겪은 지금에 와서 돌아보면, 그때 우리가 실험을 감행하지 않았던 것이 못내 후회

스럽다. 설령 시도했더라도 진단 인플레이션을 저지하지는 못했을 것
이다. 그러나 결국 지는 패에 불과한 것을 쥐고서 버티느니 차라리 한
번 제대로 싸워 보았다면, 적어도 기분은 더 나았을 것이다.

6

건망증에서
폭식 장애까지,
곧 불어닥칠 유행

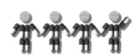

거만엔 재난이 따르고. — 잠언 16:18

DSM-5는 얼마 전에 출간되었다(2013년 5월에 출간되었다. — 옮긴
이). 정신 의학의 역사로 보나 내 개인적으로 보나 그다지 행복한 순
간이라고는 할 수 없다. DSM-5는 위험천만하게도 진단 인플레이션
을 초인플레이션으로 바꾸려 든다. 정신 의학적 진단의 통화를 더욱
평가 절하하여 새로운 거짓 유행의 물결을 퍼뜨리려고 한다.[1, 2] 경제
에 빗대어 말하면, 안 그래도 물가가 너무 빠르게 상승하는데 새 돈을
잔뜩 더 찍어 내는 꼴이다. DSM-5는 치솟는 야심, 부실한 실행, 폐쇄
된 과정의 위험을 알려 주는 이야기이다. 그나마 좋은 소식도 있다. 미
국 정신 의학 협회의 새 지휘부가 개입하여 마지막 순간에 개선을 꾀
한 결과, 진단 인플레이션의 수문을 더 넓게 열었을지도 모르는 최악

의 변화들 중 3분의 1가량이 삭제되었다. 나쁜 소식도 있다. 그럼에도 불구하고 DSM-5가 변경 사항 중 나머지 3분의 2를 유지했다는 점이다. 그러니 이미 뿌리 내린 과잉 진단 및 과잉 치료의 문제를 바로잡기는 고사하고 적잖이 더 가중할 것이다.[3]

DSM-5가 내포한 문제들

DSM을 작성할 때는 대단히 겸손한 것이 현명하다. 일단 적게 약속하고, 많이 달성하기 위해서 미친 듯이 일해야 한다. DSM-5는 거꾸로 했다. 턱없이 많이 약속하고, 정작 최소한의 수행 기준을 만족시키는 데조차 실패했다.

정신 의학적 진단에 패러다임 전환을 일으키겠노라는 DSM-5의 지나친 야심은 세 가지 계획으로 표현되었다. 첫째는 오늘날 신경 과학 분야의 흥분되는 발견들을 어떻게든 진단의 기반으로 삼음으로써 정신 장애 진단을 변혁시키겠다는 비현실적 목표였다. 가능하다면야 멋지겠지만, 이 노력은 실패했다. 명백히 지나친 야심이었기 때문이다. 신경 과학은 제 나름의 느리고 착실한 속도로 일상적인 정신 장애 진단에 정보를 제공할 테지, 우리가 시기를 앞당겨 몰아 댈 수는 없다. 그리고 그 시기는 분명히 아직 오지 않았다.

야심 찬 목표 두 번째는 임상 정신 의학의 경계를 넓히려는 것이었다. 조기 검진과 예방적 치료라는 멋진 신세계를 추구함으로써 의학의 다른 분야들을 모방하겠다는 것이었다. 그러나 얄궂게도 다른 의

정신병을 만드는 사람들

학 분야들은 DSM-5가 예제로 삼은 조기 검진을 오히려 폐기하는 실정이다.

DSM-5의 세 번째 야심은 가장 덜 위험하고 가장 달성하기 쉬운 것이었다. 장애를 이름으로만 부르지 않고 숫자로 정량화함으로써 정신 장애 진단을 좀 더 정밀하게 만들겠다는 생각이었다. 제대로 된다면 좋은 생각이다. 그러나 DSM-5는 쓸데없이 복잡한 차원적 평가 체계를 개발했기 때문에, 임상에서는 전혀 쓰이지 않았다.[4, 5]

이카루스는 태양에 너무 가깝게 나는 바람에 날개가 녹아 바다로 떨어졌다. DSM-5는 정신 의학에서 불가능하리만치 야심 찬 세 가지 패러다임 전환을 성취하려고 나섰다가 셋 다 실패했다. 그 엉망진창의 과정은 정신 의학의 신뢰도에 부당한 오명을 씌웠다. 정신 의학은 한심한 DSM-5 작성 과정으로만 판단하는 것보다는 훨씬 더 훌륭한 분야이다. DSM-5는 위대한 존재가 되려다가 좋은 존재마저 되지 못했다.[6]

기법을 무시하고 뒤죽박죽 적용하다

DSM-5 작성 과정은 기법을 염두에 두지 않았다. 창조성이라는 환상에 정신을 빼앗긴 나머지 효율성, 시간 엄수, 일관성, 품질 관리와 같은 평범하고 필수적인 속성들을 무시했다. DSM 작성은 개념적으로는 어렵지 않다. 오히려 까다로운 부분은 조직적인 측면을 세세하게 챙기는 것이다. 작업 그룹들을 꾸준히 감독하여 그들이 공통의 목표를 따르는지, 일관된 결과를 내는지 확인해야 한다. DSM-III와 DSM-IIIR에 통일성을 부여했던 조직 원칙은 밥 스피처의 전지적 리더십이었다. 그는 모든 작업 그룹을 이끌었고, 모든 세부를 챙겼고, 모든 단어를 직접 썼다. DSM-IV에서는 작업 과정에 대한 표준들이 접착제로 기능했다. 우리는 작업에 착수하기 전에 기법 면에서의 문제들을 모두 세세하게 정해 두었다. 어떤 경우에 변경을 허락할 것인가에 대해서 명확한 기준이 있었고, 문헌 검토, 데이터 재분석, 현장 시험에 대해서도 중앙에서 정한 기법이 있었다. 대조적으로, DSM-5는 조직적이지 않은 기법들을 뒤죽박죽 적용했다. 지휘부는 작업 그룹들에게 혁신적인 결과를 내라고 지시했지만, 그들이 제각각 내놓은 결과에 통일성을 부여할 지침은 제공하지 않았다. 당연히 그룹마다 검토에 사용한 기법, 세심함, 품질, 객관성, 명확성이 천차만별이었다. 가장 알 수 없는 사실은 DSM-5가 마감일을 제대로 계획하지도, 달성하지도 못했다는 점이다. 애초의 출간일을 2년이나 미뤘고, 그러고도 막판에 가서는 미친 듯이 몰아쳐야 했다. 일정이 너무 늦어져서 품질 관리 작업을 마무리할 시간이 부족하자, 그 긴요한 단계를 취소해 버렸다.

그보다 훨씬 더 나은 방법이 있었다. 이른바 증거 기반 의학은 연구 결과를 임상 행위로 번역하는 문제에 관해서 그동안 장족의 발전을 이루었다. DSM-5는 문헌 검토를 독립 평가자에게 맡겨야 했다. 그들은 증거 기반 기법에 전문성이 있는 데다가 개인적으로 옹호할 제안이 없기 때문에 공정성도 갖고 있으니 일거양득이었을 것이다. 작업 그룹 구성원들은 진단에는 전문가이지만 철저하고 공평한 문헌 검토

정신병을 만드는 사람들

와 위험/편익 분석에는 전문성이 없다. 마감을 모조리 어긴 것과 대단히 중요한 품질 관리 작업을 취소한 것에 대해서는 어떤 변명도 있을 수 없다.

변화를 위한 변화

현재 정신 의학의 연구 혁명은 기초 과학 측면에서만(뇌 기능을 밝히는 측면에서만) 흥분되는 수준이다. 임상적 진단과 치료 측면에서는 진전 없이 정체된 상태임을 부인할 수 없다. 1980년에 DSM-III가 출간된 뒤로 진단 분야에서는 진정한 발전이 없었고, 1990년대 초 이후로는 치료 분야에서도 진정한 발전이 없었다. 정신 장애 진단은 업데이트가 크게 필요한 상황이 아니다. 하물며 패러다임 전환은 더더욱 필요하지 않다. 모름지기 실용주의자는 정체된 상태일 때 조심스럽게, 작은 발걸음으로만 움직여야 한다. 적은 위험에 분명한 가치를 약속하는 무언가가 새로 나타나면 덥석 잡아야겠지만, 그저 달라지기 위해서 달라져서는 안 된다.[7]

진단 체계를 함부로 만지작거리면 온갖 의도하지 않았던 결과가 나올 수 있다. 새로운 내용이 어떤 영향을 미칠지 확신하지 못한다면, 옛날 것을 바꾸지 않는 편이 낫다. 우리가 매사 최대한 세심하게 확인하더라도 미래는 예측할 수 없다. 유일하게 확실한 사실은, 무언가 잘못될 가능성이 있다면 틀림없이 잘못된다는 것이다. DSM의 최근 역사는 어떤 변화이든 제약 회사, 교육 서비스, 장애 수당 조건, 사법 제도의 압력 하에서 뜻밖의 방식으로 오해되고 오용되리라는 교훈을 안겼다. 어떤 허점에서 누군가 이득을 볼 가능성이 있다면, 반드시 그 누군가가 트럭을 몰고 그 구멍으로 돌진할 것이다. 시간의 시험을 견딘 기존의 내용은 아주 확실한 이유가 있을 때만 바꿔야 한다.[8]

위험을 차치하더라도, 변화에는 상당한 비용이 따른다. 가장 비싼 대가는 과거의 발견과 미래의 연구가 단절된다는 점이다. 같은 진단에 대해서 변경 이전에 수행했던 연구 결과와 이후에 수행한 연구 결과에 드러난 차이를 어떻게 해석하겠는가? 임의적인 변화는 의사, 환자, 교사, 학생, 행정가에게도 혼란을 안긴다. 아무리 따져 봐도 돌다리도 두드려 보고 건너는 신중함이 더 낫다. DSM-5 지휘부는 처음에 정반대 방침을 취했다. 변화를 위한 변화처럼 보이는 것을 높이 샀고, 기존의 내용이 애초에 왜 거기 있는지 이해하는 데는 무관심했다. 그러면서도 과학의 급속한 발전을 진단 체계에 반영하려면 그런 급진적인 입장을 취할 수밖에 없다고 변론했다. 그것은 기초 과학의 폭발적 성장과 임상 과학의 교착 상태를 그릇되게 융합한 생각이었다.[9]

실패한 현장 시험

DSM-IV 현장 시험 단계는 미국 국립 정신 건강 연구소가 자금을 댔다. 시험의 과학적 기법과 가치에 대해 철저한 외부 동료 검토를 거친 뒤였다. 그것은 지금까지 수행된 시험들 중에서 최고로 꼼꼼하게 설계되고 세심하게 수행된 시험이었다. 그런데도 우리는 주의력 결핍 장애, 자폐증, 양극성 장애의 유행을 예측하지 못했다. 미국 정신 의학 협회는 DSM-5 현장 시험에 외부 자금을 끌어오는 데 실패했고, 자기 돈을 300만 달러 더 투입해야 했다. 시험 과정 설계는 닫힌 문 뒤에서 이뤄졌다. 또한 명백한 결함들을 지적해 줄 수 있기에 꼭 필요한 동료 검토 단계를 거치지 않았다. 그 결과 DSM-5 현장 시험은 잘못된 질문을, 잘못된 방식으로, 잘못된 환경에서, 비현실적인 일정으로 물었다. 그렇게 얻은 결과는 해석이 불가능했다. 시간, 돈, 노력, 재능의 낭비였다.

우선 DSM-5는 잘못된 질문을 물었다. 새로운 제안의 신뢰성에만 집중했고(의사들이 서로 동의할 것인가 아닌가), 그보다 더 중요한 실용적 유용성은 묻지 않았다. 즉, 새로운 진단이 환자에게 득인가 실인가는 묻지 않았다. 후자를 물으려면 진단률, 정확성, 효율성, 안전성에 관한 데이터가 필요하다. 또한 구하기 쉽지만 대표성이 없는 대학 병원 표본에만 의지하지 말고, 현실의 환경에서 기준이 어떻게 작용할지를 연구해야 한다. 그러나 나로서는 영문을 알 수 없는 이유 때문에, DSM-5는 정말로 중요한 이 질문들을 묻지 않았다.

사태는 더 나빠졌다. 설계된 시험은 실시하기가 불가능할 정도로 번거로웠기 때문에, 행정적 혼란과 허술한 이행에 이바지했다. 계획을 한 번만 읽어 봐도 일정이 말도 안 되게 짧다는 걸 알 수 있었다. 할애된 시간보다 적어도 두 배는 더 걸릴 것이었다. 현장 시험이 한참 미뤄진 결승선에 가까스로 도달하고 보니, 그 결과가 또 당황스러웠다. DSM-5 현장 시험에서 도출된 진단들의 신뢰성은 과거의 수준에 한참 못 미쳤으며, 그 계획을 유능하게 수행하기만 했어도 얻을 수 있는 수준에도 한참 못 미쳤다. 낮은 신뢰성의 얼룩은 중증 우울증처럼 40년 동안 수백 번의 시험에도 꿋꿋이 버텼던 오래된 비빌 언덕들마저 오명으로 물들였다.

원래 계획에는 품질 관리 단계가 포함되어 있었다. 1단계 시험에서 신뢰성이 낮게 나온 진단은(그런 것이 많았다.), 2단계에서 (재작성과 재시험으로) 수정하기로 했다. 그러나 1단계가 너무 늦게 끝났기 때문에 2단계를 실시할 시간이 없었다. 협회가 DSM-5 출판 수익으로 충당하려는 예산 계획을 만족시키려면 2013년 출간일을 지켜야 했다. 그것은 DSM-5의 진실성을 판가름하는 순간이었다. DSM-5의 성실성에 대한 결정적인 시험이었다.[10, 11]

미국 정신 의학 협회는 시험에 실패했다. 신뢰성 결과가 받아들일 수 없는 수준임을 인정하고 필요한 수정을 가하여 과거의 표준까지 끌어올리기로 하는 대신, 목표를 조정했다. 협회의 지시에 따라, DSM-5 작성팀은 이전의 기대가 너무 높았다고 선언했다. 그러고는 평가자들이 합의해 오면 그냥 받아들이겠다고 선언했다. 그것은 두 원숭이가 진단이라는 표적에 다트를 던져 결정하는 것이나 마찬가지일 때도 있었다. 품질 관리에 필수적인 2단세는 슬그머니 취소되었다. 협회는 한시바삐 판매를 개시하여 돈을 거둬들이기 위해서 미숙한 DSM-5를 서둘러 인쇄기에 걸었다. 내게는 이 결정이야말로 DSM-5의 실망스러운 전 과정에서도 가장 기운 빠지는 사건이었다. 협회는 자신의 신뢰도를 희생했을 뿐 아니라, 환자의 안전을 위태롭게 하고 정신 보건 분야 전체에 먹칠을 했다.

돈을 쫓아 공공의 이해를 포기하다

미국 정신 의학 협회는 DSM-5에 2500만 달러라는 엄청난 돈을 썼다. 그 돈이 다 어디로 갔는지 나는 상상도 못 하겠다. DSM-IV는 500만 달러밖에 들지 않았고, 절반 이상이 외부의 지원금으로 충당되었다. DSM-5를 납 대신 금으로 쓰더라도 2500만 달러는 대단히 부풀려진 금액일 것이다. 무질서하게 확장되었던 DSM-5 조직이 그토록 막대한 낭비를 초래했음이 분명하다.

협회는 이런 낭비를 감당할 처지가 못 된다. 협회는 적자이고, 예비금은 비영리 단체에게 권고하는 수준에 못 미치며, 회원은 속속 탈퇴하고 있고, 연례 모임에 참석하는 인원은 점점 더 적어지고, 제약 회사의 미심쩍은 보조금에도 더는 의지할 수 없다. 황금알을 낳는 거위인 DSM 출간은 예산을 확충할 최후의 희망이었다. 그래서 협회는 품질을 희생한 채 출간을 강행했던 것이다.

전체적으로 협회는 DSM-5를 공공의 자산이라기보다 사적인 출판 자산으로 다루었다. 처음에는 '지적 재산권'을 보호하겠다며 작성자들에게 비밀 엄수 동의를 받더니, 다음에는 의장권과 저작권을 부당하리만치 공격적으로 보호했고, 마지막으로 예산의 구멍을 메우기 위해서 꼴사납게 다그쳐 때 이른 출간을 이뤄 냈다. 진단 체계라는 공공 자산의 신탁자인 동시에 출판 수익의 수혜자라는 이중적 역할 때문에, 협회는 이해의 충돌을 겪는다. 두 이해는 조화시키기가 불가능하다. 길드의 이해가 공공의 이해를 눌러서야 안 될 말이지만, 그러고 있는 것이다.

미래의 유행

DSM-5에는 앞으로 보나마나 유행할 것이 뻔한 진단이 여럿 실려 있다. 삶의 일부이자 일반 인구에서 흔히 접할 수 있는 증상들로 구성된 진단들이다. 현재 정상으로 여겨지는 사람이 오진되지 않도록 충분히 정밀하게 정의된 항목은 하나도 없다. 효과가 입증된 치료법이 존재하는 경우도 없다. 모두 대단히 불필요하고 때로는 해로운 치료나 검사를 부추길 것이다. 그 총체적인 효과는 과잉 진단, 불필요한 낙인, 과잉 치료, 잘못된 자원 할당,[12] 개인으로서나 사회로서나 우리가 스스로를 좀 더 부정적으로 바라보도록 만드는 결과일 것이다.[13]

짜증이 정신 장애가 되다

소아 정신과 의사들은 종종 누구도 나서지 못했던 경지를 개척한다. 그 대가는 결국 아이들이 치른다. 의사들은 아이들의 정신 장애를 함부로 과잉 진단하는 방법을 쉼 없이 개발한다. 앞에서 인구의 83퍼센트가 21세 이전에 정신 장애 진단 대상자가 된다는 연구를 언급했는데, 연구자들은 이제 그보다 더 나아갔다. 연구자들은 그 수치를 100퍼센트에 가깝게 끌어올릴 수 있는 새로운 진단을 DSM-5에 포함시켰다. 처음에는 '분노 조절 곤란 장애'라고 불렀다가 나중에 '파탄적 기분 조절 곤란 장애(DMDD)'라는 혀 꼬이는 이름으로 개명한 진단명이다. 발작적 짜증을 정신 장애로 규정한다는 생각은 어떤 이

정신병을 만드는 사람들

름으로 부르든 끔찍하다. 우리는 불편하거나 심란한 소아기의 모든 특징을 정신 장애로 명명하려는 야심을 버려야 한다.

DSM-5를 작성한 전문가들의 의도는 좋았다. 그들은 소아 양극성 장애 오진이 파국적 영향을 미친다는 사실을 인식했기 때문에, 그것을 DMDD로 교체하려고 했다. DMDD는 양극성 장애와는 달리 평생 질병이라는 암시를 주지 않고, 비만을 일으키는 약이 과잉 투약될 가능성도 낮다. 그러나 그것은 언뜻 보기에도 한심한 해결책이었다. 소아 전문가들은 뻔한 위험을 간과했다. DMDD가 소아 양극성 장애를 대체하는 데 그치지 않고 지나치게 포괄적으로 적용됨으로써 진단이 필요하지 않거나 더 구체적인 진단이 필요한 아이들까지 몽땅 묘사할 위험이다. 아이들은 더없이 다양한 방식으로 세상에 반응하며, 분노와 불안을 소통하는 방식으로서 자주 발작적 짜증에 의존한다. 거의 대부분의 경우에 그것은 정신 장애의 징후가 아니라 자연스런 발달 단계, 혹은 기질적 특성, 혹은 스트레스에 대한 반응, 혹은 다른 정신 장애의 증상이다. '평범한' 발작적 짜증은 무시하는 편이 최선이다. 심각하고 지속적인 짜증은 평가를 제대로 받아서 바탕의 원인을 확인해야 한다. 그러나 발작적 짜증 자체가 별도의 공식 진단으로 지위를 얻어서는 안 된다. DMDD는 흔하고 비특이적인 증상을 정신 장애로 둔갑시킴으로써 부적절한 향정신성 의약품의 사용을 줄이기는커녕 늘릴 가능성이 높다.

DMDD에 대한 연구 증거도 없다시피 하다. 딱 한 연구진이 불과 몇 년 동안 수행한 작업이 있을 뿐이다.[14] 소아 일반 인구에 DMDD가 얼마나 퍼져 있는지, 그것을 정상적인 발작적 짜증과 구별할 수 있는지, 발작적 분노를 수반하는 다른 장애들과의 관계는 어떤지, 경과는 어떤지, 선호되는 치료법은 무엇인지, 치료로 얻을 긍정적 반응과 유해한 합병증 사이의 교환 관계는 어떤지, 이런 문제들에 대해서는 아는 바가 전혀 없다.

DMDD 진단 기준은 말짱 지어낸 것에 가깝고, 진단이 가능할 만큼 충분히 제한적이지 않다. DMDD는 현재 양극성 장애로 오진되는 아이들을 구하려다가 오히려 정상적인 발달 단계를 겪거나 정상적으로 짜증이 많은 아이들을 오진할 여지만 열어 줄 것이다. 정상적인 짜증과 비정상적인 짜증을 선명하게 구별하는 선은 없다. 그리고 가족, 하위문화, 발달 시기에 따라서 적절하게 여겨지는 수준에 크나큰 편차가 있다. 짜증이 이토록 흔한 것은 그만큼 생존 가치가 큰 특질이기 때문이다. 자연 선택은 우는 아이에게 젖 물리기를 선호한다. 새끼 침팬지도 인간 아이처럼 부모를 쥐고 휘두른다.

DMDD 진단이 내려지는 방식은 의사, 가족, 학교, 또래 집단이 관용하는 정도에 따라 크게 달라질 것이다. 발작적 짜증을 일으키는 '스트레스'가 사소한 것일 때도 있겠지만, 어느 아이든 짜증을 일으킬 만큼 자극적인 것일 때도 있을 것이다. 가족 간의 싸움이 개인의 정신병리 현상으로 해석될지도 모른다. 부모가 아이와 싸우느라 흥분한 와중에는 아이들이 정상적인 발달 과정이나 특수한 상황 때문에 겪는 짜증 문제를 자라면서 대개 극복한다는 사실을 잊기 쉽다. 대개의 아이들은 차츰 자제력을 키우고 더 나은 방법으로 자신의 욕구를 만족시키도록 변한다는 사실을 잊기 쉽다. 내가 그간의 경험으로 판단하건대, 충분히 연구되지 않은 이 진단은 대대적으로 유행할 것이다.

그래서 진단받지 않는 편이 훨씬 더 나은 정상적인 아이들에게까지 퍼질 것이다.

비정형적 향정신성 의약품은 발작적 짜증의 일부 사례를 줄이는데 도움이 될 수도 있다. 그러나 우리는 소수에게 돌아갈 유익한 효과를 부적절한 처방으로 말미암아 다수가 겪을 크나큰 위험과 저울질해 보아야 한다. 심하게 교란된 아이에 대해서도 임상적으로나 윤리적으로나 진지하게 의문해 보아야 하고, 약은 지극히 위급한 상황에만 적용해야 한다. (본질은 '정상'이지만) 발달 과정이나 특수한 상황 때문에 혼란을 겪는 아이, 그리고 다른 이유로(가령 물질 남용, 주의력 결핍 장애) 짜증을 부리는 아이에게는 향정신성 의약품이 위험천만한 선택이다. DMDD는 DSM-5가 일으키는 가장 위험한 유행일 수 있다.[15] 차라리 소아 양극성 장애 항목에 엄중한 경고를 덧붙임으로써 제압하는 편이 더 나았을 것이다. 그리고 제약 회사의 선전에 세뇌된 의사, 부모, 교사를 재교육하는 캠페인을 여는 편이 더 나았을 것이다. 맞불 작전은 때로 불을 더 번지게 할 뿐이다.

정상적인 노화의 건망증이 질병이 되다

아내 도나와 나는 누가 먼저 치매에 걸리는지 바닥으로 내려가는 경주를 하고 있다고 농담한다. 지는 사람이 간병인이 되는 경주다. 문제는, 농담이 아주 웃기지만은 않고 둘 다 결승선에 다가갈수록 점점 더 재미없어진다는 점이다. 우리는 열쇠, 지갑, 안경, 편지, 책, 논문, 컴퓨터, 블랙베리, 옷, 전화번호, 그밖에 모든 물건을 둔 곳을 자꾸 잊는다. 그러고는 서로 장난으로나 일부러 이상한 장소에 둔 게 아니냐고 비난한다. 우리는 약속, 생일, 어젯밤에 본 영화, 방금 읽은 뉴스, 주차한 장소, 최근에 겪었던 사건을 자꾸 잊는다. 나는 더 큰 세상으로 나가면 자주 길을 잃는다. 아내는 집에서 몇 블록만 벗어나도 허둥거릴 때가 있다. 둘 다 사람들의 이름을 기억하는 능력이 형편없이 떨어졌지만, 적어도 아내는 아직 얼굴은 잘 기억한다.

적잖이 울적한 일로 보이는가. 사실이 그렇다. 적으나마 위안이 없지는 않다. 아내는 여전히 청구서를 처리하고, 세금을 내고, 여행을 예약하고, 집안을 관리한다. 또한 이 책을 편집했고, 내가 아는 사람 중에서 가장 정보가 풍부하고 똑똑한 사람이다. 나도 여전히 블로그와 책을 쓰고, 강연을 하고, 당신에게 펠로폰네소스 전쟁에 관한 최신 정보를 알려 줄 수 있다. 무엇보다 위안이 되는 사실은 우리가 아는 우리 연령대의 사람들이 모두 우리처럼 근심 어린 사연을 갖고 있다는 점이다. 우리는 좀 더 어리고 강했던 시절의 자신만큼 또렷하게 보지 못하고, 똑똑하게 듣지 못하고, 잘 씹지 못하고, 푹 자지 못하고, 빨리 달리지 못하고, 팔굽혀펴기를 많이 하지 못하고, 계단을 많이 오르지 못하고, 소변을 오래 참지 못한다. 이처럼 나이와 함께 오는 육체적 쇠약은 병으로 규정되지 않는다. 예측 가능하고 불가피한 일이기 때문이다.

그에 비해, 정신적 쇠퇴는 이제 DSM-5에서 약한 신경 인지 장애(MNCD)라는 정신 질환으로 규정된다. 이 진단명은 아직 치매에 걸리진 않았지만 장차 걸릴 것 같은 정신적 쇠퇴의 징후를 드러낸 사람들을 포함하고자 만들어졌다. 만일 이 진단에 대한 치료법이 있다면, 혹은 이 진단이 정말로 미래를 정확하게 예측한다면, 나도 MNCD를 흔쾌히 승인하겠다. 그러나 현실은 치료법도 없고, 예측력도 없다. 내가 스스로에게 이 진단을 내리더라도 달리 어찌할 바를 모를 것이다. 정확한 생물학적 검사법이나 효과적인 치료법이 나올 때까지는 정신적 노화를 병으로 진단하기보다 그냥 받아들이는 편이 합리적이다. 아내와 나는 아직 MNCD 기준에 맞지 않는다. 그러나 짐작하건대, 일반적인 의료 행위에서는 그 기준 집합의 세부 항목들이 무시될 것이다. 진단이 몹시 느슨하게 내려질 것이다. 치매 초기 증상을 겪는 사람들에게만 적용되지 않고, 정상적인 노화의 특징인 점진적 정신 능력 쇠퇴를 겪는 사람들에게까지 부적절하게 넓게 적용될 것이다.

이것은 주창자들의 의도가 아니었다. 그들의 목표는 알츠하이머병 위험이 있는 사람이 완전한 치매로 발전하기 전에 가려내자는 것이었다. 조기 진단을 통해서 피해가 발생하기 전에 조기 개입하기를 바라는 것이었다. 알츠하이머병은 수십 년에 걸쳐서 발달하는 듯하다. 그래서 전문가들은 예방적 치료의 전망에 들떠 있다. 그들은 콜레스테롤 수치가 심장 질환의 조기 지표가 되어 주는 것처럼 아밀로이드 수치가 알츠하이머병의 조기 지표가 되어 줄지도 모른다고 기대한다. 조기 확인과 조기 치료는 이 병이 최악의 피해를 일으키지 못하도록 막아 줄지도 모른다.

알츠하이머병의 원인과 메커니즘을 좀 더 잘 이해하도록 돕는 새롭고 강력한 기법들 덕분에, 연구는 빠르게 발전하고 있다.[16] 우리가 PET(양전자 방출 단층 촬영)와 척수천자를 통해서 알츠하이머병의 지표를 정확하게 알아내는 방법에 바싹 다가갔다는 것은 물론 흥분되는 사실이다. 그러나 믿어도 좋을 만큼 정확한 검사법이 만들어지기까지는 최소한 5년은 더 기다려야 할 것이다. 그때가 되면 MNCD를 새로운 진단으로 여겨도 좋겠지만, 그 전에는 아니다. 진단에서 이미 돌파구가 등장했고 치료의 돌파구도 가까운 시일에 등장하리라는 잘못된 믿음 때문에 성급히 행동에 나서서는 안 된다. 실험적 검사법이 없는 한, MNCD 진단은 대단히 부정확하다. 치매로 향하지 않는 사람들까지 끌어들일 것이다. 게다가 의미 있는 치료법이 없는 마당에 우울한 질병을 조기에 밝혀 봐야 무슨 소용이 있겠는가?[17] 당신이 나중에 알츠하이머병에 걸릴 위험이(그저 가능성에 지나지 않지만) 있다는 사실을 알아서 유익한 점은 거의, 혹은 전혀 없다. 그저 쓸데없는 걱정, 검사, 치료, 지출, 낙인, 보험과 장애 수당 문제만 일으킬 것이다.

또한 우리는 치료적 돌파구가 즉각 열리리라는 전망을 과대 선전해서는 안 된다. 알츠하이머병의 메커니즘을 더 많이 알면 금세 합리적인 치료법이나 예방법이 따라 나올 수도 있겠지만, 그렇지 않을 가능성이 더 높다. 지난 30년 동안 의학계의 전반적인 경험을 볼 때, 질병에 대한 지식이 기하급수적으로 성장하더라도 즉각 기적적인 치료법이 따라 나오는 경우는 드물었다. 알츠하이머병 치료약 개발에 이제까지 별 성공이 없었다는 점을 보더라도 신뢰를 품기 어렵다.[18] 기존의 약은 제약 회사에게는 돈이 되었지만 환자에게는 효능이, 설사 있더라도, 거의 없었다. 상당한 연구비를 투자했는데도 효과적인 신약을 개발하려는 시도는 계속 실패했다. 쉽사리 거둘 수 있는 열매는 없는 것 같다.

정신병을 만드는 사람들

알츠하이머병 전문가들은 당연히 갈수록 더 조기에 진단하는 방향으로 밀어붙이려 하기 마련이다. 진단 및 치료 도구의 개발 속도가 느리다는 사실은 모든 관계자를 낙담시키고 있다. 지금쯤이면 실험적 검사법이 잘 확립되어 있을 것으로 기대했던 사람들은 신약 발견에 번번이 실패하자 크게 실망했다. MNCD는 조기 확인 가능성을 강조함으로써 이 분야에 시동을 걸 수 있으리라는 희망에서 제안되었지만, 이것은 결단코 앞뒤가 바뀐 일이다. 사람들의 생활 방식에, 또한 국가가 한정된 건강 보험 재원을 사용하는 방식에 큰 영향을 미칠지도 모르는 새로운 진단은 과학이 잘 확립되고 공공 정책 토론이 포괄적으로 진행된 뒤에 와야지, 그보다 먼저 와서는 안 된다.

MNCD를 제안한 전문가들은 자기 분야를 넓히는 것이 환자들에게도 좋다는 순진한 선의에서 행동했다. 전문가들이 허위 진단 위험과 사회적 비용에 무지한 것은 그런 차원에서 생각하는 훈련을 받지 않았기 때문이지, 이해의 충돌 때문은 아니다. 그에 비해 의약품과 진단 검사법을 판매하는 회사들은 선의로 움직이지 않는다. MNCD가 공식화된다면, 아마도 효과가 없고 잠재적으로 위험한 PET, 척수천자 검사법, 약물 치료가 폭발적으로 늘 것이다. 의학계-산업계 복합체는 횡재할 것이다.[19] 이득은 그들만 볼 것이고, 환자들과 납세자들은 보지 못할 것이다.

폭식이 정신 질환이 되다

나는 폭식 장애 기준에 맞는다. 기억하는 한 평생 그랬다. 시작은 십대 초기였다. 어머니가 꽉꽉 채워 둔 찬장과 터질 듯한 냉장고를 몰래 습격했다가, 한밤중에 혼자 기록적인 양을 게걸스레 먹곤 했다. 대학에서는 80킬로그램 체급으로 레슬링을 했는데, 시합이 끝나면 이틀 동안 폭식하여 월요일에는 87킬로그램까지 불었다. 그러고는 도로 굶고 수분도 빼서 토요일까지 80킬로그램으로 복귀했다. 나는 뷔페 줄이나 양껏 먹어도 되는 식당에서 늘 말썽거리였다. 괴물처럼 폭식하지 않고 일주일 이상 넘어간 적이 없었다. 나름대로 호리호리한 11킬로그램 과체중 상태를 유지하기 위해서는 아침과 점심을 쫄쫄 굶고 하루에 몇 시간씩 운동하는 수밖에 없었다. 이런 나는 끔찍한 식사 습관과 형편없는 통제력을 지닌 평범한 폭식가일까, 아니면 DSM-5가 규정하는 폭식 장애 환자일까?

나만 이런 것은 결코 아니다. 폭식 장애는 문턱값이 몹시 낮은 진단이다. 3개월 동안 일주일에 한 번씩만 폭식해도 이른바 정신 질환이라는 폭식 장애에 해당된다. 초기 추정에 따르면 인구의 3에서 5퍼센트가 폭식 장애에 해당하리라고 하지만, 초기 추정치는 늘 지나치게 낮은 법이다.[20] 탐식이 (한때는 죄였지만) 이제는 질병이라는 생각을 주입하는 제약 회사의 '교육'에 사람들과 의사들이 넘어갈 때까지만 기다려 보라. 그때는 유병률이 10퍼센트까지 뛸지도 모른다. 미국에서만 가짜 정신 질환자가 2000만 명 느는 셈이다.

나는 왜 폭식할까? 사람들은 왜 폭식할까? 자연이 그렇게 만들었

정신병을 만드는 사람들

다. 우리의 식성은 기근을 극복하도록 완벽하게 설계되었지만, 그 탓에 풍요에는 취약하다. 먹을 것을 구하기 어려울 때 최선의 생존 전략은 동물 사체를 제일 많이 폭식하는 사람이 되는 것이다. 그러나 냉장고와 값싼 패스트푸드가 등장하면서부터 폭식은 건강에 큰 위협이 되었다. 그러나 아무리 그렇더라도 왜 이것이 정신 장애인지 나는 통 모르겠다.

폭식 장애는 이른바 비만 전염병에 대한 정신 의학의 대답으로서 제안된 진단명이다(비만은 가장 치명적인 공공 보건 위협 인자로서 흡연을 제치고 빠르게 부상하고 있다.). 그러나 불행하게도 정신 의학은 이 문제에 대답을 줄 처지가 못 된다. 폭식이나 비만에는 정신 의학적 치료법이 없기 때문이다. 더 중요한 점은, 폭식 장애 진단이 비만 전염병에 대한 진정한 치료법으로부터 사람들의 주의를 흩뜨린다는 점이다. 차라리 우리는 공공 정책을 대대적으로 바꿔야 한다. 사회가 점차 뚱뚱해지는 것은 새로 고안된 정신 장애가 유행하기 때문이 아니다. 싸고, 맛있고, 편리하고, 칼로리가 높고, 끔찍하게 몸에 나쁜 패스트푸드, 과자, 음료가 어디나 널려 있고 언제나 유혹하기 때문이다. 설상가상, 우리는 대형 농업 회사들에게 정부 보조금을 줌으로써 공공 보건의 시한폭탄을 오히려 장려한다. 지난 수십만 년 동안, 그러니까 불과 300년 전까지만 해도, 보통 사람은 단 것이라고는 아예, 혹은 거의 맛보지 못했다. 그러다가 설탕이 삶에 등장했고 다음에는 과당이 등장하여, 우리는 사육장의 소처럼 뚱뚱해지고 있다.

비만 전염병은 정신 장애 때문에 일어나는 것이 아니다. 가짜 정신 장애를 치료한다고 해서 비만이 고쳐지는 것도 아니다. 한심한 공공 정책의 피해자를 정신적 환자로 규정함으로써 도움이 될 일은 전혀 없다. 정책을 바꾸는 편이 훨씬 더 낫다. 우리는 과당에 보조금을 주지 말아야 한다. 탄산음료와 감자튀김을 학교 급식에서 빼야 한다. 보도가 없어서 걷기 힘든 도로를 더는 만들지 말아야 한다. 학교에서 체육 수업을 되살려야 한다. 모든 메뉴에 칼로리를 표시해야 한다. 채소에 보조금을 주어야 한다. 살을 뺀 사람들에게 세금을 감면하거나 보험금을 낮춰 주어야 한다. 도시 곳곳에 무료 자전거 거치대를 설치해야 한다. 한마디로, 공공 정책의 관점에서 사람들이 덜 먹고 더 움직이도록 장려하는 작업을 실시해야 한다.

가짜 정신 장애 진단은 도움이 되지 않는다. 폭식 장애는 부정확한 진단, 효과적인 치료법의 부재, 약의 부작용이라는 삼진 아웃 조합을 갖추고 있다. 폭식 장애 진단은 엉뚱한 범인에게 집중하는 꼴이다. 아픈 것은 개개인이 아니라 공공 정책이다. 우리는 금연 정책에서 훌륭하게 활용했던 전폭적인 교육 캠페인을 식사와 운동에 대한 태도를 바꾸는 데도 적용해야 한다.

성인 주의력 결핍 과잉 행동 장애는 새로운 '오늘의 진단'이 될지도 모른다

이미 아이들을 상대로 날뛰고 있는 거짓된 주의력 결핍 장애(ADHD) 유행에도 굴하지 않은 채, DSM-5는 성인에게도 주의력 결핍 장애 유행을 일으킬 무대를 마련했다. 언제나처럼 전문가들은 놓

정신병을 만드는 사람들

치는 사례를 지나치게 염려한 나머지, 과잉 진단의 위험이 더 크다는 점을 떠올리지 못한다. 주의력 문제와 안절부절증은 정상적인 성인들, 그리고 다른 정신 장애 환자들에게도 대단히 흔한 비특이적 현상이다. DSM-5의 제안대로 성인 주의력 결핍 장애 진단이 쉬워지면, 정상이지만 자신의 집중력이나 업무력이 불만스러운 사람들이 대거 오진될 것이다. 그들이 지루함을 느끼거나 자기 일을 좋아하지 않을 때 특히 그럴 것이다. 또한 다른 요인 때문에 집중력 문제가 발생한 사람들, 가령 물질 남용, 양극성 장애, 우울증, 모든 종류의 불안 장애, 강박 장애, 자폐증, 정신 분열증을 겪는 사람들까지 오진될 것이다. 성인에게 주의력 결핍 장애를 진단하거나 치료하려면, 그전에 이런 요인들을 일차 원인으로서 모조리 기각해야 한다. 그러지 않으면 부적절한 정신 자극제 처방 때문에 기존의 정신적 문제가 더 악화될지도 모른다.[21]

성인 주의력 결핍 장애는 벌써 너무 쉽게 진단되고 있다. 사람들이 자신의 주의력과 집중력에 한계를 느끼는 사례는 차고 넘친다. 완벽주의자이거나 50세가 넘은 사람들이 특히 그렇다. 증상은 대체로 주관적이다. 집중이 안 되고 일을 맺기 어렵다는 둥, 대부분은 쉽게 착각할 만한 자기 인식에 기반한 증상이다. 이제 DSM-5가 진단 요건의 수준을 낮추었으니, 정신 장애로 볼 만큼 구체적이고 심각한 문제는 없지만 좀 더 예리해지고 싶은 성인들이 대거 포함될 것이다. 가짜 성인 주의력 결핍 장애는 대학생들에게, 부담이 큰 직종에 종사하는 사람들에게, 장거리 트럭 운전사처럼 밤에 깨어 있으려고 안간힘을 쓰는 사람들에게 흔해질 것이다.

정확히 진단된 사람에게 적절한 감독 하에 처방할 경우, 정신 자극제는 정신 의학에서 가장 효과적이고 안전한 약이다. 그러나 누구에게든 심각한 부작용을 일으킬 소지는 여전하고, 기존에 다른 진단을 받은 사람이(특히 물질 남용이나 양극성 장애) 주의력 결핍 장애로도 오진되어서 복용할 때는 특히 위험하다. 정신 자극제를 수행 능력 향상이나 오락에 쓰는 사람이 늘면서 불법적인 이차 시장이 조성된 것도 문제다.[22]

사람들은 종종 이렇게 묻는다. "자극제 과잉 처방을 왜 그렇게 걱정합니까? 비교적 안전한 약인 데다가, 확연한 주의력 결핍 장애가 아닌 사람들에게도 인지 기능을 향상시키는 데 도움이 되지 않습니까." 이 말은 개인적인 측면에서도, 사회적인 측면에서도 틀렸다. 우리는 정신 자극제 때문에 정신적, 육체적 문제가 악화된 사람들이 입는 피해를 고려해야 한다. 그리고 처방약을 불법으로 마구 빼돌려 길거리에서 판매하는 현상을 지금보다 더 부추기고 싶은가?[23] 정신 자극제가 지금보다 더 확산되는 현상은 너무나도 중요한 공공 보건 및 정책 문제라서, 소규모 DSM-5 전문가 집단의 결정에 따른 뜻밖의 결과에 좌우되도록 내버려 둘 수 없다. 전문가들은 자신의 진단 문제에만 좁게 집중하기 마련이다. 정상인 사람이라도 인지 능력과 육체적 기능을 향상하고자 할 때 정신 자극제를 쓰도록 허락해야 하는가 하는 흥미로운 문제에 대해서는, 나는 따로 의견이 없다. 그러나 성인 주의력 결핍 장애의 기준을 낮춤으로써 실제로는 정신 장애가 없는 사람들이 거짓된 '의학적' 용도로 자극제를 사용하도록 간접적으로 장려하는 데는 강하게 반대한다.[24]

정신병을 만드는 사람들

또 어떤 사람들은, 사회가 갈수록 사람들에게 많은 부담을 주기 때문에 이전에는 무증상 상태였던 주의력 결핍 장애가 더 많이 노출되고 있다고 주장한다. 사회가 요구하는 수행 기준이 갈수록 높아지고 외부에서 끊임없이 강한 자극이 가해지기 때문에, 이전에는 약한 주의력 결핍 장애가 있어도 그럭저럭 적응했던 사람들이 이제는 정신 장애로 치료받아야 할 만큼 임상적으로 유의미한 손상을 겪는다는 주장이다. 그러나 다시 강조하건대, 사람들이 사회의 기대를 충족시키지 못해 괴로워하는 것을 모조리 정신 장애로 규정해서는 안 된다. 대학생의 30퍼센트가 느닷없이 주의력 결핍 장애를 발달시켰을 리는 없다. 메이저리그에서 마침내 검사 제도를 도입하여 스테로이드 사용을 통제했을 때, 선수들 사이에서 주의력 결핍 장애가 폭발적으로 늘었다. 그것은 주의력 결핍 장애를 치료하려는 전통적인 이유 때문이 아니라 타율을 높이려는 욕구 때문에 발생한 현상이었을 것이다. 설령 우리 사회가 (아마도 지나친) 사회의 요구를 만족시키기 위해서 자신의 수행 능력을 높이려는 사람을 돕기로 결정하더라도, 그것은 공개적인 정책적 결정이어야 한다. 의학계의 가호에 감싸이고 제약 회사의 마케팅으로 장려된 채 의료적 처방을 통해서 결정될 문제는 아니다.

성인에게 처음 주의력 결핍 장애 진단을 내리는 기준은 더 엄격해져야 하지, 덜 엄격해져서는 안 된다. 성인을 대상으로 주의력 결핍 장애를 평가할 때는 먼저 주의력 상실을 일으키는 다른 수많은 정신 의학적 원인들을 따져 봐야 하고, 문제가 소아기 초기에 시작되어 줄곧 지속된 증상이라는 점을 확실히 확인해야 한다. 주의력 문제가 어려서가 아니라 뒤늦게서야 시작된 경우는 주의력 결핍 장애 때문이 아니라 다른 요인 때문이다. DSM은 정신 장애 편람으로만 남겨 두자. 수행 능력 향상의 도구로 둔갑시키지는 말자.

애도를 우울증과 혼동하다

DSM-5는 사별한 사람들이 중증 우울증 진단을 받기 쉽게끔 만들었다. 사별한 뒤 첫 몇 주 동안에도 말이다. 이 잘못된 결정은 의사들, 전문가 협회와 학술지, 언론, 전 세계에서 애도를 겪는 수많은 사람들의 한결같은 반대에도 불구하고 완강하게 내려졌다. 사람은 정상적인 애도의 일환으로서 임상적 우울증과 똑같은 증상을 겪기 마련이다. 슬픔, 다른 일에 흥미를 잃는 것, 수면과 섭식 곤란, 에너지 감소, 일에 집중하기 어려운 것 등은 쉽게 애도의 특징으로 파악되는 전형적인 그림이다. 그런데 임상적 우울증도 바로 이런 증상들에 따라 정의된다. 우리는 사별한 사람이 자살 징후를 보이거나, 망상을 겪거나, 심각하고 지속적이고 무력화하는 증상을 경험하지 않는 이상, 그것을 중증 우울증으로 진단해서는 안 된다.

정신 의학은 인생의 기본적인 리듬을 다룰 때 가만가만 조심해야 한다. 모든 포유류는 애도를 겪는다. 애도는 포유류의 핵심적 특징, 즉 사랑하는 대상과의 애착이라는 감정에 따르는 이면이자 불가피한 비용이다. 우리가 태어나자마자 엄마를 찾는 것은 젖을 바라서이기도 하지만 사랑을 바라서이기도 하다. 우리의 삶은 연속적인 애착과 상실로 이뤄진다. 그러고 나면 우리도 죽고, 남들이 우리를 애도할 것이다. 보살피고 애도하는 사회적 동물이 인간뿐인 것도 아니다. 인간은 모든 포유류가 하는 일을 똑같이 할 뿐이다.

애도를 질병화하는 것은 고통의 존엄을 깎아내리고, 상실에 으레 따르는 존재론적 처리 과정을 방해하고, 슬픔을 위로하는 전래의 문화적 의식에 의지하지 못하도록 막고, 슬퍼하는 사람에게 자칫 쓸데없고 해로운 의약품 처방을 가한다. 보편적으로 인정되는 올바른 애도의 규범이란 없다. 문화마다 전통적으로 처방하는 행동적, 감정적 반응과 의식은 정말이지 다양하다. 한 문화 내에서도 정상적인 개인들이 애도하는 내용, 증상, 기간, 손상 정도, 타인에게 위로와 지지를 얻는 능력은 편차가 크다.

자기만의 필수적이고 특별한 방식으로 상실을 경험하는 사람들과 특수한 정신 의학적 도움을 받지 않으면 우울에서 벗어나지 못할 사람들을 선명하게 구분하는 선은 없다. 필요성이 확실한 때를 제외하고는, 정신 의학이 자신의 의식을 사람들에게 강제해서는 안 된다. 그것은 불필요하고 적절하지 않을 때가 너무 많다. 애도를 질병화하는 것은 '환자'로 오인되는 사람과 그밖에 사별한 가족들에게 잘못된 메시지를 줄 뿐이다. 애도에 정신 장애라는 잘못된 진단명을 붙이면, 죽은 사람의 목숨도 그 상실에 대한 산 사람의 반응도 존엄을 잃는다. 그것은 모든 문화의 핵심에 있는 엄숙하고 오래된 사망 의식을 미숙하고, 피상적이고, 탈개인화된 의학적 애도로 교체하는 꼴이다. 대부분의 사람들은 상실을 겪고도 의료적 개입과 약 없이 잘 회복한다.

사별한 사람들이 이따금 중증 우울증을 겪는다는 점은 응당 걱정할 문제이다. 슬퍼하는 사람이 자살 성향, 정신병 징후, 초조감, 무력증을 보일 때는 분명 우울증으로 진단해야 옳고, 치료도 당장 시작해야 한다. 우울증 병력이 있는 사람은 특히 재발 위험이 높으므로, 그런 사람은 예의 주시했다가 즉시 처치해야 한다. 그러나 그것은 예외적인 경우이다. 애도는 인생의 일부이다. 대부분의 사람들은 정신 장애 진단과 치료가 아니라 가족과 문화의 지지를 통해서 슬픔을 가장 잘 극복한다.[25, 26, 27, 28, 29]

열정을 중독으로 바꾸다

오늘 실제로 벌어졌던 일이다. 불과 몇 시간 전에. 나는 언덕을 오르고 있었다. 블랙베리에 머리를 파묻은 채, 엄지로 연신 이메일에 답장을 찍으면서, 아내의 인도로 차와 장애물을 피하고, 가끔씩 나무뿌리에 걸려 비틀거리면서. 더없이 근사하고 포근한 가을날이었고, 내가 사랑하는 해변과 바다가 사방에서 선명하게 눈에 들어왔다. 내가 고개를 들어 바라보기만 한다면. 그러나 나는 고개를 숙이고, 완전히 몰두하여, 주변은 깡그리 잊은 채, 아무것도 보지 못하고, 오로지 자그마한 키보드와 화면만 바라보았다. 그때 맞은편에서 한 남자가 잰걸음으로 다가왔다. 우리는 하마터면 부딪칠 뻔했다. 나는 얼른 사과했다. 남자는 동정한다는 듯이 웃으면서 말했다. "괜찮아요, 이해합니다. '크랙베리' 중독이죠?" 나는 수줍게 웃어 보이고는 얼른 도로 타이핑하기 시작했다.

남자가 말한 대로다. 사람들이 당신의 휴대전화를 '크랙베리'라고

정신병을 만드는 사람들

부르면, 당신은 이제 다 들통이 나서 더는 숨길 수 없다는 사실을 깨닫는다(코카인을 뜻하는 '크랙'을 블랙베리의 '베리'에 붙여, 그만큼 중독성이 있다는 뜻의 별명 — 옮긴이). 내가 잔뜩 웅크리고 블랙베리를 거머쥔 모습은 킹콩이 호주머니에 쏙 들어갈 만큼 귀여운 짝꿍을 가지고 노는 것처럼 보인다. 지나치게 사적인 이야기는 하고 싶지 않지만, 내 아내는 자신이 제2바이올린 역할로 떨어졌다면서 질투와 억울함을 표시한다. 아내는 내 휴대전화를 "당신의 애인"이라고 부른다.

나는 정신 장애일까, 놀랍도록 다재다능한 기기를 열심히 활용하는 것뿐일까? 나는 '행동 중독'일까, '블랙베리 애착'일까? 지금까지는 이것이 재미없는 농담에 지나지 않았지만, 앞으로는 몹시 진지한 문제일 것이다. DSM-5가 '행동 중독' 개념을 도입했기 때문이다.[30] 처음에는 병리적 도박 행위만이 공식적 정신 장애로 간주될 것이다. 그러나 두고 보라. 머지않아 가짜 중독 유행이 퍼질 테니까. 인터넷,[31] 쇼핑,[32] 일,[33] 섹스, 골프, 조깅,[34] 태닝,[35] 모형 기차, 집 청소, 요리, 정원 가꾸기, TV 스포츠 관람, 서핑, 초콜릿,[36] 그밖에도 열정적인 흥미와 언론의 관심을 일으키는 것이라면 무엇이든지. 이 목록은 길고, 사람들에게 인기 있는 모든 활동으로 쉽게 확장될 수 있으며, 생활 방식의 선택을 정신 장애로 둔갑시킨다.

이런 급진적 제안을 뒷받침하는 논리는 무엇일까? 강박적 행동이 강박적 물질 남용과 다르지 않다는 것, 뇌에서 동일한 쾌락 중추가 양쪽 모두를 담당한다는 것이 그 논리이다. 이것은 연구 주제로는 흥미로우나, 정신 장애 진단을 대대적으로 넓히는 일을 정당화하기에는 한참 때 이른 발상이다.

'중독'이라는 용어는 온갖 열정적 흥미와 애착을 다 포함할 만큼 확장되고 있다. 한때 중독은 마약이나 술에 육체적으로 의존하는 상태를 좁게 가리키는 용어였다. 중독자는 그런 물질을 점점 더 많이 섭취해야만 취하고, 끊으면 고통스러운 금단 증상에 시달린다. 그 다음에는 '중독'의 뜻이 강박적 물질 사용까지 포함하도록 넓어졌다. 이때 중독자는 약을 먹는 것이 더는 이치에 닿지 않는 상황에도 기어코 먹는 사람이다. 재미는 사라진 채 심각하고 부정적인 결과만 남았는데도, 중독자는 쫓기듯이 계속 그 활동을 한다. 더 나중에는 '중독'이 상습적인 약물 사용까지 포함하도록 의미가 더 느슨해지고 부정확해졌다. 강박적 행위가 아니라 순전히 즐거운 오락 행위일 때도 포함하게 된 것이다. 마지막으로 DSM-5가 최후의 확장을 감행했다. 이제 우리는 마치 아편에 중독된 사람처럼 각자 좋아하는 행동에 중독될 수 있다고 한다.

'행동 중독' 개념에는 근본적인 흠이 있다. 그 개념을 받아들이면 모든 인간이 '행동 중독자'가 된다는 점이다. 반복적으로 쾌락을 추구하는 것은 인간의 본성이고, 정신 장애로 여기기에는 너무 흔하다. 수백만 명의 새로운 '환자'가 강제로 탄생할 것이고, 온갖 종류의 열정적인 취미가 질병화할 것이고, 사람들은 충동적인 쾌락주의에 대한 변명으로서 '환자연'할 것이다. 《뉴요커》에 다음과 같은 캡션이 딸린 만화가 실리는 광경이 눈에 선하다. "미안해 자기야, 도무지 (뭐든지 채워 보라.)를 못 참겠어. 의사가 그러는데 내 잘못이 아니래. 중독이래." 개인의 책임이라는 개념은 이 충격에서 영영 회복하지 못할지도 모른다.

우리는 누구나 자신의 즉각적인 생존이나 자기 DNA를 후대로 전수하는 행위를 선호하는 뇌의 단기적 쾌락 중추에게 휘둘린다. 사람들이 음식과 섹스에 대한 충동을 통제하기 어려운 것은 그 때문이다. 두 가지 모두에 대해서 유혹적인 기회가 많은 현대 사회에서는 더더욱 그렇다. 최근까지만 해도 대부분의 사람들이 그다지 오래 살지 못했다는 사실은 뇌의 진화에 큰 영향을 미쳤다. 그보다 수명이 연장된 오늘날에는 좀 더 장기적인 계획이 더 나은 선택이겠지만, 본능은 그렇게 재깍 바뀌지 않는다. 단기적 이익과 장기적 결과를 저울질하는 일은 대부분의 사람들에게 썩 자연스러운 일이 아니다. 우리의 쾌락 체계는 아직도 선조들의 세상에 반응하고, 현재의 세상에서는 종종 우리를 곤란에 빠뜨린다.

'행동 중독'이라는 표현에 걸맞는 정의는 평균적이고 납득할 만한 쾌락 체계마저 무시하는 사람에게만 좁게 적용되어야 한다. 즉, 단기적인 보상이 없으려니와 단기적으로 대단히 부정적인 대가마저(가령 파산, 가족과의 이별, 감옥) 예상되는데도 어떤 행동을 하고 하고 또 하는 사람이다. 그렇듯 부정적인 보상/위험 비는 오늘날 어떤 생존 가치도 없으므로(과거에도 없었을 것이다.), 정신 장애로 간주될 만하다. 이렇게 좁은 정의에만 국한한다면 '행동 중독'이 말이 되는 개념일 수도 있다. 그러나 틀림없이 이 개념은 좁고 적절한 범위를 벗어나서 훨씬 더 넓게 적용될 것이며, 바로 그렇기 때문에 끔찍한 발상이다. 강박적이고 쾌락도 없는 반복적 행위를 충동적인 자기 탐닉 행위와 구별하기는 몹시 까다롭다(혹은 불가능하다.).

'중독'은 이미 재미가 시들해졌고 합리적인 사람이라면 치르지 않을 만큼 비용이 높아졌는데도 여전히 어떤 행동을 강박적으로 반복하는 사람만을 지칭해야 한다. 그러나 그런 행동과 정상적인 쾌락 추구 행동을 어떻게 분간하겠는가? '행동 중독'의 폭은 틀림없이 더 넓어져서, 갖가지 곤란에 처한 사람들이 자신의 충동적인 행동에 대한 변명으로서 그 진단을 이용할 것이다. 12단계 탈중독 워크숍이 종교적 고해와 속죄의 의식을 대신할 것이다. 스스로 '행동 중독'에 무력하다는 사실을 인정하는 것이 진심으로 변하려고 노력하는 계기가 될 수도 있겠지만, 그보다는 애초에 그 사실이 왜곡에 지나지 않는 경우가 더 많을 것이다. 생동하는 사회는 스스로 자기 통제력을 느끼고 자기 행동의 결과를 걸머지는 책임감 있는 시민들로 구성되는 것이지, 치료를 받아야만 무엇이 옳고 그른지를 알게 되는 '행동 중독자'들로는 구성될 수 없다.

DSM-IV를 작성할 때, 카페인 의존을 공식 범주로 포함시킬 것인가 말 것인가를 두고 비슷한 토론이 벌어졌다. 카페인은 니코틴만큼 중독성이 있고, 실제로 중독을 일으키며, 불안 장애와 심장 문제를 야기할 수 있다. 우리가 카페인 의존을 누락한 이유는 딱 하나였다. 카페인 의존은 매우 보편적이라서(또한 대체로 무해하므로), 6000만 명이 매일 아침에 일어나서 자신의 아침 쾌락은 정신 장애라고 자각하도록 만드는 것은 무익해 보였다. 이와 비슷한 제한과 조심성을 적용한다면, 우리는 '행동 중독'이라는 범주 자체를 기각해야 한다. 그 개념에 조금이나마 편익이 있더라도, 결국 그 개념이 광범위하게 오용되리라는 사실이 어떤 편익도 압도한다.

임박한 유행의 후보로 가능성이 높은 것은 '인터넷 중독'이다. '인터넷 중독'은 산불처럼 퍼질 요소를 모두 갖추었다. 경고하는 책들의 범람, 잡지와 신문의 숨 가쁜 기사, 대대적인 TV 노출, 수많은 블로그의 입소문, 효과가 입증되지 않은 치료 프로그램, 잠재적 환자에 해당하는 수백만 인구, 급조된 '선구적' 연구자와 의사의 시끄러운 선전. DSM-5는 억제력을 발휘하여, 인터넷 중독을 공식 정신 장애 진단명으로 승인하지 않고 눈에 띄지 않는 부록에 밀어 두었다. 그러나 두고 보라. DSM-5가 온전히 승인하지 않았어도 어쨌든 인터넷 중독은 기세를 올릴 테니까. 누구나 알겠지만, 많은 사람들이 극장에서나 한밤중에 몰래 이메일을 확인하고, 전자 친구와 잠시라도 떨어지면 어쩔 줄 모르고, 1초라도 시간이 남으면 웹 서핑과 메시지와 게임에 소비한다. 그렇다고 우리가 중독자일까? 아니다. 보통은 아니다. 애착이 강박적이고 그에 따르는 보상이나 효용이 없는 경우, 현실에 참여하지도 성공하지도 못하게 방해할 때, 유의미한 불안이나 손상을 일으킬 때만 중독이다. 비록 인터넷과의 연결이 강렬하고 소비적인 경험일지라도, 대부분의 사람들은 그로부터 고통이나 손상보다 쾌락이나 생산성을 더 많이 얻는다. 이것은 예속이라기보다 연애 그리고/또는 도구 사용이다. 정신 장애로 여기기에 적합한 대상이 아니다. 오늘날 일상과 일에서 필수적인 요소가 된 행동을 정신 질환으로 정의하는 것은 한심한 일이다.

그러나 정말로 재미없게, 강박적으로, 가치 없게, 자기 파괴적인 패턴으로 인터넷을 사용하는 소수의 사람들은 어떨까? 하루 24시간 게임을 하는 사람, 집에만 처박힌 사람, 가상의 삶에 갇힌 사람은? 어쩌면 그런 사람들 중 다수에게는 중독 개념을 적용해도 좋을지 모른다.

언젠가 실제로 진단과 치료가 유용하다고 밝혀질지도 모른다. 그러나 아직은 아니다. 인터넷 중독을 어떻게 정의해야 전자 기기에 구속되고서도 괜찮게 살아가는 다른 사람들에게까지 잘못된 진단을 내리지 않을 수 있는지, 우리는 아직 모른다. 우리는 과잉 인터넷 사용자들 중에서 다른 정신적 문제 때문에 인터넷에 붙어 있는 사람이 몇 퍼센트나 되는지도 모른다. 만일 인터넷 중독이 만능 진단이 되어 바탕의 문제를 모두 가려 버린다면, 우리는 사람들의 진짜 문제를 놓칠 것이다. '인터넷 중독'에 대한 연구는 아직 몹시 빈약하고, 밝혀진 내용도 많지 않다. 사람이 인터넷을 할 때와 약물을 할 때 뇌에서 똑같은 부위가 활성화한다는 것을 보여 주는 예쁜 사진에 너무 흥분하지 말자. 그런 부위는 피험자가 가치 있게 여기는 활동을 할 때면 그 활동이 무엇이든 늘 비특이적으로 활성화할 뿐, 병리 현상을 뜻하는 것이 아니다. '인터넷 중독'은 언론의 총아에서 물러나 진지한 연구 대상이 되어야 한다. 한국은 세계에서 제일 고도로 인터넷에 연결된 나라이고, 지나친 인터넷 사용으로 인한 문제도 제일 많이 겪고 있다. 한국 정부는 이 문제를 교육, 연구, 현명한 공공 정책으로 해결하려 하는데, 어떤 노력에서도 굳이 '인터넷 중독'을 정신 장애로 선언할 필요는 없다. 다른 나라들도 이 훌륭한 모범을 따라야 할 것이다.

내과 질환을 정신 장애로 잘못 분류하다

정신 의학과 내과의 경계 지대는 양쪽 모두에게 어려운 과제이고,

양쪽 모두 제대로 다루지 않는 영역이다. 최선의 상황이라도 내과 질환과 정신 질환을 나누는 구분선은 모호하거니와, 제대로 긋기 힘들다. 대부분의 내과 의사들은 정신 의학을 잘 모르고, 대부분의 정신과 의사들은 내과 질환을 잘 모르며, 두 전문 분야의 소통이 불완전하거나 혼란스럽거나 둘 다일 때도 많기 때문에, 문제가 더더욱 어렵다. 환자들만 수시로 그 틈바구니에 빠져서 양쪽으로부터 이류 처치를 받는 바람에 괴로울 뿐이다.

내가 개인적으로, 또한 고통스럽게 오진의 위험을 깨친 것은 40년 전이었다. 막 정신과 레지던트가 되었던 나는 우울증으로 보이는 남자를 두 달 동안 진료하고서야 그의 문제가 사실은 내가 그동안 놓친 뇌종양 때문임을 알아냈다. 이후에도 나는 정신 질환으로 오진되었지만 사실은 내과 질환을 지닌 환자, 내과 질환으로 오진되었지만 사실은 정신 질환을 가진 환자를 수십 명이나 만났다. 의사는 어떤 방향으로든 오진하기 쉽다.

실수에는 네 방식이 있다. 첫째, 어떤 내과 질환은 심각한 육체적 증상이 있으면서도 딱히 결정적인 병리 현상은 없다(과민성 대장 증후군, 만성 피로, 섬유 근육통, 만성 통증, 라임병, 사이질성 방광염이 전형적이다.). 이때 사람들은 증상이 환자의 머릿속에서만 벌어진다고 말하면서, 등 뒤에서 그를 엄살쟁이라고 놀린다. 환자는 만성적이며 때로는 몸을 잠식하여 쇠약하게 만드는 질병의 고통에 더하여 모욕까지 겪는다.

둘째, 내과 질환이 딱히 설명할 수 없는 증상만을 드러내다가 몇 년이 지나서야 바탕의 원인을 선명히 드러낼 때가 있다. 다발성 경화증, 루푸스, 류머티즘성 관절염, 말초 신경병증, 결합 조직 질환, 그리고 내가 접했던 뇌종양이 전형적인 사례이다. 불확실성을 안고 살아가기란 어렵지만, 정신 질환이라는 거짓되고 위험한 결론으로 성급히 뛰어드는 것보다는 낫다.

셋째, 어떤 사람들은 암이나 심장 질환이나 당뇨나 다른 심각한 질병에 대해서 대단히 강렬한 심리적 반응을 보인다. 왜 아니겠는가? 누구나 아프면 건강을 염려하는 법이고, 더 건강해지려는 노력에 몰두하는 법이고, 새로운 증상의 징후에 과민해지는 법이다. 평범한 두통 같은 증상이 어쩌면 뇌종양 재발의 징후인지도 모르는 노릇 아닌가. 내과 질환을 지닌 사람이 병을 두려워하고 병 때문에 혼란을 겪는다고 해서 함부로 그에게 정신 질환까지 부여해서는 안 된다.

넷째, 오진은 반대 방향으로도 이뤄진다. 많은 정신 장애는 내과 질환으로 착각하기 쉬운 뚜렷한 육체적 증상을 동반한다. 공황 장애가 좋은 예다. 공황 발작을 겪는 사람들은 어지럼증, 숨 가쁨, 심장 두근거림과 같은 증상 때문에 전혀 쓸데없고 비싸고 해로울지도 모르는 내과 검사를 받곤 하지만, 사실 그것은 공황으로 인한 과호흡 현상이다. 가끔 우울증에도 뚜렷한 육체적 증상이 동반한다. 몸무게 감소가 대표적이다.

DSM-5는 '육체적 증상 장애'라는 새로운 진단명을 도입하고 그것을 허술하고 느슨하게 정의함으로써, 그러잖아도 모호한 내과 질환과 정신 질환의 경계를 더욱 모호하게 만들 것이다. 그래서 분명하게 정의된 병리적 질병(가령 암)이 있는 사람들, 원인이 덜 알려진 질병(가령 섬유 근육통)이 있는 사람들, 설명하기 어려운 육체적 증상만 나타나다가 뒤늦게서야 뚜렷한 병인이 드러나는 질병(가령 다발성 경화증)이 있는 사람들, 이 세 집단 모두에서 정신 장애 진단률이 극적으로 높아질 것이다.

그릇된 정신 장애 진단은 의사의 주관적이고 허점 많은 판단에만 의존한 경우가 많을 것이다. 가령 건강에 대한 염려와 집착이 환자의 삶을 장악했다는 판단, 심란한 육체적 증상에 대한 환자의 반응이 지나치거나 불균형하다는 판단, 환자가 증상을 다루는 전략이 부적응적이라는 판단. 의사가 내리는 이런 판단은 본질적으로 신뢰성이 떨어진다. 따라서 정신 장애는 봇물 터지듯 과잉 진단되면서도 내과 질환은 놓치는 결과가 초래될 것이다.

DSM-5가 수행했던 현장 시험에서도 오싹한 결과가 나왔다. 암 환자와 심장 질환 환자 여섯 명 중 한 명이 DSM-5의 '육체적 증상 장애' 기준에 부합한다고 드러났다. 과민성 대장 증후군이나 섬유 근육통 환자 네 명 중 한 명도 그랬다. 그뿐 아니다. '건강한' 사람 약 열 명 중 한 명도 그랬다. 우리는 내과 질환을 지닌 환자가 건강을 염려한다는 이유로 그에게(심지어 건강한 사람에게도) 정신 질환 진단까지 얹기를 바라는가?

대단히 주관적이고 지나치게 포괄적인 DSM-5 기준을 경솔하고 서투르게 잘못 적용하면, 부적절한 정신 장애 진단이 남발되어 광범위한 피해를 미칠 것이다. 예상되는 피해는 다음과 같다.

- 낙인
- 새롭거나 악화된 육체적 증상을 검사받지 않음으로써 내과 진단을 놓침
- 직장을 구하거나 유지하는 데 불이익을 겪음

- 치료비 배상이나 장애 배상이 줄어듦
- 사회적, 의료적, 교육적 서비스와 작업장 설비에 대한 자격 규정을 만족시키지 못하게 됨
- 환자가 정신 장애 진단을 받을 것을 우려한 나머지 어쩌면 목숨을 위협하는 질병의 재발, 전이, 이차 질병의 조기 징후일지도 모르는 새로운 증상을 보고하기를 꺼리는 것
- 환자가 자기 자신과 질병을 바라보는 시각이 왜곡되는 것, 가족과 친구들의 왜곡된 선입견
- 부적절한 향정신성 약품 처방

바뀐 DSM-5로 인한 부담은 대체로 여성들이 질 것이다. 의사들이 여성의 육체적 증상을 좀 더 대수롭지 않게 무시하는 편이고, 부적절한 항우울제 및 항불안제 처방을 여성에게 더 많이 내리는 편이기 때문이다.

황금률은 이렇다. 우리는 누군가의 증상이 정신 장애 때문이라고 판단하기 전에 먼저 바탕에 깔린 내과 질환을 모두 확인하고 기각해야 한다. 내과 질환을 앓는 사람이 병 때문에 심란하다고 해서 그가 정신적으로도 아프다고 함부로 오진해서는 안 된다. 마지막으로, 어떤 육체적 증상의 원인이 물리적인가, 감정적인가, 둘 다인가 하는 결정은 본질적으로 불확실하다. 잘못된 정신 장애 진단을 받느니 불확실성을 안고 살아가는 편이 훨씬 더 낫다.

DSM-5에서 마지막 순간에 기각된 항목들

지금부터는 DSM-5에 들어갈 뻔했으나 마지막 순간에 지워진 항목들을 살펴보겠다. 대단히 안도할 만한 일이다. 적절한 때가 되려면 한참 먼 항목들이기 때문이다. 그래도 우리는 이런 진단들이 유행하지나 않을지 여전히 조심스럽게 경계해야 한다. DSM-IV가 소아 양극성 장애를 기각했는데도 그것이 위험스러운 거짓 유행병이 되지 않았던가. 그리고 오스트레일리아는 공식적인 진단명도 아닌 '정신병 위험 요소'를 치료하는 국가적 프로그램에 5억 달러 가까이 쏟아부을 계획이다.

정신병 위험 요소는 너무나 위험한 개념이다

미래는 비밀을 지키는 데 능하여, 우리가 그것을 예측하기는 대단히 어렵다. 십대는 특히 더 그렇다. 십대는 낯선 나라의 낯선 사람처럼 보인다. 아니면 이상한 나라에 떨어진 앨리스처럼 보인다. 아이에서 어른으로 변신하는 과정에는 혼란스러운 사건이 너무나 많이, 너무나 빠르게 벌어진다. 신체적 변화, 성적 성숙, 새로운 역할, 새로운 생각, 새로운 감정, 새로운 관계, 새로운 책임, 새로운 자유, 새로운 유혹. 세상을 새롭게 마주하는 십대는 어른들이 뻔히 답이 없다는 것을 알고 있는 심란한 질문들을 던진다. 십대는 인생의 의미와 우주의 신비를 고민하고 종종 그것을 추상적인 방식으로 표현하여, 다음번 주택

할부금을 걱정하느라 바쁜 부모를 어리둥절하게 만든다. 십대는 자기 자신에 대해서도 편하게 느끼지 못한다. 십대가 스스로 느끼는 정체성은 연약하고, 불확실하고, 불안정하다. 존재론적 두려움, 기묘한 환상, 극단적인 감정, 근들거리는 자존감, 괴상한 옷차림, 일탈 행동이 넘친다. 쉴 없이 비디오게임을 하고, 음악, 영화, 취미 취향이 밉살스러울 때가 많다. 십대는 자신이 구박, 모욕, 따돌림, 오해를 받는다고 여기기 쉽다. 그들은 도움이 필요하지만, 도움을 거부한다. 친절한 관심을 적대적 간섭으로 오해한다. 부모는 얼마 전까지만 해도 사랑스러웠던 자식을 더는 이해할 수 없어서 당황하고, 최악의 미래를 상상한다.

혼란에 빠진 십대가 약물을 사용하기 시작하면 상황이 더욱 꼬인다. 남들보다 혼란을 많이 느끼는 아이일수록 약물을 사용할 확률이 더 높고, 정도가 더 심하다. 약물은 사람의 정신을 바꿈으로써 온갖 정신병적 상태를 다 모방하여 일으키므로, 성장의 어려움과 혼란이 증폭된다. 약물 중에서도 특히 정신병 전(前) 단계나 정신병 단계의 증상을 잘 흉내 내는 종류가 몇 있다. 그런 약물을 하면 환영과 환청을 겪고, 망상에 가까운 이상한 믿음을 품게 되고, 편집증과 지나친 경계심이 생기고, 의욕을 잃고, 책임과 개인위생을 무시하게 되고, 괴상한 반(反)문화에 빠진다. 괴짜스러운 특질이 더 두드러지고, 생각이 파편화되고, 신념이 교란되고, 기이한 생각이 그럴듯한 생각으로 여겨진다. 부모는 자식의 이상한 변화에 물질 사용이 미친 영향을 전혀 모르거나, 알더라도 그 역할을 대개 과소평가한다. 그렇다 보니 자연히 아이가 미친 게 아닌가 걱정한다.

좋은 소식은, 십대라는 경험이 보통 자기 제한적이고 일시적인 질병이라는 점이다. 혼란을 겪은 십대라도 대부분은 정상적인 어른으로 자란다. 나쁜 소식은, 일부는 그렇지 못하다는 점이다. 십대 때의 문제가 평생 이어질 어려움의 전주곡인 경우도 있다. 최악의 소식은, 십대 중 약 1퍼센트는 정신병적 망상, 환각, 이상한 생각과 행동을 드러내는 심각한 정신 질환, 즉 정신 분열증을 발전시킨다는 점이다. 정신 분열증 위험이 있는 아이들을 미리 알아내고 그들이 최초의 완연한 에피소드를 겪기 전에 개입할 수 있다면, 엄청난 괴로움을 피하는 셈일 것이다. 단기적으로 극심한 파열을 막을 수 있고, 평생 전망도 크게 개선될 것이다. 정신병 에피소드를 예방하는 것은 정신 의학의 최우선 과제이자 정신 의학이 20년 넘게 중점적으로 몰두해 온 문제이다. 그러나 건초 더미에서 바늘 하나를 어떻게 찾을까? 정신병을 발전시킬 극소수의 십대들과 정상으로 자랄 대다수의 십대들을 어떻게 구별할까?

가공할 과제를 다룰 요량으로, DSM-5는 새로운 진단을 제안했다. 이름은 두 가지였다. '정신병 위험 증후군(PRS)', 그리고 '약화된 정신병 증상 증후군'이라는 혀 꼬이는 진단명이었다. 이름이야 어쨌든, DSM-5의 고결한 목표는 조기 확인과 치료를 장려하자는 것이었다. 정신 분열증 발병을 예방하고, 그게 어렵더라도 최소한 그 병이 평생 끼칠 해악을 줄여 보자는 것이었다. 성공적으로 달성된다면, 이것은 정신 의학 역사상 최고의 업적일 것이다. 훌륭한 일을 하겠다는 야심은 좋다. 그러나 조기 확인은 오히려 목표를 벗어나서 심각한 피해를 끼칠 가능성이 높다.

좋은 의도만으로는 충분하지 않다. 좋은 도구가 있어야 한다. 정신병 예방 차원의 조기 개입은 세 가지 근본적이고 필수적인 기둥들이 갖춰졌을 때만 의미가 있다. 세 조건이란 알맞은 사람에게만 진단이 내려질 것, 효과적인 치료법이 있을 것, 그 치료법이 안전할 것이다. 정신병 위험 증후군은 세 측면 모두에서 빵점이다. 그 진단은 실제로는 정신병 위험이 없는 십대들을 대거 오진할 것이다. 효능이 검증되지 않은 비정형적 향정신성 의약품을 처방할 것이다. 가장 악랄한 점은 그런 약이 극도로 위험한 합병증을 일으킨다는 것이다.

오진 문제부터 짚어 보자. 최고로 뛰어난 전문의라도(이를테면 명망 높은 연구 전문 병원의 의사), 그가 정신병 위험 증후군 진단을 내린 사람 세 명 중 두 명은 정신병을 발달시키지 않을 것이다. 그리고 언뜻 직관에 위배되는 것 같지만, 역사가 오래된 연구 병원일수록 정확하게 맞히는 비율이 더 낮아진다. 평가자들이 갈수록 멍청해져서는 아니다. 세월이 흐르고 명성이 퍼지면 갈수록 더 잡다한 종류의 환자들이 이송되어 오므로, 정신병 위험이 없는 사람들 속에서 위험이 있는 사람을 가려내기가 건초 더미에서 바늘을 찾는 것처럼 점점 더 어려워지기 때문이다.

현장에서는 그 비율이 훨씬 더 우스꽝스러운 수준이다. 한 건 제대로 맞힐 때마다 오진이 아홉 건 벌어지는 수준이다. 일반 병원의 평가자들은 연구 병원의 전문의들보다 전문성이 한참 떨어지고, '환자'들도 좀 더 정상에 가까워 구별하기가 좀 더 어렵다. 이 진단이 공식화되어 제약 회사가 개입한다면 오진률은 더 높아질 것이다. 제약 회사는 부모와 의사에게 십대가 조금이라도 이상한 행동을 보이면 각별히 경계하라고 설득할 테니까.[37, 38, 39, 40]

정신병을 만드는 사람들

실제로는 정신병 위험이 높지 않은 아이들이 예방적 투약 처방을 받을 것이다. 그래서 비만과 당뇨 위험이 높아질 테고, 그밖에도 무서운 건강 문제들이 따를 것이다.[41] 더군다나 향정신성 의약품 투약이 정신병 에피소드를 예방하는 데 효과가 있다는 증거는 전혀 없다.

나쁜 결과는 여기에서 그치지 않는다. '정신병 위험 증후군'이나 '약화된 정신병 증상 증후군'이라는 용어에는 불길한 위협과 피할 수 없는 낙인이 담겨 있다. 오진받은 사람은 쓸데없는 걱정, 축소된 야망, 직업이나 보험이나 짝을 구할 때 차별을 겪을 가능성 등의 불필요한 십자가를 짊어질 것이다. 안 그래도 균형이 무너진 위험-편익 비에서 위험 쪽으로 더욱 기울어질 것이다.

자, 최종적으로 따져 보자. 정신병 위험 증후군으로 진단받는 아이들은 대부분 실제로는 위험이 없다. 그들이 받을 예방적 치료는 실제로는 예방 효과가 없고, 오히려 아이를 비만으로 만들고 기대 수명을 줄일 것이다. 진단 자체도 인생의 짐이다. 이 진단은 개인의 비극과 공공 보건의 재앙으로 가는 확실한 처방이다.

혼합성 불안/우울 장애는
모든 사람을 환자로 바꿀 것이다

DSM-5는 진단 인플레이션의 총아이자 제약 회사에게 주는 최고의 선물이었을지도 모르는 새로운 진단명을 제안했다. 그 기준 집합은 충족시키기가 누워서 떡 먹기라서, 조만간 거의 모든 사람들이 그 진단에 해당하는 결과가 초래될 뻔했다. 혼합성 불안 우울증(MAD)은 삶의 피치 못할 일부이자 일시적이고, 비특이적이고, 거의 보편적인 슬픔과 걱정을 질병화하려는 온갖 시도들 중에서도 가장 뻔뻔한 사례였다. 우리가 실직, 이혼, 질병, 금전적 곤란과 같은 불운한 사건을 겪었을 때 드러내는 완벽하게 정상적인 반응이 정신 장애로 바뀔 뻔했다. 어쩌면 당연한 일인데, 혼합성 불안 우울증은 진단으로서 예측력이 거의 없고 불안정하다. 이 진단을 받은 사람들을 1년 뒤에 검사해 보면 대부분 증상이 다 나아서 더는 진단이 필요하지 않을 것이다. 아니면 좀 더 확정적인 다른 진단으로 발달했을 것이다. 사실상 무의미한 진단을 섣불리 쏴 대는 것보다는 기다리면서 지켜보는 편이 더 현명하고 안전하다.

혼합성 불안 우울증에서 유일하게 예측 가능한 측면은 엄청난 마케팅 잠재력이다. 삶의 불가피한 문제들을 정신 장애로 바꾸는 것은 제약 회사에게 완벽한 노다지광이었을 것이다. 엄청난 시장 점유율과 높은 플라세보 반응률이 완벽하게 결합한 상황이니까. 혼합성 불안 우울증은 아무도 그 존재를 몰랐던 상태에서 하룻밤 만에 미국에서 제일 흔한 정신 장애로 떠올랐을 것이다. 지금도 인구의 11퍼센트가 복용하는 항우울제가 또다시 대대적으로 보급되었을 것이다. 다행히 DSM-5가 이 문제에 관해서 제정신을 차려, 항목을 기각했다. 그러나 정말이지 아슬아슬했다.[42, 43]

사춘기 성애증은 헌법의 위기를 부른다

꼭 무슨 의료 용어처럼 들리는 '사춘기 성애증'은 소아 성애증의 짝패로서 100년도 더 전에 고안된 가상의 개념이었다. 소아 성애증 환자는 사춘기 이전 아이를 성적 흥분의 대상으로서 선호하고 그런 대상에게서만 흥분을 느끼는 사람을 말한다. 마찬가지로 '사춘기 성애증 환자'란 선호하는 욕망의 대상이 갓 사춘기에 접어든 십대인 경우를 지칭한다고 한다.

사춘기 성애증은 임상 질병 단위로서 파악된 바 없고, 연구도 거의 이뤄진 바 없다. 그러나 이 진단은 성폭력 흉악범 공청회에서 예방 차원의 강제 정신 병원 수용을 정당화하는 근거로 사용됨으로써 이미 유행하고 있다. 그런 조치는 시민의 안전을 편리하게 추구하려는 행동이지만, 한편으로는 정신 의학을 오용하는 행위이자 일사부재리라는 소중한 헌법적 권리를 침해하는 행위이다. DSM-5는 현명하지 못하게시리 사춘기 성애증을 공식 진단으로 포함시키려고 했다. 그러나 성 장애와 법의학 분야 전문가들의 만장일치에 가까운 반대에 부딪치자 현명하게 기각했다. '사춘기 성애증'을 포함시키자고 주장한 사람은 그것을 연구하는 한 줌의 연구자들, 그보다는 수가 더 많고 그 거짓 진단을 내리는 일로 생계의 일부나 전부를 버는 성폭력 흉악범 평가자들뿐이었다.

사춘기의 미성년 십대와 섹스하는 행위는 감옥에 갇혀야 마땅한 비열한 범죄이지, 병원에서 치료받을 정신 장애가 아니다. 막 꽃피는 십대에게 성적으로 이끌리는 마음 자체는 본질적으로 정신병이 아니다. 수많은 연구가 분명히 보여 주었듯이, 그런 끌림은 아주 흔하거니와 정상적인 남성의 욕망 범위에 포함된다. 사회가 성 행위를 허락하는 연령은 시대와 장소에 따라 차이가 컸으며, 많은 사회에서는 자연이 성적 자격을 인정하는 구분선이 곧 사춘기라고 여겼다. 미국도 100년 전까지는 섹스 허용 연령이 13세였다. 요즘도 여러 개발 도상국에서는 그렇게 낮은 수준이다. 서구에서도 대체로 최근에서야 그보다 더 높아졌을 뿐이다.

진화는 십대에게 성적으로 끌리는 취향을 남성의 본능 속에 심어두었다. 사람들의 인생이 훨씬 더 짧았고 언제든 느닷없이 끝날 가능성이 있었던 시절에는 성적으로 성숙하자마자 자신의 DNA를 발현하려고 노력하는 것이 합리적이었다. 남들과는 달리 끈기 있게 기다리기만 했다가는 짝짓기 게임에서 질 위험이 높았다. 과거의 평균 사망 연령은 오늘날의 평균 혼인 연령과 같았다는 충격적인 사실을 잊지 말자.

최적의 짝짓기 전략은 길어진 기대 수명과 낮아진 신생아 사망률에 반응하여 극적으로 변했다. 우리가 70세까지 살 확률이 높다면, 섹스와 양육을 일찌감치 시작해 보아야 별만 좋을 게 없다. 시간은 충분하니까. 그리고 두 활동 모두 성숙했을 때 좀 더 안전하고 현명하게 수행할 수 있으니까. 그렇다 보니 요즘은 십대에게 이르다고 여겨지는 성적 행동으로부터 아이들을 보호하기 위해서 법적 허용 연령이 높아졌다. 우리 사회의 조건과 기대를 반영한 변화이다.

그러나 성적 본능은 그 변화를 얼른 따라잡지 못한다. 법률은 하룻밤에 바뀔 수 있지만, 인간의 근본적인 취향이 변하려면 적어도 수만,

수십만 년이라는 진화적 차원의 시간이 필요하다. 오래된 본능이 더는 적절하지 않다고 해서 그것을 간단히 꺼 버릴 수는 없다. 광고 산업은 아직도 많은 성인이 사춘기 아이에게 성적으로 끌린다는 사실에 착안하여, 어려 보이는 모델에게 도발적인 옷차림과 포즈를 취하게 함으로써 그 관심을 냉소적으로 이용해 먹는다. 섹시한 십대에게 성적 욕구를 느끼는 현상을 정신 장애로 단언하는 것은 우리의 상식과 경험과 과학적 증거를 거스르는 일이다. 사춘기에 접어든 대상에게 욕망을 느끼는 것은 범죄도 정신 장애도 아니다. 그것은 인간 본성이다. 그러나 실제로 그 충동에 따라 행동하는 것은 우리 사회에서 무거운 형량을 받아 마땅한 심각한 범죄이다.

'사춘기 성애증' 진단을 옹호하는 유일한 논리라면, 십대에게만 강박적으로, 배타적으로, 자기도 모르게 집착하는 드문 사람들을 묘사하기 위해서일 것이다. 그러나 이 진단을 DSM-5에 포함시키지 말 것을 지지하는 유력한 논리들이 더 많아서, 긍정적일 수도 있는 하나의 용도를 압도한다. 사춘기 성애증은(그런 게 존재한다면 말이다.) 연구된 바 없다. 그것을 어떻게 진단할지, 효과적인 치료법이 있기나 한지, 우리는 전혀 모른다. 임상적으로도 이 진단을 받아들여야 할 명백한 필요성이 없다. 만에 하나 치료법이 있다 한들 그 치료로 이득을 볼 잠재적 범법자들이 기꺼이 치료를 받겠다고 나서며 도움을 구하는 상황이 아니라는 말이다. 그리고 성폭력 흉악범 억류 제도를 부주의하게 남용하는 현상이 벌써 심각한 문제이다. 진짜 사춘기 성애자는 어린이를 해치는 성폭력 범죄자들 중에서 극히 일부에 지나지 않을 테지만, 지금까지의 경험으로 보아 법의학 평가자들은 그러거나 말거나 앞으로도 성폭력 흉악범 공청회에서 비자발적 억류를 얻어 내는 수단으로 이 진단을 더 널리 퍼뜨릴 것이다.

아동 성추행자에게 눈물을 흘려 줄 필요는 없다. 그러나 우리가 더없이 혐오하는 사람이라도 그 인권이 침해될 때는 언제나 헌법의 안정성이 훼손되는 셈이다. 오늘 우리가 십대와 섹스하는 행위를 정신 장애로 규정한다면, 미래에 지금보다 덜 계몽된 시절이 닥쳐서 가령 동성애는 정신 장애가 아니라는 사실을, 혹은 정치적 반동분자나 소수 종교를 탄압하는 일에 정신 의학을 오용하는 행위를 재고하지 말라는 법이 없잖겠는가. '사춘기 성애증'이 임상적으로 얼마나 유용하든, 무시무시한 법의학적 위험에 비하면 비교도 되지 않는다.[44, 45, 46]

과다 성욕의 질병화

이것도 DSM-5의 현명하지 못한 제안이었다. 다행히 기각되었지만, 언론과 대중의 의식에는 안타깝게도 생생하게 살아 있다. 가장 두드러지고 전형적인 과다 성욕 사례는 스포츠, 록 음악, 할리우드, 정치의 세계에서 등장한다. 미국과 이탈리아의 전직 대통령들뿐 아니라 기업계와 정부의 유력 지도자들도 이 용어로 설명될 수 있을 것이다. 미키 맨틀, 월트 챔벌레인, 매직 존슨, 타이거 우즈, 실비오 베를루스코니, 존 F. 케네디, 심지어 동네의 돈후안도 줄거리는 다 같다. 섹스를 아무리 많이 해도 만족하지 못하는 남자(여자인 경우는 극히 드물다.)의 이야기이다. 월트 챔벌레인은 2만 명의 여성과 잠자리를 함께했다고 떠벌렸다. 기자가 계산을 해 보고 그렇다면 하루에 평균 세 명이라고 말하자, 챔벌레인은 씩 웃으면서 턱을 어루만지고는 대답했다. "맞아요. 그쯤 되겠네요."

우리는 정상적인 성적 행동이 무엇인지 합의하기 어렵기 때문에, 과다한 성적 행동도 정의하기 어렵다. 개인적, 문화적 편향이 큰 영향을 미치기 때문에 정의가 늘 변한다. 뉴욕이나 암스테르담에서 완벽한 정상으로 간주되는 행위가 토피카나 메카에서는 절대로 용납되지 않을 수도 있다. 오늘날 뉴욕에서 정상인 행위가 100년 전 뉴욕에서는 일탈이었을 수도 있다. 프로 선수들에게는 정상인 행위가 평범한 사람들에게는 아닐 수도 있다. 변이가 어마어마하고, 분명한 기준이 없다. 기회 유무에 따라서도 크게 달라진다.

과잉 성욕이 잘못된 방향으로 표출되는 경우가 잦기는 해도, 그것이 정신 장애의 징후인 경우는 드물다. 사람은, 특히 남자는 워낙 자주 바람을 피우기 때문에, 어쩌면 그것을 이상이 아니라 정상적인 행동으로 봐야 할지도 모른다. 우리에게 섹스가 이토록 쾌락적인 것은 우리 DNA의 생존이 전적으로 섹스에 달려 있기 때문이다. 진화는 정자와 난자를 후대로 넘기는 데 도움이 되는 행동이라면 뭐든지 하려 드는 성향을 우리 뇌에 심어 두었다. 유혹에 대한 낮은 저항력은 사랑, 도덕, 정절, 장기적 결과에 대한 고려를 곧잘 압도한다.

진화의 머릿수 게임에서는 성 충동이 큰 사람일수록 아이를 많이 두는 경향이 있다. 성적 유혹에 넘어가는 것은 DNA의 생존에 대단히 가치 있는 일이다. 그 때문에 우리가 넘어가는 것이다. 이 현상이 아무리 유감스럽더라도, 어쨌든 그것은 자연 선택의 작동 방식이자 정상적인 삶의 일부일 뿐 정신 장애가 아니다. 칭기즈 칸의 유전자는 진화의 도박에서 이겼고, 그리하여 현대 후손 수백만 명의 몸속에서 지금도 살아 있다. 성적으로 미적지근한 사람은 지구를 물려받지 못한다.

성적 이상 행동을 질병화하는 것은 심각한 실수이다. 그것은 문제를 저지른 개인의 마음에서 책임감을 줄이고, 쾌락주의에 대해 그릇된 정신 의학적 변명을 제공한다.[47]

진단 인플레이션에서 진단 초인플레이션으로

통화 인플레이션이 벌어질 때 통화를 더 공급하는 것은 현명하지 못한 일인 것처럼, 진단 인플레이션이 횡행할 때 새 진단을 만들어 내는 것은 현명하지 못한 일이다. DSM-5는 절제의 필요성을 깨닫지 못했다. 오히려 기존의 유행에 더하여 더 새롭고 안타까운 유행을 일으키려고 한다. 그 때문에 좀 더 느슨한 진단과 좀 더 부적절한 치료를 허락하는 방향으로 수문이 넓게 열릴 것이다.[48] 합리적인 세상이라면 DSM-5는 오히려 반대 방향으로 나서야 했다. 진단 인플레이션을 다스리고, 정말로 필요한 상황에서만 치료를 제공하도록 단속해야 했다. DSM-5는 벌써 피해를 끼쳤다. 그 피해를 쉽게 복구할 수는 없을 것이다. 다만 위안이라면 DSM-5를 둘러싼 논쟁 때문에 DSM-5의 평판이 널리 깎인 것, 그리고 진단 인플레이션의 피해를 걱정하는 사람이 많아진 것이다. 앞으로 많은 의사들이 DSM-5의 실체를 간파할 것이고, DSM-5에게 '성경'과도 같은 부당한 권위를 부여하지 않을 것이고, 어쩌면 좀 더 조심스럽게 진단하고 처방할 것이다. 많은 잠재적 환자들 또한 자신에게 맞지 않는 진단은 받아들이지 말라는 경고를 접했다.

3부

범람하는
정신 장애로부터
나를 지켜라

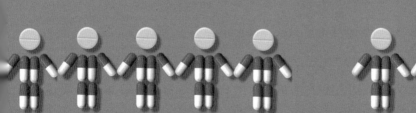
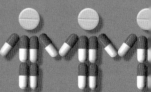

7

진단 인플레이션
바로잡기

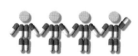

모든 복잡한 문제에는 명확하고 간단하고 잘못된 해답이 존재한다.

— H. L. 멩켄(1880~1956년, 미국의 저널리스트 — 옮긴이)

진단 인플레이션에는 복잡하고 서로 상호 작용하는 많은 원인이 있다. 따라서 복잡하고 서로 상호 작용하는 많은 치료법을 적용해야 문제를 풀 수 있을 것이다. 그리고 그 결과는 대단히 의심스럽다. 우리는 무슨 일을 해야 할지 똑똑히 알지만, 할 일을 아는 머리가 있다 한들 실행할 근육이 없으면 소용이 없다. 정치적, 금전적 세력들은 대부분 비정상의 뒤를 밀어 주고 있으며, 그에 대항하여 정상을 밀어 주는 세력은 균형을 잡기는커녕 비교가 안 될 만큼 힘이 떨어진다. 그러나 가끔은 다시 희망이 솟는다. 가끔은 유순한 자들이 지구를 물려받을 때도 있다. 특히나 정당한 대의가 그들의 편일 때는. 가끔은 누구도 가능하리라고 상상조차 못 했던 뜻밖의 사회적, 의료적 기적이 일어난다. 우리는 온갖 난관을 뚫고서 흑인 대통령을 선출했고, 동성 결혼 법안을 통과시켰고, 흡연을 섹시하고 세련된 과시 행위에서 지저분하고 시시한 습관으로 변모시켰다. 그러니 진단 인플레이션의 야수를 길들여서 정신 장애가 유행병처럼 세상을 뒤덮지 못하도록 막는 일도 못 할 것 없지 않겠는가. 다음과 같은 방법으로 하면 된다.

우리는 잘못된 약물과의 전쟁을 치르고 있다

미국은 지난 40년 동안 도무지 이길 가능성이 없는 상대인 마약 카르텔과의 전쟁을 치렀다. 그러나 도저히 질 가능성이 없는 상대인 합법적 의약품 오남용과의 전쟁은 시작조차 하지 않았다.

오늘날의 마약 차단 조치는 1920년대의 알코올 금지 조치만큼이나 대실패임에 분명하다.[1] 간간이 우두머리를 체포하거나 수백만 달러 규모의 헤로인, 코카인, 암페타민 밀수품을 압수한 성과가 큼직하게 보도되지만, 추세를 멈추기에는 역부족이다. 불법 마약의 가격은 상당히 일정한 편이고, 시장이 축소될 만큼 가격이 높아지는 경우는 결코 없다. 이따금 공급이 끊기더라도 늘 새로운 공급원이 나타나서 빈자리를 메운다. 당국에 압수된 마약의 시장 가치가 엄청나게 커 보여도, 그보다 훨씬 더 많은 양이 늘 스며들고 있다. 대대적인 마약 단속이 벌어져도 사용 패턴은 그다지 영향을 받지 않는다. 마약 차단 캠페인은 눈 가리고 아웅 하는 두더지 잡기 게임으로 전락했다.

마약 카르텔 고위층을 대거 체포했다거나 죽였다는 떠들썩한 보도도 무의미하기는 마찬가지다. 그래 봤자 거리의 마약 공급에는 아무런 영향이 미치지 않는다. 오히려 사나운 영역 다툼이 뒤따르기 마련이라, 대체로 부정적인 부작용만 줄줄이 이어진다. 마약 사용이 줄기는커녕 더 많은 살인과 부패가 벌어진다. 거대하고 수익성이 엄청나게 높은 다국적 기업들이 으레 그렇듯이, 마약 산업은 대단히 잘 조직되어 있고 대단히 합리적으로 운영된다. 마약 산업은 합법적 제약 산업과 비슷한 사업 모형과 기업 구조를 취한다. 파이저, 엘리릴리, 얀센 같은 회사들은 현재 CEO가 누구냐에 따라 운영 방식이 달라지지 않는다. 회사들은 고정된 운영 방침과 하부 구조에 따라 사업적 결정을 내리고, 연속성을 담보하고, 영구적인 수익을 확보한다. 그래서 어느 시점에 누가 우두머리를 맡느냐는 문제가 되지 않는다. 불법 마약 산업은 그보다 훨씬 더 폭력적이지만(그리고 약간만 더 무자비하다.), 그 집행 구조는 장기적 수익을 추구하는 측면에서 합법 제약 산업 못지않게 효율적이다. 카르텔의 우두머리 하나를 잘라 낸들 몸통에는 일시적인 영향을 미칠 뿐이다. 마약 산업은 히드라처럼 머리가 많고, 회복력이 있고, 유능하다. 왕좌를 노리는 더 무자비한 야심가가 부족할 일은 절대로 없다.

마약과의 전쟁 때문에, 마약 카르텔은 도리어 상상을 초월할 만큼 부유해졌다. 그 덕분에 서로 간에, 또는 정부를 상대로 군사적, 정치적 무기 경쟁을 벌일 수단과 동기를 갖추었다. 그들은 금으로 관료를 매수하고 납 총알로 괴롭혔다. 사실상 지속적인 내전이나 다름없는 상황을 만들어, 실패한 정부를 약화시켰다.[2] 우리는 이미 여러 차례 실험했고, 이제 결과를 겸허히 인정할 때다. 우리는 마약과의 전쟁을 치렀고 그 전쟁에서 졌다. 앞으로도 계속 싸운다면 계속 질 것이다.

우리는 이제 불법 마약보다 합법 의약품의 오남용이 더 큰 공공 보건 문제가 되었다는 사실을 인정해야 한다. 인구의 7퍼센트가 처방약에 중독되어 있다는 사실, 처방약 과용으로 인한 사망 사고가 불법 마약으로 인한 사고보다 더 많다는 사실은 좌시할 수 없다.[3] 엘리릴리나 파이저 같은 회사들이 강매하는 합법 의약품은 카르텔의 말단 판매자들이 밀매하는 마약보다 (과용할 경우) 더 위험하다. 공공 정책은 공공 보건 및 정책 분야의 이 충격적인 역설에 제대로 맞서지 않는다. 자꾸 지기만 하는 불법 마약과의 전쟁에는 막대한 돈을 쏟아부으면서, 쉽게 이길 수 있는 합법 의약품 오남용과의 전쟁에는 손가락 하나 까딱하지 않는다.[4]

좋은 소식은, 불법 마약상과는 달리 합법 의약품 판매자는 법에 취약하다는 사실이다. 우리가 그들을 통제하려는 정치적 의지만 품는다면, 실제로 쉽게 통제할 수 있다. 엘리릴리, 아스트라제네카, 얀센, 애벗, 퍼듀 등은 사법 제도 내부에서 작동하며 법의 보호를 누린다는 점에서 시날로아, 티후아나, 후아레스 카르텔보다 유리하다. 제약 회사는 TV, 인터넷, 인쇄 광고를 버젓이 사용하여 제품을 마케팅(달리 말해 '강매')할 수 있다.[5] 의사와 약국을 통해 값싸게 유통시킨다. 후원금과 낙하산 일자리를 제공함으로써 정치인을 합법적으로 매수한다.[6] 경찰에게 체포되거나 경쟁 기업에게 암살될 걱정을 하지 않아도 된다. 그런데 그렇게 법에 의지한다는 점이 곧 약점이다. 그 때문에 합법적 의약품 강매자는 법의 장악력에 훨씬 더 취약하다. 법은 하룻밤

정신병을 만드는 사람들

사이에 제약 회사의 미심쩍은 관행을 금지하고 최악의 약탈을 멈출 수 있다.

제약 회사가 유도한 진단 인플레이션을 치료하는 일은 로켓 과학처럼 어렵지 않다. 고난도의 규제, 법제, 정책이 필요하지도 않다. 해야 할 일의 목록은 이처럼 분명할 수 없고, 실행도 이처럼 쉬울 수 없다. 그러나 첫 단계가 어렵다. 대형 제약 회사가 내건 금전적 당근, 즉 두둑한 후원금과 유혹적인 미래의 일자리 제안에 정치인들이 '싫다고 말해'야 한다('마약과의 전쟁' 캠페인 당시 슬로건이 '싫다고 말해(Just Say No).'였다. ― 옮긴이).

마케팅 기계 해체하기

합법적 향정신성 의약품 산업은 그릇된 정보를 공격적으로 퍼뜨림으로써 번영을 일구었다. 대형 제약 회사는 새로운 시장과 더 많은 수익을 추구하기 위해서 거의 무제한의 금전적 자원, 정치적 압력, 마케팅 솜씨, 탐욕을 투입한다.[7] 그러나 만일 정치인들에게 이런 흐름을 역전시킬 동기가 있다면, 당장에라도 흐름을 뒤집을 수 있다. 아래에 나열된 정책 변화 중에서 실행하기 어려운 것은 하나도 없다. 대부분은 세계 다른 나라들이 이미 채택하여, 처방약 과용을 근절하지는 못하더라도 통제하는 데 효과를 거둔 정책들이다.

제약 회사를 다스리는 14가지 방법

- TV, 잡지, 인터넷으로 소비자에게 직접 광고하지 못하게 한다.

- 제약 회사가 후원하는 연회, 식사, 판촉용 선물, 의사나 의대생의 직업 교육을 금지한다.[8]

- 의료계 전문가 단체에게 금전적 지원을 하지 못하게 막는다.

- 잘생긴 영업 사원들이 병원 대기실에 모여들지 못하게 막는다.

- 무료 샘플을 금지한다.[9]

- 승인된 용도 이외의 마케팅을 금지한다.[10]

- 분야 지도자를 동원하는 것을 금지한다.[11]

- 식품 의약국(FDA)에 제약 회사가 자금을 대는 것을 금지한다.

- 부정행위에 대해서 회사만이 아니라 임원들에게도 더 무거운 벌금과 형사 처벌을 가한다.[12]

- 법을 어긴 회사에게는 특허 보호 기간을 단축한다.

- 시민 단체에게 금전적 지원을 하지 못하게 막는다.[13]

- 질병 인식 캠페인을 금지한다.[14]

- 정치인에게 무제한으로 비공개 기부를 하지 못하게 막는다.

- 제약 회사에 대한 규제를 설정하고 감독하는 데 관여했던 정치인, 실무자, 관료는 3년의 유예 기간을 거쳐야만 제약 회사에 취직할 수 있게 한다.

제약 회사들이 자발적으로 개혁하기를 기대할 수는 없다. 그들 입장에서는 계속 수익이 나고 주주들이 만족하는 한 변할 이유가 없다. 그들의 기업적 사명은 최대한 많이 돈을 버는 것이다. 그들이 아무리 그렇지 않다고 항변해도, 그들의 우선순위에서 공공복지는 저 아래에 있는 게 분명하다. 법이 그들의 그릇된 정보와 독점적 가격 책정으로부터 대중을 보호해야 한다. 그리고 단순히 법전에 법률이 적혀 있는 것만으로는 그들의 탐욕을 제대로 다스릴 수 없다. 법을 어겼을 때의 금전적 대가가 이득을 능가하거나 몇몇 임원들이 감방에 가야 한다. 외부에서 그들의 관행을 중지시키지 않는 이상, 제약 회사들은 최대한 오래 최대한 많이 탐욕을 채울 것이다. 다른 나라들은 미국보다 제약 회사의 지나친 행위를 더 잘 통제하는 편인데, 아마도 민주주의 국가들 가운데 미국처럼 쉽게 돈이 정치력으로 전환되는 나라는 없기 때문일 것이다. 개혁 운동이 의지할 만한 최선의 희망은 제약 회사의 강탈에 대한 대중의 지속적인 분노이다. 에이브러햄 링컨이 말했듯이, "몇몇 사람을 끝까지 속일 수는 있고 모든 사람을 잠깐 속일 수도 있지만 모든 사람을 끝까지 속일 수는 없다."

유통 통제하기: 마스터카드에서 빌린 비법

진단 인플레이션과 복합 처방은 동시에 진행되며, 때로 치명적인 조합이 된다. 거의 완벽하게 예방할 수 있는 이 죽음과 장애의 원인을 저지하려는 노력이 이토록 부족하다는 것은 놀라운 일이다. 더구나 위험한 과잉 처방을 중단시킬 수 있는 손쉬운 기술적 해법이 존재하는데도.

당신의 신용카드로 미심쩍은 구매가 이루어질 경우, 카드 회사는 즉각 그 사실을 알아차리고 당신이 구매를 승인할 때까지 임시로 카드를 정지시킨다. 때로 짜증스러울 만큼 효율적인 이 체계는, 이를테면 당신이 마스터카드에 해외여행을 할 예정이라고 알리지 않은 채 외국에서 카드를 쓰는 경우에 당장 발동한다. 의약계는 왜 이와 비슷하게 효율적이고 예방적인 실시간 경고 체계를 갖추어 향정신성 의약품과 진통제의 걷잡을 수 없는 과잉 처방과 배포를 막지 않을까? 우리에게 100달러 사기를 막을 기술이 있다면, 처방약 과용으로 인한 사망을 예방하는 데 그 기술을 적용하지 않는 것은 한심한 일이다.

당국이 국경과 거리에서 단호하고 값비싼 법 집행 노력을 기울였음에도, 불법 마약 유통을 통제하기란 사실상 불가능한 일로 드러났다. 그에 비해 처방약 유통을 통제하기란 식은 죽 먹기다. 속속들이 감시하는 컴퓨터를 써서 처방약을 배포하는 모든 약국들을 연결할 수 있기 때문이다. 그리고 적절한 지침을 설정함으로써, 수상한 거래에는 꼬리표를 붙이고(가령 너무 많은 종류의 약을 동시에 처방할 때, 너무 큰 복용량을 처방할 때, 환자가 처방을 너무 자주 받거나 여러 의사에게 받을 때) 습관적으로 과잉 처방하는 의사들을 가려내면 된다. 문제가 되는 이례적인 사례에 대해서 충분한 근거가 있다면(카드 회사의 경고를 울린 구매에 대해서 우리가 카드 회사에게 설명하는 것과 마찬가지다.), 계속 진행하도록 허락한다. 반면에 치명적인 위험이 있는 혼합약이나 의사는 이 과정에서 확인되어 당장 저지될 것이다.

내가 생각할 때 이 방안에 대한 반대 논리는 세 가지뿐인데, 모두 유효하지 않다. 첫째는 비용이다. 누가 돈을 댈 것인가? 이것은 어리석은 질문이다. 우리는 국경의 마약 단속에 흡사 밑 빠진 독에 물 붓기처럼 돈을 쓴다. 국경을 봉쇄하기가 사실상 불가능하기 때문이다. 그러나 합법적 의약품의 배포처로서 국경에 비견되는 약국들은 쉴 새 없이 돌아가는 컴퓨터로 쉽고 싸게 순찰할 수 있다. 감시 체계의 비용을 누가 대느냐 하는 문제도 간단하다. 제약 회사의 어마어마한 수입에서 거둔 약간의 세금으로 충당하면 된다.

두 번째 걱정은 어떻게 모든 제약 회사와 약국을 그런 체계에 참가시키느냐 하는 것이다. 의약품 처방과 배포는 워낙 파편적이라서 중앙에서 통제하기 어렵지 않을까? 전혀 아니다. 약국 체인점들과 인터넷의 대형 통신 판매 회사들을 이런 처방약 남용 차단 체계에 강제로 끌어들이기는 어렵지 않다.

세 번째 반대는 유일하게 따져 볼 가치가 있다. 그런 경고 체계가 개인의 프라이버시를 침해하는 빅 브라더가 될 위험은 없을까? 나쁜 사람들이 오용하지 않을까? 만일 합법적 의약품 과용을 막는 일이 이토록 다급한 문제가 아니라면, 그리고 이미 처방을 기록하고 감시하는 체계가 존재하기 때문에 어차피 프라이버시가 잘 지켜지지 못하는 현실만 아니라면, 그 주장에 좀 더 힘이 실렸을 것이다. 그러나 지금으로서는 포괄적이고 구속력 있는 경고 체계를 갖춤으로써 추가되는 위험은 적을 것이고, 추가되는 이득은 막대할 것이다.

이런 조치가 진단 인플레이션에 영향을 미칠까? 그렇다. 이 작은 조치가 충분히 전체를 뒤흔들 수 있다. 사람들이 원하는 약을 쉽게 얻는 티켓으로서 진단을 사용할 때는 그 진단이 점점 더 많이 내려지기 마련이다. 느슨하게 진단하고 함부로 처방하는 의사들도 컴퓨터의 매서운 눈길이 흔들림 없이 자신에게 고정되어 있다는 사실을 알면 진단에서도 처방에서도 좀 더 긴장할 것이다.

이것은 약물과의 전쟁에서 우리가 유일하게 이길 수 있고 또 이겨야 하는 전투이다.

나쁜 약 퇴출시키기

미국 식품 의약국은 신약 시판을 승인하기 전에 (충분하다고는 할 수 없지만) 상당히 꼼꼼한 검사를 거친다. 그러나 일단 파티에 초대된 제품은 이후 상당히 자유롭게 즐긴다. 뚜렷한 합병증이 있거나 실제로 사람을 죽인 경우만 아니라면, 이후에는 수십 년 동안 감시망에서 자유롭다. 식품 의약국에는 승인 후 감독 프로그램이 있지만, 자금이 몹시 부족하기 때문에 쓸모없거나 해로운 시판 제품을 모조리 감시할 여력이 없다.

자낙스를 예로 들어 보자. 자낙스는 1980년대에 발륨과 리브리엄을 대체할 기적의 약으로 도입되었다. 환자들은 자낙스를 좋아했고, 1차 진료의들은 즐겨 처방했다. 그러나 자낙스는 효능보다는 수익성과 수명 면에서 더 경이로웠다. 치료 효과가 있는 복용량은 중독이 우려될 만큼 클 때가 많고, 금단 현상으로 심각한 불안이 따르기 때문에 환자가 평생 약에 코가 꿰일 때가 많다. 끊으려고 하면 애초에 겪었던 문제보다 더 심각한 공포나 불안 증상이 따를 수 있다.[15] 자낙스는 다른 처방약이나 알코올과도 상호 작용하여 의원성 과용 사고나 사망을 일으킨다.[16] 요긴한 의료적 처방으로서의 역할은, 설령 있더라도, 미미하다. 만일 우리가 처방약 오용에 대한 전쟁을 벌였다면, 자낙스는 초

정신병을 만드는 사람들

기 전사자가 되었을 것이다. 그러나 현행 정책에서 식품 의약국은 득보다 실이 더 많은 약을 구속할 방법이 없다. 우리는 나쁜 약을 가려내고 퇴출시킬 방법이 필요하다.

의사들 다스리기

대부분의 의사들은 의약품을 처방할 때 신중하려고 노력한다. 그러나 소수의 썩은 사과가 전체에게 막심한 피해를 끼치는 법이다. 그런 의사는 불법 마약을 판매하는 길거리 밀매자나 마찬가지다. 그러나 감독과 감사를 동원한다면 그런 '수완가'를 쉽게 가려낼 수 있다. 그들은 짧은 시간 내에 많은 환자를 받는다. 한정된 시간 내에 많은 정신 장애 진단을 내린다. 모든 환자들에게 똑같은 진단과 의약품 처방을 내릴 때도 있다. 복합 처방하는 약 종류가 가장 많고, 평균적으로 가장 많은 복용량을 지시하고, 모든 환자들에게 똑같은 조합을 지시할 수도 있다. 그들은 진료비를 많이 받으면서도 환자의 이름이나 문제를 기억하지 못할 수 있다. 제약 회사의 행사를 성실하게 쫓아다니고, 가끔은 그런 자리에서 연설하며 기적의 신약을 극찬한다. 그들의 진료실은 제약 회사 영업 직원을 끌어들이는 자석이고, 영업 직원들은 의사의 비서와 친근하게 이름을 부르는 사이이다. 진료실 곳곳에 제약 회사가 준 선물과 설비가 있다. 아마도 이런 의사들은 아주 좋은 차를 몰고, 아주 좋은 집에서 살 것이다. 그들이 처방한 약을 환자가 과용하여(아마 술도 가세하여) 죽는 사건이 간간이 벌어지는데도 그들은 징계받지 않고, 여전히 전문가 공동체의 기둥으로 활약하고, 자신의 임상 진료 실력을 높게 평가한다. (나는 『정신과 진단의 핵심』이라는 책에서 의사들이 여러 정신 장애를 정확하게 진단하는 데 도움이 되는 요령을 제공했고, 어떻게 하면 진단 인플레이션을 피할 수 있는지도 이야기했다.)

　기본적인 의약품 자동 감시 체계만 있어도, 이런 의사들을 적절한 의료 행위에서 벗어나는 극적인 예외값으로 규정함으로써 쉽게 가려낼 수 있다. 기초적인 품질 관리 조치만 있어도, 그들에게 자신의 결정을 정당화하도록 요구할 수 있다. 그러면 그들의 지나친 행위가 어느 정도는 즉각 누그러질 것이다. 전문가 공동체가 한 사람에게만 징계를 가해도 다른 사람들까지 질서를 지킬 테고, 대중이 한 사람에게만 창피를 가해도 다른 사람들까지 단속될 것이다. 이 조치는 '합법적 의약품 오남용과의 전쟁'이라는 종합적 조치의 일환으로 시행될 수 있고, 그래야 한다. 지금은 이런 조치가 없다시피 한 실정이다. 의료계의 마약 판매상이라고 부를 만한 이런 의사들은 아무런 처벌을 받지 않은 채 열성적으로 사업을 펼치고 있으며, 그 대가로 환자들이 장애를 겪거나 때로 죽음에 이른다. 적절한 감시 및 품질 관리 체계가 자리 잡는다면, 부적절한 복합 처방 행위는 몇 달 만에 중단될 수 있다.

DSM 길들이기

우리는 진단 인플레이션을 부추기는 DSM의 느슨한 기준들을 바싹 조여야 한다. 이 일은 쉽지 않을 것이다. 문제가 30년 동안 곪은 데다가 DSM-5 때문에 더 악화되었기 때문이다. 그러나 세월이 흐르면 간혹 실수를 수정할 방법이 생기기도 하는 법이고, 지금이 바로 수정에 나설 때다. 기존 진단들에 대한 문턱값은 더 많은 증상, 그리고/또는 더 긴 지속 기간, 그리고/또는 더 큰 손상을 요구하는 방향으로 바꿔야 한다. 대단히 설득력 있는 이유가 없는 한, 새 진단명을 더하는 일은 그만두어야 한다.

또한 DSM이 짊어진 책임의 일부를 점진적으로 덜어 주어야 한다. 정신 장애 진단의 유무에 따라서 결정되는 문제들로부터 DSM을 풀어 주어야 한다. 교육 서비스에 관한 결정은 교육적 필요성을 엄밀하게 따져서 내려야지, 진단 유무에만 좌우되어서는 안 된다. 자폐증과 주의력 결핍 장애는 교육용이 아니라 임상용으로 정의된 진단이라, 교실의 결정을 좌우하는 잣대로는 썩 맞지 않다. 똑같은 진단을 받아도 학습 능력의 손상 수준은 사람마다 편차가 아주아주 크다. 마찬가지로, 장애 수당을 비롯한 여러 수당의 자격 조건은 그 사람의 기능이 실제로 손상된 정도에 좀 더 의존해야 하고, 정신 장애 진단을 받았느냐 못 받았느냐 하는 점에는 덜 의존해야 한다. 사법 절차도 DSM에 지나치게 의존해서는 안 된다.

정신 장애 진단은 한때 겸손한 임상적 도구로서 외부에는 영향력을 거의 미치지 않았다. 지금은 DSM의 세력권이 비대하게 확장되어,

역량을 넘어서는 결정들까지 모조리 판단하는 유일한 심판자가 되었다. 그 때문에 진단 체계는 편하게 감당할 수준보다 더 무거운 짐을 지고 있으며, 의사가 환자에게 추가의 서비스와 혜택을 주기 위해서 상향 진단을 내리기 마련이라 진단 인플레이션이 가중된다. 덜 중요한 DSM이 더 좋은 DSM일 것이고, 더 정확한 진단을 낳을 것이다.

정신과 진단은 정신과 의사에게만 맡겨 두기에는 너무 중요하다

미국 정신 의학 협회는 지난 세기에 정신 장애 진단을 독점했다. 이것은 계획에 따른 일이 아니라 역사적 우연이었다. 1980년에 DSM-III가 나올 때까지는 DSM에 신경을 쓰는 사람이 정신 의학 협회 말고는 아무도 없었다. DSM 관리 작업은 공공의 후원을 유치하기에는 너무나 중요하지 않은 일이었기에, 하는 수 없이 정신 의학 협회가 부담을 떠맡은 것뿐이었다. 이후 상황은 극적으로 바뀌었다. 정신 장애 진단의 중요성은 엄청나게 커졌고, 협회의 역량은 줄었다.

DSM-5는 최후의 한계이자 시끄러운 경고였다. 정신 의학 협회의 관리 조직은 스스로 관리 능력이 없음을 입증했다. 연구자들이 저마다 선호하는 이론에 근거하여 내놓은 변경안을 무모하게 다 받아들였고, 그것이 현실에서 미칠 충격은 충분히 시험하지 않았다. 임상, 역학, 보건 경제학, 법의학, 공공 정책 전문가는 논의에서 배척했다. 모든 결정을 정신과 의사의 손으로, 정신과 의사를 위해서 내렸다. 정신과 의사는 전체 임상 종사자의 7퍼센트에 불과하고 그들이 쓰는 처방전은 전체 향정신성 의약품 처방에서 작은 일부에 불과한데도 말이다. 정신 의학 협회는 DSM-5를 공공 자산으로 다루지 않았다. 자신의 출판물 겸 수익 창출원으로 취급했다.

DSM-5를 둘러싼 어리석은 소동을 볼 때, 정신 장애 진단은 정신 의학 협회의 역량을 넘어섰다. 정신 장애 진단은 삶의 여러 측면에서 대단히 중요해졌기 때문에, 능력에 한계가 있고 공적 책임감이 없는 작은 전문가 조직에게만 맡겨 둘 수 없다. 앞으로도 정신과 의사들은 중요한 구성원으로 활약하겠지만, 정신 의학 협회가 계속 지휘를 맡아서는 안 된다. 정신 장애 진단에 대한 협회의 배타적 독점권은 끝나야 한다.

다음으로 떠오르는 질문은 명백하다. 미국 정신 의학 협회가 불꽃을 관리할 책임자로서 영영 자격을 잃었다면, 대신 누가 맡아야 할까? 안타깝게도 기존 조직들 중에는 바로 역할을 맡을 수 있는 곳이 없다. 다른 정신 보건 관련 단체가 진단을 독점해서도 안 된다. 정신과 의사들은 이전과 다름없이(방식은 다를지라도) 망쳐 버릴 것이다. 국립 정신 보건 연구소(NIMH)는 자원, 지적 능력, 도덕적 권위를 갖추고 있다. 그러나 연구소는 갈수록 철저하게 기초 과학 연구에만 초점과 전문성을 쏟고 있고, 현실의 임상적 의문을 다루는 데는 별 관심이 없거나 기술이 없다. 국립 정신 보건 연구소가 작성한 DSM은 연구자에게는 꿈의 목록일 테지만 임상의, 환자, 공공 정책에게는 악몽일 것이다. 세계 보건 기구(WHO)도 후보가 될 만하다. 그러나 그동안 독자적인 정신 장애 편람을 작성하면서 드러냈던 결함을 보건대,

썩 미덥지는 않다. 그밖에는 당장 대역을 맡을 조직이 없다.

　나는 정신 장애 진단을 규제할 새로운 조직이 필요하다고 보고, 충분히 그럴 가치가 있다고 본다. 기존 조직들 중에는 미국 식품 의약국이 제일 근접한 모형이다. 이것은 짐작만큼 무리한 이야기가 아니다. 정신 의학의 새로운 진단은 신약보다 훨씬 더 위험할 수 있다. 신약은 일반적으로 기존 약을 빼닮은 모방품이지만, 새로운 진단은 엄청난 과잉 치료를(더불어 갖가지 부작용을) 일으킬 수 있다. 식품 의약국은 신약에 대해 상당히 세심한 심사를 실시하지만, 우리는 세심하고 독립적인 심사를 거치지 않은 채 자칫 위험할지도 모르는 새로운 진단명을 마구 허락한다. 진단 체계의 변화는 신약 심사만큼이나 철저하고 세심한 심사를 거쳐야 한다.

　그러나 누가 그 일을 할 것인가? 보건 복지부 산하의 새로운 학제적 조직이 맡으면 좋을 것이다. 모든 임상 분야들과 공공 정신 보건, 복지, 보건 경제, 법의학, 교육 분야 전문가들을 통합하는 조직이어야 한다. 직원들은 증거에 기반하여 과학 문헌을 검토할 것이다. 아니면 결과에 이해관계가 없는 외부 단체에게 외주를 주는 편이 더 나을 수도 있다. 결정은 공개적이고 명시적인 위험/편익 분석 결과를 근거로 삼아서 내려야 한다. 분석할 때는 어떤 의외의 결과가 나올지 예측해야 하고, 비용과 자원 할당 측면에서 어떤 충격이 미칠지도 예상해야 한다. 소비자도 심사단에 참여해야 한다. 모든 내용을 실시간으로, 철저히 투명하게 공표해야 한다. 새 진단이 오용되거나 뜻밖의 해로운 영향을 미치는지 확인하기 위해서, 이후에도 지속적으로 감독해야 한다.

변화는 점진적으로 쌓아야 한다. 무작위로 설정한 시간 간격마다 매번 진단 체계를 통째 뒤집는 관행은 이치에 닿지 않는다. 진단을 하나씩 개별적으로 다루되, 그 순서는 새로운 과학적 증거가 나타났느냐에 따라 결정해야 한다. 변화를 위한 변화여서는 안 되고, 굳건한 증거와 합의된 지지가 있어야 한다. 가까운 미래에는 뇌 연구 결과보다 보건 서비스의 필요에 따라 진단 체계가 변경될 가능성이 높다. 신경 과학 분야의 혁명이 훨씬 더 섹시하고 지적으로 자극적이기는 하지만, 알츠하이머병을 제외하고는 진단 분야의 결정을 뒷받침할 만큼 충분한 실험적 증거를 내놓는 수준에 한참 못 미치기 때문이다.

단계적 진단: 인플레이션에 대한 확실한 치료법

우리는 정신 보건 임상의와 1차 진료의에게 지금과는 전혀 다른 접근법을 가르쳐야 한다. 현재의 관행은 첫 번째 방문에서 진단을 내려버리는 것이다. 그것도 인생에서 최악의 날을 겪고 있을 게 분명한 환자와 아주 짧게 면담하여 얻은 불충분한 정보만을 근거로 삼아서(환자가 근래에 모종의 물질을 복용했을 가능성도 있는데, 그러면 진단이 더욱 헷갈린다.). 두 번째 진찰에서 드러나는 증상은 첫 번째와는 사뭇 다를 때가 많다. 대여섯 번째 진찰에서는 보통 상황이 안정되고 명료해져서, 상당히 정확하게 진단할 수 있다. 게다가 많은 환자들은 그때까지 저절로 낫는다. 첫 번째 면담은 확고한 진단을 내리기에 최악의 시기이고, 그렇게 내린 진단은 틀릴 때가 많다.

그런데도 왜 의사들은 성급하게 진단할까? 어째서 좀 더 두고 보고, 기다리고, 정보를 수집하고, 추이를 관찰하지 않을까? 답은 간단하다. 보험 회사가 DSM 진단이 내려진 진료에 대해서만 비용을 지불할 때가 많기 때문이다. 이것은 보험 회사에게도 푼돈 아끼려다가 큰돈을 쓰게 되는 멍청한 정책이다. 환자의 건강에 위협이 되는 것은 말할 것도 없다. 일단 확고한 진단이 내려지면, 보통은 확고한 치료가 뒤따른다. 그러나 둘 다 불필요하고, 해롭고, 돈이 많이 들기 쉽다. 문제가 가벼운 사람들은 아무런 진단이나 치료를 받지 않아도 몇 주 내에 정상으로 돌아갈 가능성이 50 대 50이다.

최선의 해결책은, 다른 나라에서 그러듯이, 첫 면담에서는 진단을 내리지 않아도 된다고 보험 회사가 허락하는 것이다. 그러면 돈도 절약되고 실수도 방지될 것이다. 차선책이자 현재 꼭 필요한 해법은 의사들이 진단을 절제하고 '별도로 지정되지 않음' 범주를 좀 더 편하게 사용하는 것이다. 그런 범주는 낙인을 찍을 가능성이 적고, 거짓된 정확성의 분위기를 풍기지 않고, 불필요한 치료로 이어질 가능성이 낮다.

의사들은 현재 보험 회사가 요구하고 제약 회사가 장려하는 '즉시 진단' 접근법과 반대되는 단계적 접근법을 배워야 한다. 사례가 명확하고 시급할 때만 첫 진료에서 확고한 진단을 내려야 한다. 그렇지 않은 환자는 몇 차례 만나면서 사실을 수집하고, 교육하고, 자연이 알아서 치유하도록 내버려 두어야 한다. 진단은 사태가 충분히 진정된 다음에 내려야 한다. 이것은 진단 인플레이션의 폭주를 막는 가장 직접적이고 효율적인 방법이다.[17]

단계적 진단

1단계 기준 데이터를 모은다.

2단계 문제를 정상화한다. 즉, 문제를 진지하게 여기되 삶의 불가피한 스트레스에 대한 예상 가능한 반응으로서 긍정적으로 재구성해 본다.

3단계 지켜보면서 기다린다. 확실한 진단이나 적극적인 치료라는 느낌을 주지 않은 채 계속 평가한다.

4단계 최소한으로 개입한다. 교육, 책, 컴퓨터 보조 자기 구제 치료법 등등.

5단계 짧게 상담한다.

6단계 확실한 진단과 치료를 제공한다.

단계적 진단은 시간, 지원, 플라세보의 강력한 치유 효과를 총동원한다. 상황이 다급하지 않을 때는 제일선의 진단과 치료는 최소한의 수준으로만 적용하고, 필요할 때 '단계적으로 강화'한다. 단계적 진단은 비용 효율적이다. 치료가 필요하지 않은 상황을 걸러내고, 정신 장애 진단으로 도움을 받을 사람과 저절로 낫게끔 두어도 괜찮은(심지어 그 편이 더 나은) 사람을 가려 주기 때문이다. 단계적 진단은 정신 의학에서 정상을 구하고 과잉 진단과 조롱에서 정신 의학을 구할 도구이다.

요란한 선전 길들이기

모든 작용에는 반작용이 따른다. 진단 인플레이션과 처방약 오남용은 수습하기 어려울 지경으로 악화되었기 때문에, 슬슬 추가 반대 방향으로 흔들려 균형을 맞출 때가 되었다. 서로 합심함으로써 진단 인플레이션에 강력하게 반격하고 어쩌면 추세를 역전시킬 수도 있는 세 세력이 있다. 전문가 조직, 시민 단체, 언론이다. 지금까지는 이들 중 누구도 진단 디플레이션에 충분히 투자하지 않았다. 모두가 제약 회사의 교묘하고 체계적인 조작에 넘어간 것이 한 이유이다. 공정하고 합리적인 세상이라면, 셋 다 제약 회사의 마케팅을 지지하는 게 아니라 오히려 제일선에서 맞서 싸워야 할 것이다. 지금까지는 이들이 엉뚱한 편에 있었지만, 상황은 빠르게 바뀔 수 있다. 아직도 이들이 미래의 희망이다.

중세의 길드는 서로 다르지만 양립 가능한 두 목적을 추구하기 위해서 결성되었다. 외부의 가격 경쟁으로부터 길드 구성원을 보호하는 것과 부실한 제품으로부터 구매자를 보호하는 것이었다. 길드에게는 독점권이 있었지만, 그것을 남용하지 않고 공공의 신뢰를 신성하게 지킨다는 조건 하에서였다. 현대의 정신 보건 전문가 조직들은 그런 길드의 후손이라 할 수 있건만, 공공의 신뢰를 저버렸다. 자기 회원과 직원을 보호하는 데 치중할 뿐, 품질을 지키거나 마땅히 섬겨야 할 공공의 이해를 진작시키는 데는 아랑곳하지 않는 듯하다. 정신 보건 전문가 조직들은 대대적인 의약품 과용에 직면하여 다들 놀랍도록 수동적인 태도를 보였다. 소아 주의력 결핍 장애, 자폐증, 양극성 장애라는 최근의 거짓 유행에 반대 의견을 제시한 단체는 하나도 없었다. 이런 상황에서 중립적인 태도란 진정한 중립이 아니다. 나쁜 진단과 부적절한 치료에 수동적으로 협조하는 것일 뿐이다.

전문가 조직의 윤리적 의무는 정신 보건 분야의 정책적 주제에 관하여 개방적이고 교훈적인 공개 토론을 양성하는 것이다. 항간에는 그들이 사익 때문에 그러지 않는다고 냉소적으로 보는 시선도 있다. 진단 인플레이션이 갈수록 팽창하는 현재의 추세에 영합해야만 그들이 치료할 환자가 늘고 제약 회사 보조금을 얻을 기회도 늘 게 아니냐는 것이다. 그것도 한 이유이겠지만, 나는 단순한 금전적 이해 충돌보다도 더 깊고 풀기 힘든 문제가 있다고 생각한다. 전문가 조직들은 물론 이기적이다. 그런데 더 나쁜 점은 그들이 그다지 똑똑하지 않다는 사실이다. DSM-5 사태가 좋은 증거가 아닌가. 편협한 관료들이 협회의 의제를 장악해 버렸다. 그들은 자신의 좁은 이해관계를 뛰어넘어서 바라보지 못한다. 진단 인플레이션과 관련하여 환자가 받는 보살핌이나 공공 정책 문제에 대해서는 놀랍도록 정보가 부족하고 둔감할 때가 많다.

상황이 바뀔 수 있을까? 나는 가능하다고 본다. 그들이 제약 산업과 광범위하게 연관되어 있다는 사실이 이미 폭로되었기 때문에, 의료 조직들은 독립성을 되찾는 조치를 실시하고 나섰다. 만일 DSM-5에서 좋은 결과가 하나라도 나온다면, 그것은 길드가 제일 충실해야 할 대상은 길드 구성원이 아니라 공공이라는 인식이 더 뚜렷해지는 소득일 것이다. 품질이 나빠지면 독점권을 잃을 수밖에 없다. 미국 정신 의학 협회는 DSM-5에서 진단 인플레이션을 부추기는 실수를 저

질렸으므로, 향후에는 좀 더 조심스러운 행보를 보일 것이다. 어쩌면 그들이 이윽고 깨달음을 얻어서 그동안 진단이 너무 느슨했고 처방이 너무 마구잡이였다고 시인할지도 모른다. 조직의 동기가 공공의 이해에 부합하게끔 재정렬된다면, 조직은 얼마든지 바뀔 수 있다.

시민 단체들은 정신 보건 분야의 복지를 동등하게 확충하고, 정신 의학 연구의 자금을 늘리고, 서비스를 개선하고, 환자들을 지원하고, 낙인을 제거하는 데 엄청나게 기여했다. 그러나 안타깝게도 그들은 저도 모르게 제약 회사의 입장을 홍보하는 충성스러운(더구나 미더운) 로비스트가 되었다. 그들은 애초에 어떤 의혹도 받지 말아야 한다는 카이사르 아내의 시험에서 실패했기 때문에 이중으로 문제이다. 그들의 예산 중 아주 많은 부분이 제약 회사에서 나온다. 반면에 유럽에서는 시민 단체들이 과잉 투약을 받아들이지 않고 오히려 반대한다.

이런 단체들은 좀 더 미묘한 이해의 충돌도 겪는다. 모름지기 조직은 더 많은 구성원을 확보하려고 애쓰는 법이다. 단체가 커질수록 정치적 목소리와 금전적 영향력이 커질 것이다. 그리고 해당 장애를 지닌 사람이 많을수록 장애에 따라붙는 낙인이 희미해질 것이다. 일례로 자폐증 환자 지원 단체는 경이로운 성과를 거뒀지만, 자폐증으로 확인된 사람들 중 절반쯤은 실제 자폐증이 아닐 것이라는 부작용도 낳았다. 이런 단체들은 차츰 성숙하면서 과잉 진단의 위험을 깨우칠 것이고, 구성원이 많아지는 이점과 부적절하게 포함된 사람들 중 일부가 장기적으로 이득보다 피해를 더 많이 겪으리라는 위험 사이에서 제대로 균형을 잡을 것이다.

탐사 보도는 제약 회사의 과대 선전에 대한 최선의 방어책일 수 있다. 그러나 최근에는 보기 드문 호사로 전락했다. 기자들은 제약 회사의 보도 자료를 앵무새처럼 읊을 뿐, 그보다 더 복잡한 현실을 더 깊이 파헤칠 생각은 않는다. 숨차게 떠들어 대는 기사들은 모든 문제가 뇌 질환이라는 개념이 최신 연구를 통해서 정당화되었다는 잘못된 결론을 선전한다. 제약 회사가 과학 연구보다 마케팅과 정치적 로비에 훨씬 더 몰두하고 훨씬 더 능숙하다는 사실에는 관심을 덜 기울인다. 제약 산업이 신약을 내놓지 못한 지 꽤 되었지만, 워싱턴과 주도(州都)들에서의 영향력은 마르지 않았다. 제약 회사가 형사 처벌에 준하는 행위로 무거운 벌금을 받아도 그 기사는 뒷면에 조그맣게 실리거나 아예 묻힌다.

희망을 품을 여지가 없지는 않다. 언론은 정신 장애 진단의 위험성을 이미 간파했다. 아마도 DSM-5가 지독하게 무모하고 언론에 둔감했던 탓일 것이다. DSM-5에 대한 보도는 정보가 풍부했고, 종합적이었고, 세계적이었고, 지속적이었고, 종종 신랄했다. DSM-5는 외부 전문가 집단의 비판에 황당하리만치 무관심했지만, 언론의 질타를 받자 최악의 제안들 중 다수를 단념할 수밖에 없었다. 대형 제약 회사들도 언론의 공격을 받기 시작했다. 그들의 지나친 행태로 인한 충격을 사회의 최약자, 가령 어린이,[18] 노인,[19] 가난한 사람, 재향 군인이 더 많이 받기 때문이다. 무분별한 복합 처방과 의원성 과용이라는 추문도 언론의 관심을 끌기 시작했다. 당연한 일이다.

시장의 세력에 메아리처럼 반응하기보다 견제하는 언론, 의료계와 제약 산업의 지나친 행태를 감시하는 언론, 진단 인플레이션과 과잉 치료에 맞서는 공공의 수호자로서 목소리를 내는 언론. 나는 그런 언

론을 바란다.[20]

우리가 진단 거품을 꺼뜨릴 수 있을까?

어쩌면 가능하다. 그러나 쉽지 않을 것이다. 경제 인플레이션은 시작은 쉽지만 멈추기는 아주 어렵다. 슬프게도 진단 인플레이션 또한 그렇다. 진단 인플레이션을 이끄는 배후의 추진력은 이제 불가항력처럼 보인다. DSM-5는 인플레이션을 초인플레이션으로 바꿀 기세이다. 제약 회사들은 취약하고 수익성 높은 시장에 대한 강력한 독점적 장악력을 쉽사리 포기하지 않을 것이다. 정치인들은 로비스트의 금품에 마비되어, 적절한 외부 규제 법안을 제정할 생각은 꿈에도 없는 듯하다. 의사들은 반사적으로 처방한다. 환자들은 선전을 무턱대고 받아들인다. 전문가 조직들은 대대적인 의약품 과용을 암묵적으로 지지하거나 수수방관한다. 시민 단체들은 제약 회사에게 동원된다.

우리는 상업적으로, 지적으로 충돌하는 모든 이해관계로부터 진단 체계를 보호해야 한다. 이를테면 미국 정신 의학 협회의 출판 수익, 제약 회사의 손익, 전문가 조직과 시민 단체에게 뿌려지는 지원금, 제약 회사의 특전을 바라는 의사들, 전문가들이 자신이 선호하는 진단에 대해 느끼는 애정. 또한 우리는 1차 진료의를 정신 의학에서 배제해야 한다. 아니면 그들에게 진단법을 가르치고, 제대로 진단을 내릴 수 있도록 충분히 여유를 주어야 한다.

인플레이션에 대한 치료법은 간단하다. 그리고 효력은 즉각 나타날 것이다. 우리가 치료법을 실행할 의지가 있다면 말이다. 그러나 의지는 어떻게 확보할 것인가? 반대되는 추진력을 어떻게 형성할 것인가? DSM-5의 대실패가 한 가지 긍정적인 영향을 미치기는 했다. 언론과 대중에게 제대로 된 정신 장애 진단의 중요성과 잘못된 진단의 위험성을 알렸다는 점이다. 우리는 이것을 계기로 삼아, 정신 장애 진단 체계를 어떻게 개혁하면 좋은가, 상상할 수 있는 온갖 타락의 세력으로부터 어떻게 보호하면 좋은가 하는 문제에 대해 철저한 공개적, 정치적 토론을 시작해야 한다. 먼저 DSM-5에게 더 나은 후원자를 찾아 주는 일부터 시작하면 좋을 것이다. 그 다음 단계는 분명하다. 다른 나라들을 본받아, 제약 회사가 소비자에게 직접 광고하지 못하도록 막는 것이다. 대중이 신경 쓰지 않는 한, 정치인은 신경 쓰지 않는다. 그리고 언론이 신경 쓰지 않는 한, 대중은 신경 쓰지 않는다. 언론의 압력이 없었다면 DSM-5는 지금보다 훨씬 더 나빴을 것이다. 미국 정신 의학 협회 지도부가 조금이나마 정신을 차린 것은 언론의 압력 때문이었다. 그러니 언론이 대형 제약 회사를 파헤치기를 바라자. 대중의 분노와 압력을 통해서 현재 너무나도 절실한 정치적 중추가 형성되기를 바라자. 진단의 문제는 환자에게 무엇이 최선인가에 따라 결정되어야 한다. 의사, 정신 의학 협회, 제약 회사, 시민 단체에게 무엇이 최선인가에 따라 결정되어서는 안 된다.

우리는 할 수 있다. 그러나 과연 할 것인가?

8

정신과 상담을 받기 전
반드시 알아야 할 지침

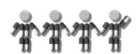

너 자신을 알라. — 델포이 신탁

정신 장애에 관한 한, 지금은 최선의 시절이자 최악의 시절이다. 왜 최선인가 하면, 효과적인 치료법과 실력 있는 의사가 많기 때문이다. 왜 최악인가 하면, 치료가 필요하지 않은 사람은 과잉 치료를 받고 치료가 필요한 사람은 치료를 못 받는 사례가 많기 때문이다. 실력 없는 의사가 부정확한 진단과 부적절한 치료를 제공하는 경우도 너무 많다. 여러분은 우리의 정신 보건 체계가 자동적으로 여러분에게 유효한 보살핌을 제공하리라고 믿어서는 안 된다. 좋은 선택지와 나쁜 선택지가 마구 섞여 제공되며, 체계 자체도 잘 조직된 상태와는 거리가 멀기 때문이다. 그러나 전문가 집단과 규제를 변화시킴으로써 진단 인플레이션을 치료하는 데는 상당한 노력이 들 것이고, 금세 되지도 않을 것이고, 어쩌면 영영 불가능할 수도 있다.

그렇다면 기회와 위험이 결합된 이 상황에서 우리는 어떻게 해야 할까? 나는 똑똑하고 정보를 많이 아는 소비자들이 으레 갖춘 회의적인 태도, 이른바 '구매자 경각심'을 권하고 싶다. 치료를 시작할 때 여러분은 자동차나 집을 살 때, 혹은 친구나 배우자를 고를 때와 똑같이 주의를 기울여야 한다. 향정신성 의약품을 복용할까 말까, 심리 치료를 받을까 말까 하는 결정은 인생을 바꿔 놓을 때가 많다. 절대 함부로, 혹은 수동적으로 결정해서는 안 된다.

당신에게 필요한 치료를 찾아내고 필요하지 않은 치료를 피하는 중요한 역할을 스스로 맡아야 한다고 해서 지레 겁먹지 마라. 당신은 인생의 다른 측면에서 똑똑하고 심지 굳은 소비자로서 잘 선택하는 데 익숙하고, 이 일도 다르지 않다. 정신 장애 진단 및 치료에서 우리가 취할 수 있는 선택지는 다른 분야들에서 소비자 선택지가 과잉으로 불어난 현상과 발맞추어 한껏 불어났다. 이것은 현대적 삶의 특징이다. 우리는 카메라, TV, 샴푸, 특히 슈퍼마켓 벽 하나를 당당하게 메운 시리얼 상자 중 하나를 고를 때 수십 가지 선택지를 접한다. 선택지가 많은 것은 좋기도 하고 나쁘기도 하다. 선택의 범위가 넓어지기는 하지만, 그만큼 쭉정이도 많다. 지금부터 나는 여러분이 언뜻 혼란스러워 보이는 치료(그리고 비치료)의 미로를 잘 헤쳐 나가 자신에게 맞는 선택지를 고를 수 있도록 요령을 알려 드리겠다.

의사와 협동하라

정신 장애 진단은 당신과 당신을 담당하는 정신 보건 임상의가 협력하여 해내는 작업이다. 의사 혼자 할 수는 없다. 정신 의학에는 객관적인 실험실 검사법이 없기 때문에, 누구든 당신의 도움 없이 당신의 문제를 진단할 수는 없다. 최고의 결과를 얻기 위해서 당신이 할 수 있는 일은 다음과 같다. 첫째, 자신과 의사에게 솔직하라. 정신적 증상에 대해 이야기하는 것은 재미난 일이 못 된다. 낯선 사람에게 이야기하는 것은 더더욱 그렇다. 그러나 당신이 더없이 당황스러운 생각과 감정과 행동을 완전히 솔직하게 거리낌 없이 털어놓느냐 마느냐가 정확한 진단을 얻느냐 마느냐를 전적으로 결정한다. 자신이 밝히는 사실이 스스로도 너무 부끄럽고 충격적인 것처럼 느껴지더라도, 명심하라. 그것은 인간 조건의 일부이며, 의사는 비슷한 묘사를(훨씬 더 이상하고 당황스러운 이야기도) 수없이 들었을 것이다. 당신이 어떤 의사보다도 스스로에게 몇 배 더 비판적이라고 보면 틀리지 않다.

정신 장애 진단의 열쇠는 자기 보고이다. 자기 보고는 세심하고 지속적인 자기 관찰 없이는 불가능하다. 그러니 당신에게 나타난 증상을 매일 일기장에 적어 두라. 증상의 종류, 시작된 때, 정도, 지속 시간, 기능 손상의 정도, 스트레스, 일상의 요소들 중에서 기분을 더 낫게 하거나 더 나쁘게 하는 것이 무엇인지 등등을 기록하라. 과거의 데이터를 가능한 한 빠짐없이 모아 두려고 노력하라. 그것이 현재의 진단에 정보가 될지도 모른다. 정신과를 비롯하여 과거에 받았던 모든 의료 기록의 사본을 구해 두는 것이 특히 중요하다. 얼마 전까지만 해도 그런 기록에 접근하기가 까다로웠지만, 지금은 그렇지 않다. 기록은 당신을 심란하게 만들 수도 있고, 내용이 부정확할 수도 있다. 그러니 강인하고 너그러운 마음으로 읽도록 하라. 기록에 오류가 있다면 그것을 바로잡을 권리가 있다는 사실도 기억하라. 기록 수집은 시간도 많이 들고 답답한 일이므로, 사전에 다 준비해 두면 유리한 출발을 할 수 있다.

기록의 양이 많다면, 당신이 받았던 모든 정신과 투약 내역을 시간순으로 목록화하여 업데이트하면 편리하다. 날짜, 복용량, 징후, 반응, 부작용을 함께 적어 두는 것이다. 현재나 과거에 복용했던 다른 분야의 약도 목록화하라. 마지막으로, 예전에 만났던 정신 보건 임상의와 입원했던 병원의 이름, 전화번호, 이메일 주소를 역시 시간순으로 목록화하라. 이렇게 스스로 간추려 두면 상황을 전체적인 안목에서 보는 데 도움이 되고, 중요한 사항을 빠트리지 않는 데도 도움이 된다. 또한 귀중하고 값비싼 시간을 아껴 주므로, 당신과 의사는 과거의 사건을 꼬치꼬치 다시 짚을 필요 없이 현재 진행되는 사건의 의미에만 효율적으로 집중할 수 있다.

당신이든 의사든, 과거 의사들의 진단과 치료 계획을 맹목적으로 쫓아서는 안 된다. 당시에 잘못 내린 판단이었을지도 모르고, 이후에 겪은 일 때문에 지금은 맞지 않는 판단이 되었을지도 모른다. 그러나 한계가 있다손 쳐도, 과거 기록에는 보통 현재 상황을 밝히는 데 도움이 될 내용이 담겨 있다. 기록을 모으고 업데이트하는 데 들인 시간은 풍성한 보상으로 돌아올 것이다.

당신의 문제가 어떤 과정으로 펼쳐졌는지, 가장 잘 맞는 DSM 기준 집합은 무엇인지, 그 밖의 다른 진단들 중에서 제일 근접한 것은 무엇인지 속속들이 조사하라. 당신이 너무 많이 아는 것처럼 보이면 의사가 거북하게 느끼거나 방어적인 태도를 보일 수도 있다. 당신이 불쾌하게 굴지 않은 이상, 이것은 다른 의사를 찾아보는 편이 낫다는 신호일 수 있다. 치료에서 좋은 결과가 나올지 말지를 예측하는 지표로 가장 좋은 것을 하나만 꼽으라면 좋은 관계이다. 물론 당신이 의사를 좋아하고 의사가 당신의 문제를 이해하는 것 같다고 해서 그가 반드시 당신을 도와준다는 보장은 없지만, 어쨌든 출발은 좋은 셈이다. 의사가 편하게 느껴지지 않는다면, 잘 소통할 수 있는 다른 의사를 찾아보라. 그리고 협력은 늘 쌍방향임을 기억하라. 최고의 결과를 얻으려면 당신도 전심전력을 기울여야 한다. 정신적 문제를 겪는 것은 힘든 일이지만, 그렇다고 해서 비극에 빠질 필요는 없다. 진단과 치료 계획에 대해 사실적으로, 정보를 추구하는 자세로, 사업가처럼, 기꺼이 협력하는 사람들이 보통 최고의 결과를 얻는다.

진단을 스스로 검토해 보라

진단이 옳다는 것을 어떻게 확신할까? 제일 편하고 값싼 방법은 스스로 진단을 확인해 보는 것이다. 나는 환자들에게 DSM 기준을 참고하라고 권하곤 했지만, DSM-5는 그다지 신뢰하지 않는다. DSM-5의 제안은 과잉 진단으로 이어지는 것이 많다고 생각하기 때문이다. 인터넷에는 좋은 정보가 많다. 그러나 진단 과열 현상을 분명히 드러내는 사이트도 많고, 제약 회사 마케팅에 영향을 받은 사이트도 많다. 그보다 좀 더 객관적으로 의사나 환자를 위해서 작성한 정신 장애 진단 지침서도 많이 있다. 나도 DSM-5의 지나친 편향을 수정할 요량으로 그런 지침서를 한 편 썼다.[1]

주로 확인해야 할 부분은 다음과 같다. 당신의 증상이 해당 장애에 대한 묘사에 가깝게 들어맞는가, 증상이 중대하게 여겨야 할 만큼 오래 지속되었는가, 그로 인해 상당한 불안이나 손상을 겪고 있는가, 그것이 심란한 사건에 대한 일시적인 반응으로 느껴지는가 아니면 일상에 더 깊이 뿌리 내린 것처럼 느껴지는가. 이런 질문에 대한 의견을 당장 구축할 필요는 없다. 일기를 쓰고, 경과를 기록하고, 사태의 발전을 지켜보라. 너무 길지 않은 기간 안에 저절로 낫는다면, 질문들은 알아서 답을 얻은 셈이다. 그러나 증상이 지속되고, 심해지고, 계속 문제를 일으키면, 반드시 도움을 구하라.

의사가 제시한 진단이 당신 스스로 조사한 내용에 비추어 납득되지 않는다고 하자. 어떻게 할까? 의사가 틀렸을 수도 있다. 짧은 면담 후에 대뜸 내린 진단이라면 특히 그렇다. 일치하지 않는 점이 있으면, 주저하지 말고 의사에게 진단의 근거가 무엇인지, 왜 기준이 맞는다고 생각하는지 정중하게 물어보라. 의사마다 다른 진단을 내릴 때도 많고, 그때 누가 옳은지 알기 힘든 경우도 많다. 당신이 젊고, 증상이 전형적이지 않고, 문제가 정상성의 경계에 해당할 때는 특히 불일치하기 쉽다. 공이 스트라이크존에 가까스로 걸칠 때보다 홈플레이트 정중앙으로 들어올 때 스트라이크를 판정하기가 더 쉬운 법이다.

의심이 들 때는 반드시 다른 의사에게 이차 소견을 구하라. 삼차,

사차 소견도 좋다. 가족이 어떻게 생각하는지도 들어 보라. 특히 첫 치료가 잘 듣지 않을 때, 그리고/혹은 진단에 조금이라도 의심이 들 때, 이차 소견이 유용하다. 내 경험으로 보아, 어떤 의사는 거의 모든 환자들에게 똑같은 진단과 똑같은 치료를 제안한다. 또 어떤 의사는 학회에 다녀오거나 영업 직원과 만난 뒤로 특정 진단에 일시적으로 열광한다. 진단 분야의 새 유행이나 시장에 출시된 '기적의' 신약에 휩쓸리는 의사가 너무 많다. 그런 의사에게는 당신이 억제력으로 작용할 수 있다. 그리고 어떤 진단에 대해서든 의사가 상식적인 근거와 설명을 제공할 것이라고 기대하라. 그렇지 않다면, 의사에게 조심스레 물어보라. 의사가 개방적인 태도를 보이지 않거나, 화를 내거나, 당신이 납득할 만큼 조리 있게 설명하지 못한다면, 다른 의견을 구하는 편이 좋을지 모른다.

문제가 심각하다면 반드시 의사에게 가라

어떤 분야가 진단을 가장 잘 내리는가? 내가 자주 받는 질문이다. 약간 다른 형태도 있다. 꼭 정신과 의사에게 진단을 받아야 할까, 지금 만나는 심리 치료사를 믿어야 할까? 답은 복잡하다. 어떤 한 분야가 훌륭한 진단자나 형편없는 진단자를 독점하고 있지는 않다. 그러나 진단에 대한 훈련과 기술을 평균적으로 평가하자면 대충 다음 순서가 된다. (1) 정신과 의사 (2) 심리학자 (3) 정신 임상 간호사 (4) 사회 복지사 (5) 상담가 (6) 정신 작업 치료사. 그러나 내가 아는 최악의 진단자들 중에는 정신과 의사도 많았고, 내가 아는 최고의 진단자들 중에는 간호사와 사회 복지사도 많았다. 그러니 단순히 학위만 보고 결정할 수는 없다. 직종 사이의 편차보다 직종 내부의 편차가 더 크기 때문이다. 여러분이 똑똑한 소비자가 되어야 할 이유가 더 커지는 셈이다. 여러분(그리고 가족)은 스스로 문제를 공부하여, 정보가 풍부한 이차 소견자 겸 감독자로서 기능해야 한다.

1차 진료의는 위의 서열에 끼워 넣기가 유독 어렵다. 어떤 의사는 정신 장애 진단을 내리는 솜씨가 대단히 훌륭하지만, 대부분은 지식이 부족하거나 그냥 너무 바쁘거나 아무 관심이 없다. 이것은 중요한 문제이다. 현재 1차 진료의들이 향정신성 의약품을 굉장히 많이 처방하기 때문이다. 당신의 1차 진료의가 당신을 잘 안다면, 그리고 적잖은 시간을 들여 면담한 뒤에 치료를 제안했다면, 그 진단이 합리적일 가능성이 있다. 그러나 겨우 7분 면담하고 처방을 제안하는 의사나 무료 샘플을 주어 내보내는 의사의 진단과 치료 계획은 의심하라. 세상에 공짜는 없다. 의사의 결정은 제약 회사 영업 직원에게, 그리고 최대한 신속히 간편하게 당신을 진료실에서 내보내려는 마음에 영향을 받았을지도 모른다. 1차 진료의가 일반적으로 너무 많은 처방을 내린다는 사실, 특히 (자낙스 같은) 항불안제와 (세로켈, 어빌리파이 같은) 항정신병약을 함부로 처방한다는 사실을 염두에 두자. 나라면 그런 약을 먹기 전에 반드시 이차 소견을 들어 보겠다.

당신의 정신적 문제가 심각하다면, 그리고/또는 내과적 문제도 함께 갖고 있다면, 반드시 정신과 의사를 만날 것을 추천한다.

상담에 가족과 함께하라

정신과 진단은 온 가족의 문제일까? 거의 언제나 그렇고, 아주 가끔만 아니다. 우리가 매사에 편향과 맹점을 갖게 되는 것은 인간 본성이라서 어쩔 수 없다. 더구나 최악의 편향과 최대의 맹점은 거울을 볼 때 나타난다. 지금까지 나는 자가 진단의 쓸모를 설명했지만, 우리는 자가 진단의 한계와 오용 가능성도 인식해야 한다.

자기 인식 부족은 인간이라는 동물의 본성이다. 그런데 정신 장애를 지닌 사람에게는 특별히 문제가 된다. 어떤 정신적 문제에서는(가령 정신 분열증, 조증, 망상적 우울증, 난독증, 치매, 반사회적 자기애적 인격 장애) 심각한 통찰력 훼손이 필수적으로 따른다. 그러나 덜 심각한 장애에서도 미묘한 방식으로 통찰력이 훼손될 수 있다. 당신의 우울증이(혹은 불안이나 음주가) 심각한 손상을 일으키고 있다는 사실을 당신이 제일 늦게 깨닫거나, 당신에게 필요한 도움을 당신이 제일 원하지 않거나 하는 식이다. 심각한 정신 장애를 지닌 사람들 중 3분의 2는 치료를 받지 않는다는 사실을 기억하자. 치료로 그들의 삶이 엄청나게 개선될지도 모르는데 말이다.

이 대목에서 가족이 개입한다. 가족은 정보와 통찰의 빈틈을 메우는 데, 당사자에게 시급성을 인식시키는 데 도움이 된다. 많은 경우 당사자는 그런 시급성을 느껴야만 도움을 구한다. 가족은 증상이 어떻게 진화했고 그것이 당사자의 기능과 대인 관계에 어떤 영향을 미쳤는지를 매일매일 관찰한 정보도 제공할 수 있는데, 가족이 아니라면 이런 정보는 얻기 힘들다. 이런 이유 때문에 나는 환자를 진단 평가할 때 매번 가족을 동석시키도록 노력했다. 물론 환자에게 기꺼이 나와 줄 가족이 있을 때, 환자도 기꺼이 가족과 함께하겠다고 허락할 때의 이야기이다. 가족이 멀리 살아서 직접 면담이 어려울 때는 전화나 인터넷 전화 면담이라도 아예 없는 것보다는 훨씬 더 낫다. 가족 구성원 각각은 독특한 정보와 통찰을 제공할 수 있고, 그것을 다 합한 정보가 있다면 어느 한 사람이 내린 결론보다 훨씬 더 정확한 진단을 내릴 수 있다. 증상의 성격, 경과, 심각도를 관찰하는 데 온 가족이 참여하는 것도 좋고, 가족이 모두 동일한 배경 지식을 갖추고서 치료 과정에 참여하는 것도 좋다.

이 법칙에는 두 예외가 있다. 가족이 진단에 활발하게 관여하는 것이 좋기는커녕 다른 문제를 일으킬 수 있는 상황이다. 가장 사무치는 경우는 가족이 서로 사랑하지 않을 때, 오히려 이해가 어긋날 때다. 가족 간에 분쟁이 한창일 때는 정신 장애 진단이 위험한 무기로 쓰일 수 있다. 양육권이나 후견권 문제가 분쟁에 포함될 때 특히 그렇다. 우선 가족이 그 분쟁을 해소해야만, 그중 한 사람의 진단에 모두가 바람직하게 관여할 수 있다. 그 한 사람을 성공적으로 치료하는 것이 가족의 갈등을 줄이는 데 도움이 될지도 모른다(부분적으로나마 그의 정신적 문제 때문에 갈등이 유발되었을지도 모르니까.). 그러면 가족은 그때부터 함께 건설적인 역할을 수행할 수 있다.

두 번째 예외도 있다. 가족으로부터 독립하려고 애쓰는 청소년이라면, 가족의 개입 없이 스스로 사태를 정리할 필요가 있다. 그러나 이런 예외는 드물다. 대부분의 경우에는 가족이 정확한 진단에 긴요한 요소로 기능한다.

한 번의 진단으로 그치지 마라

인생의 다른 분야에서 그렇듯이, 정신 장애 진단에서도 첫인상이 늘 정확하지만은 않다. 특히 다음 세 상황에서는 첫 진단을 임시적인 가설로 여겨야지, 확립된 사실로 여겨서는 안 된다.

첫 번째이자 제일 흔한 상황은, 어떤 진단에 맞도록 특수하게 처방된 치료법을 공정하게 시도했는데도(적당한 복용량과 복용 기간을 지켰는데도) 만족스러운 결과를 내지 못했을 때다. 물론, 분명하고 정확한 진단과 적절한 치료를 행했을 때도 치료는 곧잘 실패한다. 따라서 첫 질문은 늘 이래야 한다. 당신은 처방된 약을 제대로 먹거나 심리 치료사가 낸 숙제를 제대로 수행했는가? 제대로 시도하지도 않고서 실패라고 판단해서는 안 된다. 그러나 제대로 시행했을 때도 실패율은 평균적으로 3분의 1쯤 된다. 그러면 다음으로 의사는 같은 진단에 대한 다른 치료법을 시도할 텐데, 이때 우리는 또 다른 가능성도 늘 떠올려야 한다. 최초의 진단이 부정확하거나 불완전해서 최적의 치료법을 선택하지 못했을 가능성이다. 최선에 못 미치는 진단과 치료가 기대에 못 미치는 치료 반응을 낸 원인일 가능성을 늘 고려해야 한다는 말이다. 진단을 바꾸고 더 적절한 다른 치료법을 쓰면 경이로운 결과가 나올 수도 있다.

물질 남용(특히 젊은 환자의 경우), 내과적 문제, 투약 부작용(특히 나이 든 환자의 경우)이 원인이 되거나 문제를 복잡하게 만든다는 사실을 놓치는 바람에 진단에 실패할 때도 많다. 그러나 그밖에 다른 어떤 이유로도 진단 누락이나 부정확한 진단이 발생할 수 있고, 실제로 발생한다. 진단자의 무능, 정보를 숨기는 환자, 평가 시간 부족, 진단 안정성이 낮은 상황 등이다. 첫 치료가 듣지 않으면, 증상들이 진단 기준을 얼마나 잘 만족시키는지 다시 점검하고 첫 시도에서 무엇을 놓쳤는지 살펴보는 게 좋다. 이 일은 의사와 함께 해야 한다. 그러나 스스로 확인해 보는 것, 그리고/또는 이차(혹은 삼차) 소견을 구하는 것도 좋은 생각이다.

증상이 나타나자마자 초기에 내린 진단은 증상이 더 진행된 뒤에 그동안의 기록에 바탕하여 내린 진단보다 정확성과 안정성이 훨씬 떨어지는 편이다. 특히 아이(발달 과정의 여러 요인 때문에 빠르게 변한다.)와 십대(약물, 또래 집단의 압력, 가족 문제, 성장의 어려움이 문제를 복잡하게 만든다.)에 대한 진단이 그렇다. 젊은 환자라면 아주 뚜렷한 증상 외에는 모두 잠정적인 것으로 여겨야 한다. '평생 진단'(가령 양극성 장애나 자폐증)이 반드시 평생 간다고 가정할 수는 없다. 불완전한 정보, 짧은 경과, 인생 초기에 나타난 증상으로 판단했을 때는 더욱 그렇다.

진단 과정은 영화이지, 스냅샷이 아니다. 진단이 첫인상에 고정되어 그 순간에 못 박혀서는 안 된다. 첫 진단은 말 그대로 첫 진단이다. 향후 경험을 더 쌓아서 시험하고 해결해야 할 가설일 뿐이다. 증상의 경과를 고려하는 것은 진단 과정에서 대단히 중요한 요소이고, 그 경과는 시간이 어느 정도 흘러야만 온전히 드러날 때가 많다. 그러니 마음을 열어 두고, 내면의 눈으로 자신의 증상이 어떻게 진행하는지를 주의 깊게 관찰하고, 그것이 진단에 대해서 뭐라고 말하는지를 유심히 들어야 한다.

어떤 정신적 증상의 증후들은 DSM 기준 집합이 적힌 책장에서 튀어나온 것처럼 보인다. 해당 진단의 교과서적인 고전적 사례라서 숙련된 임상의라면 누구도 놓칠 리 없고 여러분도 스스로 알 만한 증후들이다. 반면에 어떤 증후는 덜 분명하다. 상당한 임상적 기술이 있어야만 그 증후를 끌어낼 수 있다. 또 어떤 증후는 적어도 그 순간에는 너무 헷갈려서, 제아무리 솜씨 좋은 진단자라도 가려내지 못한다. 증상을 드러내는 증후가 전형적일수록 진단과 적절한 치료에 대한 확신이 커지고(그렇다고 절대적으로 믿을 수는 없지만), 증후가 혼란스러울수록 진단과 그 개인에게 처방된 치료법이 잠정적인 것이 된다. 가끔은 시간만이 답해 줄 때도 있다. 장애가 진행되어 경과가 점진적으로 드러난 뒤에만 장애의 속성이 똑똑히 드러날 때가 있다.

요컨대, 진단을 가급적 명확하게 내리려고 노력해야 하지만 그렇다고 해서 주어진 증거를 넘어서까지 진단을 고수해서는 안 된다. 진단을 도중에 바꾸면 물론 이것저것 혼란스럽겠지만, 부정확한 진단을 고수하는 편이 훨씬 더 해롭다. 당신과 의사는 체계적인 재평가를 반복하여 진단을 확인하는 과정을 편하게 느껴야 한다. 그러고도 사태가 명확하지 않을 때는, 성급하고 부정확하게 얼른 종결하려 들지 말고 차라리 불명확한 상태를 받아들여라.

자가 진단을 섣불리 내리지 마라

정보가 풍부한 소비자가 되려는 노력에는 함정과 위험도 따른다. 제일 분명한 위험은, 결과적으로 대단히 잘못된 정보를 지닌 소비자가 되는 바람에 과잉 진단이나 과소 진단이나 오진을 내리는 경우이다. 자신이 내린 진단은 늘 의심하고, 마음을 열어 두고, 자가 진단 결과를 가족이나 정신 보건 전문가에게 확인하는 것이 현명하다.

과잉 진단의 원인으로 제일 흔한 것은 정신적 증상이 하나뿐인데도(혹은 소수인데도) 그것이 곧 완연한 정신 장애를 뜻한다고 착각하는 것이다. 사람은 누구나 인생의 한 시점에, 혹은 평생 이런저런 증상을 갖고 있다. 그것은 인생의 일부이지, 정신 장애가 아니다. 당신에게 어떤 장애가 있다고 말하려면 집단적인 여러 증상들이 충분한 강도로 충분히 오랫동안 나타나야 한다는 사실을 명심하라.

과소 진단의 원인으로 제일 흔한 것은 정보 부족이다. 이것은 제일 쉽게 고칠 수 있는 문제이기도 하다. 당신에게 해당될지도 모르는 다른 진단이 무엇인지를 좀 더 철저히 조사하면 된다. 반면에 수치심이나 거부하려는 마음 때문에, 혹은 남달리 금욕적이거나 비관적인 성격 때문에 과소 진단하는 경우는 좀 더 까다롭다. 이때는 스스로 문제를 극복하기 어려울 테니, 가족과 의사의 도움을 받으라.

오진의 원인으로 제일 잦은 것은 술과 마약이 증상에 미친 영향을 과소평가하는 것이다. 당신은 그 연관성을 눈치 채지 못할 수도 있고, 술이나 약을 끊는 것은 생각도 하기 싫기 때문에 내심 거부할 수도 있다. 오진으로 이어지는 실수 중 두 번째로 흔한 것은 내과 질환(혹은 복용하고 있는 의약품)이 정신적 증상의 원인이라는 사실을 놓치는 것이다. 이것은 혼자 알아내기에는 복잡하고 어려운 문제이다. 내과 의사와 정신과 의사의 도움을 함께 얻어야만 해결할 수 있을 것이다.

자가 진단의 또 다른 위험은 발생 빈도가 드물지만 상당히 해로울

정신병을 만드는 사람들

수 있다. 어떤 사람은 정보를 쫓다가 그만 건강 염려증과 비슷한 감정 상태에 빠진다. 명심하자. 정신 장애의 개별 증상들은 지극히 흔하고 불가피한 일상적 요소이다. 누구나 가끔은 순간적인 불안, 우울, 주의력 결핍, 기억 손실, 폭식(이외에도 수십 가지 증상들)을 겪는다. 그러나 그 대부분은 정신 장애가 아니다. 당신에게 책에 적힌 모든 장애가 있는 것처럼 보인다면, 오히려 당신에게는 아무 장애도 없고 그저 편람을 너무 열심히 읽은 탓일 가능성이 높다.

마지막으로, 어설픈 지식은 위험할 수 있다. 당신은 스스로에게 진단을 내리는 것을 넘어서 가족, 친구, 특히 상사에게 진단을 내리며 즐길지도 모른다. 그러다가 자칫 비열한 공격을 가할 수 있다. 상대와 싸우는 중일 때 특히 그렇다. 그렇게 다트처럼 마구 진단을 내던지다가는 남에게 피해를 주고, 당신도 역공을 받아 악순환을 경험할 수 있다. 그러나 어쨌든 압도적인 대다수의 사람들에게는 자가 진단의 편익이 위험을 능가한다.

유행하는 진단을 경계하라

모두가 갑자기 어떤 진단을 받거나 그 진단에 관해 이야기하는 것처럼 보인다면(주의력 결핍 장애이든, 양극성 장애이든, 외상 후 스트레스 장애이든, 자폐증이든), 그것은 과열 현상이라고 판단하라. 냉큼 편승하지 마라. 친구가 받은 진단, 유명 인사가 어떤 진단을 받았다는 뉴스, 이제까지 간과된 어떤 진단이 미처 의심하지 않았던 사람들에게서 대거 확인되고 있다는 뉴스에 휩쓸리지 마라. 진단의 유행은 주기적으로 오가면서 상당한 피해를 남긴다. 유행하는 '오늘의 진단'은 늘 회의적으로 바라보라.

제약 회사를 경계하라

제약 산업은 당신을 오도하기 위해서 갖은 노력을 다한다. 제약 산업의 일은 시장을 넓혀서 돈을 버는 것이므로, 새 고객을 유치하기 위해서라면 무슨 수든 쓴다. 제약 회사는 소비자와 의사에게 허위 정보를 유포하는 불법 행위로 줄기차게 벌금을 물면서도 아랑곳하지 않고 계속 그렇게 한다. 그만큼 수익성이 좋기 때문이다. 특히 진단의 그물망을 폭넓게 던지는 제품, 그래서 그 제품이 필요하지 않은 사람까지 걸려들게 만드는 제품을 교묘하게 선전하는 광고를 조심하라. 그런 그물에 걸려들지 말고, 자녀가 걸려들게 내버려 두지도 마라. 그런 광고를 대할 때는 입심 좋은 중고차 판매원을 대할 때와 같은 건전한 의심을 견지하라. '의사와 상의하세요.'라는 충고에 따르면 그런 허황된 선전에서 보호받을 수 있을 것이라고도 기대하지 마라. 의사도 제약 회사 마케팅의 길고 강력한 마수에 과도하게 휘둘릴지 모른다. 제약 회사 로고가 찍힌 노트, 펜, 컵을 쓰거나 무료 샘플을 후하게 나눠 주는 의사를 조심하라. 회의를 품되, 냉소는 품지 마라. 약은 제대로 쓰면 도움이 되고, 치유력도 발휘한다.

정신 건강에 좋다고 주장하는 갖가지 약초 요법은 의약품보다도 규제를 덜 받는다. 식품 의약국의 감독 대상이 아니기 때문에, 약초 요법을 선전하는 사람들은 증거라고는 하나도 없는 황당한 주장을 마구 해 댈 수 있고 실제로 해 댄다. 그들의 제품이 순수하고 안전하고 효과적인지 알 방법은 없다. 모두 사기라고 보는 편이 타당하다.

인터넷은 정신 장애 진단에 관한 정보원으로서 최고이기도 하고 최악이기도 하다. 참고할 사이트를 고를 때는 조심스럽고 회의적인 태도를 지켜라. 어떤 사이트는 척 봐도 제약 회사의 마케팅 도구이다. 좀 더 미묘하고 은근한 마케팅에 좀 더 은밀한 방식으로 과하게 영향을 받은 사이트도 많다. 무턱대고 믿지 말고 이중, 삼중으로 확인하라.

자연이 치유력을 발휘할 시간을 주어라

시간과 회복력은 언제나 여러분의 편이다. 스트레스와 연관된 가벼운 증상은 삶의 일부이다. 그런 증상은 저절로 낫거나, 당신이 생활이나 마음가짐을 살짝 조정하면 나을 것이다. 아무리 강조해도 지나치지 않은 말인데, 슬프거나 불안하다고 해서 곧장 자신은 환자라는 결론으로 넘어가지 마라. 상황이 가다듬어질 시간, 자연이 치유력을 발휘할 시간을 허락하라. 그리고 뻔히 도움이 되는 활동을 실시하라. 대부분의 사람들이 하면 좋다고 알고는 있지만 하지 않는 활동이다. 운동하고, 운동하고, 또 운동하라. 운동은 정신과 육체의 문제를 모두 낫게 한다. 충분한 수면을 취하라. 수면 부족은 정신병적 증상들을 일으킨다. 알코올이나 약물 섭취를 줄이거나 끊어라. 친구나 가족과 어울려라. 정신적인 도움을 구하라. 자신이 어떤 일을 제일 좋아하는지 따져 보고 매일 그 일에 더 많은 시간을 투자하라. 어떤 문제 때문에 괴로운지를 확인하고 해법을 궁리하라. 안전하게 내려놓을 수 있는 스트레스를 찾아서 내려놓아라. 이런 활동은 시시하고 상식적인 것처럼 보이겠지만, 일상의 문제에 대해서는 시시하고 상식적인 해법이 효력을 발휘한다.

증상이 심각하다면, 그리고/또는 지속적이라면, 자연스런 회복력과 간단한 해법만으로는 해결되지 않을 것이다. 진정한 정신 장애는 정신 보건 임상의에게 보여야 한다. 필요하다면 전문가의 도움을 구하는 것을 주저하지 말되, 필요하지 않을 때는 굳이 그러지 마라.

정신병을 만드는 사람들

9

정확한 진단과
잘못된 진단의
실제 사례들

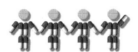

일단 해를 끼치지 마라. — 히포크라테스

정확한 진단은 사람을 살린다. 부정확한 진단은 사람을 죽인다. 많은 사람에게, 첫 진단을 받는 날은 앞으로 펼쳐질 미래에 크나큰 영향을 미칠 결정적 순간이다. 진단이 올바로 내려져 효과적인 치료로 이어진다면, 그 날은 그야말로 멋진 날일 것이다. 그러나 부주의하고 냉담하게 내려진 진단은 악몽처럼 질질 끄는 치료의 시작일 것이다. 진단이 미치는 크나큰 영향을 잘 보여 주는 예로서 최악의 진단을 겪은 사람들과 최선의 진단을 겪은 사람들의 인생 이야기만큼 좋은 것은 없다. 먼저, 황당하리만치 무능한 진단과 멀쩡한 사람도 미치게 만들 치료를 경험했으나 끝내 꿋꿋하게 회복한 여덟 사람의 고통스러운 사연을 들어 보자. 그들의 짧막한 이야기는 산더미처럼 쌓인 딱딱한 통계보다 더 큰 충격을 안긴다. 그들은 모두 정신 의학의 미로에서 벗어나는 길을 찾아냈으나, 상처가 없지는 않았다. 실제적인 문제들을 차치하더라도, 왜곡된 진단의 거울에서 자신의 본래 모습이나 자신이 되고 싶은 모습과는 무섭도록 다른 모습을 마주하는 일은 그야말로 악몽이다.

이야기에 등장하는 의사들은 (나를 포함하여) 다들 의학에서 맨 처음이자 맨 마지막으로 지켜야 할 격언을 무시했다. "일단 해를 끼치지 말라."는 격언이다. 정신 의학이 나쁘게 적용되는 바람에 얼마나 많은 사람이 지독한 해를 입고 또 입었는지 확인하는 일은 고통스럽다. 최악의 정신 장애 진단은 최악의 치료로 이어진다. 그 조합은 재앙의 레시피이다. 그 희생자들은 이 분야에 꼭 필요한 비난을 가하는 산증인들이고, 상당한 규모로 펼쳐지고 있는 정신 의학 반대 운동에 단서와 열정을 제공하는 증거이다. 정신 의학은 나쁜 결과에서 배워야 하고, 타당한 구석이 많은 비판자들의 공격을 진지하게 받아들여야 한다.

그러나 내가 볼 때, 정신 의학을 전체적으로 반대하는 사람들의 맹렬한 비판은 지나치게 무차별적이다. 솔직히 나는 정신 의학에 무비판적으로 열광하는 충성분자이든 정신 의학을 거꾸러뜨리려고 헌신적으로 매달리는 폭로자든 똑같이 문제가 있다고 생각한다. 양쪽은 모두 극단에 치우쳐서 진실을 놓치고 있다. 나는 정신 의학에 몸담은 동안, 정신 의학 때문에 피해를 입은 게 분명한 환자를 족히 수백 명은 보았다. 그런 경험을 처음 겪었던 30년 전에 이미 '치료하지 않는 것이 최상의 치료일 때'라는 히포크라테스풍 제목으로 논문도 썼다. 합리적인 사람이라면, 정신 의학이 형편없이 수행되거나 역량을 벗어난 곳에서 설칠 때 당연히 비판해야 한다(남들의 비판도 지지해야 한다.).

그러나 나는 다음과 같은 중요한 한계 조항을 덧붙이지 않을 수 없다. 기억해 두라. 아래에 기록된 끔찍한 진단 실수들은 어떤 면에서도 정신 의학 전반의 실태를 반영하지 않는다. 여러분이 읽을 사연들은 극단적으로 무능한 진단과 정신 나간 치료를 보여 주는 사례이기 때문에 선택된 것이다. 정신 의학 반대 운동은 이런 최악의 사례들을 일반화하여 격앙된 어조로 정신 의학 전체를 비난한다. 그러나 그런 극단주의는 정말로 치료가 필요하고 치료로 큰 도움을 받을 사람들에게 피해를 준다. 이 장의 후반에는 대부분의 정신 장애 환자들이 경험하는 훨씬 더 행복한 결과를 보여 주는 사례들을 소개했다.

나는 정신 의학으로 피해를 입은 환자 한 명마다 정신 의학으로 극적인 도움을 얻은 환자 열 명을 알고 있다. 어떤 경우에는 목숨을 건졌다고 해도 좋을 것이다. 최근에 나는 묘한 우연의 일치를 경험했다. 서로 다른 두 사람이 거의 똑같은 질문을 묻는 이메일을 같은 날 아침에 보내온 것이다. 그 질문이란, 내가 정신 의학의 최근 경향에 그토록 비판적이고 DSM-5의 유해한 영향을 그토록 걱정하면서도 어떻게 그토록 정신 의학에 열중할 수 있느냐는 것이었다. 나는 쉽게 답할 수 있었다. 고맙게도 우리 분야에는 강력하고 효과적인 치료법들이 있기 때문에(다양한 심리 치료 기법과 의약품), 덕분에 우리는 훌륭한 결과를 낸다. 의학의 다른 분야들과 비교해도 대개 더 나을 정도다. 환자들은 다수가 상당한 편익을 본다. 적잖은 소수는 완전히 낫고, 일부는 그 상태에 머물고, 아주 소수만 더 나빠진다. 우리 정신과 의사들은 치유할 수 있을 때는 치유하고, 치유할 수 없을 때는 공감과 위로를 제공한다. 영광스럽게도 사람들이 낫고, 적응하고, 스스로 돕는 과정을 거드는 일을 직업으로 택한 우리는 그들의 말을 듣고, 염려하고, 우리의 경험과 인격을 그들에게 유용하게 활용하는 데 능숙하다.

제대로 수행된 정신 의학은 영원한 기쁨이고, 유용하고 만족스러운 기예이다. 그러나 부실하게 수행된 정신 의학은 위험한 돌팔이 짓이다. 우리 분야가 엇나가는 경우는 지나치게 약속하고 지나치게 치료하고 기대에 못 미치는 결과를 얻을 때다. 삶의 무수한 문제들이 죄다 정신 질환은 아니다. 모든 정신 장애가 '화학적 불균형' 때문인 것도 아니고, 약만 먹으면 간단히 낫는 것도 아니다. 우리가 정신 질환의 원인을 아직 모른다는 사실을 인정하는 것은 부끄러운 일이 아니다. 다른 의학 분야들은 훨씬 더 단순한 기관들을 다루는데도 대부분의 육체적 질환에 대해 아직 원인을 못 밝히지 않았는가. 우리는 치료에 지침으로 삼을 만한 전반적인 요점을 알지만, 모든 환자는 사실상 독특하므로 모든 치료 계획은 개개인의 필요에 맞춰 시행착오를 실험하는 방식일 수밖에 없다. 환자와 의사가 열심히 노력하고 궁리하고 합심하면, 보통은 좋은 결과가 나온다.

민디 이야기: 정신 분열증 과잉 진단

이 사연에는 두 이야기가 얽혀 있다. 이야기 1: 혼란에 빠진 반항적인 십대가 마약을 사용하고, '정신 분열증'으로 오진되고, 2년 동안 끔찍한 입원 생활을 한다. 이야기 2: 그 과잉 진단과 파괴적 치료에 참가했던 젊은 의사가 그녀가 퇴원하고 나서야 정신을 차린다. 십대의 이름은 민디 루이스다. 민디는 억압적 치료 체계에서 해방된 뒤 자신을 잘 추슬렀고, 멋진 여성이자 훌륭한 작가로 성숙했다. 말하기 부끄럽지만, 민디의 인생을 더 힘들게 하는 데 일조했던 젊은 의사는 바로 나였다.

15세의 민디는 인상적인 외모를 갖고 있었다. 길고 굽슬굽슬한 금발은 사방으로 나부꼈고, 미소는 장난스러웠고, 눈동자는 도전적이었고, 태도는 도발적이었다. 그러나 내면에서는 "지극히 초조했고, 자의식이 강했고, 자기 비판적이었다. 나는 자신을 나쁜 사람, 실패자, 하찮은 인간으로 여겼다. 그래서 그 대신 대담해 보이는 페르소나를 지어냈다. 사실 내면에서는 나란 인간이 존재하지 않는다고 느꼈기 때문이다." 민디는 상습적으로 결석했고, 센트럴 파크에서 마약을 하는 아이들과 어울려 놀았다. 민디의 어머니는 단정하고 몸가짐이 바르고 포니테일을 했던 어린 소녀가 어떻게 터부룩하고, 지저분하고, 마리화나를 피우고, 불면에 시달리고, 묵묵부답이다가 돌연 상스러운 말을 쏟아 내고, 맨발로 그리니치 빌리지를 쏘다니는 낯선 여자아이로 변했는지 통 알 수 없었다. 모녀 사이에 싸움이 격화되었다. "어머니는 고압적이었다. 자신의 영역에서 성인 여성은 오로지 자기뿐이라는 사실을 내게 똑똑히 주지시켰다."

그러다 사태가 위태로워졌다. "학교를 마치고 텅 빈 아파트로 돌아오면, 찬장에서 술을 꺼내 조금씩 마시거나 세제에 흠뻑 전 걸레를 흡입했다. 그러다 한번은 계단에서 기절했는데, 거친 남자아이들이 내게 신경 안정제를 먹이고는 나를 '소생'시키겠다면서 자기들 손을 내 바지에 억지로 쑤셔 넣었다. 이후 며칠 동안 나는 우울과 수치심에 시달렸다." 마리화나는 혼란을 가중했다. "생각이 살아 움직이면서 감각적인 시너지를 냈다. 생각을 보고, 듣고, 맛보고, 느낄 수 있었다. 그것들이 늘 유쾌하지만은 않았다. 그것들은 종종 나를 몰아세웠다. 나더러 못생기고, 멍청하고, 겁 많고, 우유부단한 어린애, 사기꾼, 하찮은 인간이라고 말했다."

민디는 정신과 의사를 만나기 시작했다. 그러나 그들의 논의는 진전이 없었다. "마침내, 도전이라도 하듯이, 나는 아스피린 한 움큼을 삼켰다." 민디의 어머니는 딸을 뉴욕 주립 정신 의학 연구소가 운영하는 유명한 장기 입원 병동에 넣기로 결정하고, 딸의 후견권을 주정부에 넘기는 문서에 서명했다. 그때부터 턱없이 잘못된 진단에 기반한, 기나긴 악몽 같은 치료가 시작되었다. 하필이면 병원장은 '거짓 신경성 정신 분열증'이라는 용어를 공동으로 창안하여 이름을 얻은 인물이었는데, 그 개념은 척 봐도 미친 소리였다. 특징적인 증상이 없는데도 그저 환자가 좀 이상하고 의사가 병원장의 마술 같은 기법을 특별히 전수받은 '진단 전문가'라는 이유에서 환자 '내면의 정신 분열증'을 '들춰 낼 수 있다'고 주장했으니까 말이다. 그것은 말짱 헛소리였지만, 1960년대에는 미국 전역에서 널리 그 개념이 인정되었다. 젊고 멍청한 의사였던 나 역시 넘어갔다.

민디는 당시에 치료로 통했던 공포스러운 처치를 겪었고, 나는 그 처치를 지시한 의료진의 일원이었다. "우리는 하루에 세 번씩 줄 서서 약을 받았다. 나는 정신병의 표준 치료약인 소라진을 받았다. 내가 뺨 속에 알약을 숨기려고 하면, 간호사가 입안을 뒤진 뒤 쓴맛이 나는 액체를 주었다. 어느 쪽이든 효과는 같았다. 약을 먹으면 소파에 못 박혀 있게 되었고, 생기가 빨려 나갔고, 입안이 말랐고, 머리에 절망이 가득 찼다. 약을 삼킬 때마다 의사들도 사람을 무감각하게 만드는 이 효과를 직접 느껴 보면 좋을 텐데 하고 생각했다." 치료 환경은 치료와는 거리가 멀었다. "애초에 우울증이 없었다면 그곳에서 우울증에 걸릴 것이었다. 병동에서 담배나 피우며 빈들거리고, 늘 병원복을 입고 있고, 밖에는 못 나가고, 약으로 멍해지고, 탄수화물이 많은 병원 음식과 약물 부작용 때문에 살이 찌고. 우리는 단조로움을 이기기 위해서 하릴없이 오락가락했고, 탁구를 쳤고, 마약을 몰래 들여왔고, 성적 모험의 기회를 얻기 위해서 병원복 단추를 끌렀다."

우리 의사들은 자신이 "전이를 분석하고" 탁월한 통찰과 "교정 효과가 있는 감정적 경험"을 환자에게 제공한다고 생각했지만, 민디의 판단은 달랐다. "사춘기 소녀에게 의사와의 면담은 데이트에 나가는 것과 비슷한 특별한 행사였다. 나는 병원복 상의의 윗 단추를 열어젖히고 파출리 오일을 발랐다. 최대한 괴상하고 흥미로운 짓을 함으로써 의사에게 강한 인상을 남기려고 노력했다. 그 동네에서는 질병이 관심을 사는 수단이었다. 내 모든 행동과 말이 증상으로 분류되었다. 내 모든 일시적 기분이 경고를 울리는 원인이었다. 나는 나만의 작은 드라마에서 배우이자 감독이었다. 내 속에서 자신이 괜찮다는 것을 알고 있는 자아의 일부를 찾아내려고 애썼지만, 건강한 자아는 너무나도 먼 기억이었다. 어쩌면 의사들이 옳았을지도 모른다. 내게는 돌이킬 수 없이 망가진 무언가가 있었을지도 모른다."

민디를 구원한 것은 훌륭한 영어 교사였던 굴드 부인이었다. 병원 내에서 학교를 운영했던 그녀는 입원 병동에서 일하는 사람들 중 몇 안 되는 분별 있는 사람이었다. "선생님은 나를 환자가 아니라 인간으로 봐주었다. 수업 시간에 우리는 문학 작품을 함께 읽으면서 의미를 읽어 냈다. 그러나 무엇보다 중요했던 것은 선생님이 우리를 '똑똑한 아이들'이라고 부르며 헌신했다는 점, 우리의 건강과 지성과 영혼을 믿었다는 점이다. 선생님이 의사들을 직접적으로 폄훼한 적은 없었지만, 다른 직원들이 우리를 이해하지 못할 때면 늘 우리 편을 들어 주었다."

민디는 운 좋게도 두 번째 의사를 잘 만났다. "R 선생님은 스스로도 수줍음을 타는 사람이었다. 내 고통스러운 자의식에 대해 이야기할 때면 공감과 통찰을 보였다. 우리는 함께 노력하여 내가 병원에서 누리는 권리를 늘려 갔다. 내가 도로 퇴보해서 문제에 말려드는 때도 당연히 있었지만, 그때 R 선생님은 다시 한번 기회를 주자고 주장하면서 나를 위해 싸워 주었다. 나에 대한 그의 믿음은 효과가 있었다. 나는 차츰 권리를 되찾았고, 병원을 나왔다."

어려움을 극복한 채, 민디는 서서히 더 행복하고 성공적인 인생과 그래픽디자이너로서의 경력을 일구었다. 나중에는 작가가 되고 싶다는 사실을 깨닫고, 『내면의 인생: 회고록(*Life Inside: A Memoir*)』과 『먼

정신병을 만드는 사람들

지: 집안일의 괴벽, 습관, 열정』(www.mindylewis.com)이라는 두 책을 냈다. 민디는 현재 뉴욕에서 글쓰기 강의를 하고 있다. 정신 분열증 기질은 보이지 않는다. 사실은 예전에도 없었다. 민디 덕분에 나는 두 가지 중대한 가르침을 얻었다. 첫째, 민디는 내가 어리석게도 자신을 정신 병원에 가두는 데 협조했던 일을 너그러운 마음으로 용서했다. 둘째, 환자에게서 기본적으로 정상적인 면을 찾아보아야 하지, 아파 보이는 면을 찾아보아서는 안 된다는 사실을 가르쳐 주었다. 우리 둘은 각자의 방식으로 결국에는 뻐꾸기 둥지 위로 날아가는 데 성공한 셈이다.

토드 이야기: 자폐증 과잉 진단

생후 15개월의 토드는 행복하고, 붙임성 있고, 모든 면에서 정상적인 아기였다. 아직 말문이 트이지 않았다는 점만 빼고. 그런데 소아과 의사가 과잉 반응을 보여, 검사를 받아 보라고 권했다. 그것은 실수였다. 검사 결과, 토드는 언어 수용과 표현 양쪽에서 '심대한' 지체가 있으며 자폐증이나 정신 지체 가능성이 높다고 나왔다. "아들을 행복하고 정상적인 아이라고 생각하던 우리는 무엇이 잘못되었을까 하고 순식간에 겁에 질렸습니다."

두 살이 되자 토드는 말문이 트였다. 그러나 아직 두 단어짜리 문장은 사용하지 못했다. 벌써 자폐증이 유행 진단이 된 터라, 소아과 의사는 다시 한번 과잉 반응을 보였다. 이번에는 차로 세 시간이나 걸리는 특수 센터에 가서 훨씬 더 정교한 '다분야 평가'를 받아 보라고 권했다. 토드는 두 단어 문장을 말하는 단계로 발전한 상태였지만, 늘 세심했던 부모는 혹시 모르니까 안전을 기하기 위해서 의사의 충고를 따라 예약을 지키기로 했다. 역시 실수였다. 토드는 차를 타고 가는 동안 잠을 자지 못했고, 도착해서는 직원이 "주의를 산만하게" 할지도 모른다며 아이가 좋아하는 장난감을 빼앗아 버리는 바람에 심기가 한층 뒤틀렸다. 직원은 울어 대는 아이를 데리고 가서 네 시간 동안 검사를 받게 했다. 토드는 유치원에 다닌 적이 없는지라 부모와 떨어져 있는 데 익숙하지 않았다. 아이는 지치고, 불만스럽고, 멍해진 채로 돌아왔다.

검사 결과는 처참했다. 토드는 모든 영역에서 심대한 지체를 보였다. 말, 언어, 소근육 운동, 인지, 적응, 심지어 대근육 운동 능력에서도 (아이가 일찍부터 기고, 걷고, 높은 곳에 기어올랐는데도). 토드의 점수는 15개월 때 받았던 점수보다 낮았다. 전형적 자폐증이라는 진단이었다. 예후는 어둡다고 했다. 토드는 더 퇴보할지도 모르고, 지금 있는 언어 능력을 잃을지도 모르고, 영영 집을 못 벗어날지도 모르고, 일반 학교에는 다니지 못할지도 모른다고 했다. 센터는 부모에게 연간 비용이 7만 5000달러쯤 되고 일주일에 40시간씩 운영되는 특수하고 집중적인 프로그램에 토드를 참가시키는 것이 좋겠다며 직장을 그만두고 근처로 이사 오라고 권했다. 정부 보조금을 신청하는 방법도 상세하게 가르쳐 주었다.

"나는 점수와 진단이 옳을 리 없다고 생각했습니다. 그들이 묘사하는 것은 다른 아이였어요. 평가자들은 자신들이 다년간의 경험을 쌓

정신병을 만드는 사람들

은 전문가라고 항변했고, 우리가 부인하려 하는 것이라고 말했습니다. 토드가 집에서는 훨씬 더 잘한다고 지적했더니, 숙련이란 어떤 환경에서도 능력을 보여 주는 것을 뜻한다고 대꾸하더군요. 나도 내가 부인하고 싶은 마음 때문에 아들이 도움을 못 받게 할 수는 없었죠. 그래서 결과를 무시하지는 않았습니다. 그래도 납득할 수는 없었습니다. 그것은 토드를 묘사한 결과가 아니었으니까요."

토드의 부모는 둘 다 교수였다. 그들은 직접 조사하기 시작했다. 그 결과 아이를 검사할 때는 편한 상황에서 해야 한다는 것, 아이가 짜증이 났거나 잠을 못 잤거나 부모와 떨어진 상태에서는 하면 안 된다는 것을 확인했다. 몇 달 뒤에 토드는 다른 센터에서 검사를 받았다. 그리고 경계 수준에 놓인 언어 수용 능력을 제외하고는 모든 측면에서 정상 점수를 받았다. 왜 이렇게 큰 차이가 났을까? 새 검사는 아이에게 스트레스를 훨씬 덜 주었다. 엄마가 옆에 있으면서 안심시켰기 때문이다. 세 살 무렵에 토드는 모든 영역에서 정상 점수를 받았다. 다섯 살에는 무사히 일반 유치원에 들어갔고, 초등학교 입학 자격을 평가하는 학군 검사를 통과했다. 검사자들은 토드가 학교에서 어려움을 겪으리라고 볼 이유가 없다고 평가했다.

첫 검사를 실시했던 전문가들은 왜 그렇게 틀렸을까? "예전에 나는 문제가 발생할 가능성이 있으면 반드시 치료를 시도하는 것이 좋다고 생각했지만, 평가 과정과 서비스 자격 조건을 분리하기는 몹시 어렵습니다. 그렇게 가혹한 환경에서 아들을 검사했던 평가자들도 스스로는 자신들이 우리를 돕고 있고 아이에게 최선의 조치를 취하고 있다고 진심으로 믿었습니다. 그들은 토드가 최대한 많은 서비스를 받도록 보장하고 싶었습니다. 그래야만 차도를 보일 가능성이 크다고 믿었던 겁니다. 오도하는 진단과 표준적인 권고에 의지하기보다는 아이 각각의 필요에 따라 서비스 자격 여부를 결정하면 좋겠어요. 우리는 아들에게 최선의 도움을 주기 위해서 몇 가지 서비스만 수락하고 나머지는 거절했습니다."

토드의 부모는 아이가 사회적, 언어적 어려움을 보일 기미가 조금이라도 있으면 자폐증으로 모는 '전문가' 때문에 오도되고 겁먹었다. 그리고 발달 과정에는 개인차가 있다는 사실을 이해하는 더 믿음직한 전문가를 만나서 더 나은 조언을 들었다. "꼭 치과 작업 같아요. 예전에는 이가 건강하기만 하면 좀 완벽하지 않아도 상관없었지만, 요즘은 완벽하게 고르고 새하얘야만 하죠."

짧게나마 자폐증 진단을 받았던 것은 처음의 걱정을 극복한 뒤에도 오래 부정적인 영향을 미쳤다. "아직도 아들에게 선입견을 품고 기대치를 낮추는 사람들이 있습니다. 아들이 말을 하거나 학교에서 잘 지낸다고 하면 놀라죠. 어떤 사람들은 이차 소견을 인정하지 않은 채 끊임없이 조언을 줍니다. 실제로는 있지도 않은 문제를 아들이 겪고 있는 것처럼 말이죠(이를테면 다른 치료법이나 특수한 식단이나 특수한 캠프를 시작하라는 등, 실제로는 자격이 되지 않는 지원금을 신청하라는 등, 불필요한 소통 도구를 구입하라는 등, 있지도 않은 감각 문제에 대해 치료를 받아 보라는 등). 이야기를 처음부터 끝까지 다 들은 사람들조차 가끔 토드가 잘 소통할 수 있다는 사실을 이해하지 못하고 눈높이를 낮춰서 말합니다. 또 어떤 사람들은 토드가 자기가 아는 과학자나 공학자처럼 잘될 테니 걱정 말라고 말합니다. 이런 말을 듣노라면, 정상적으

정신병을 만드는 사람들

로 기능하고 성공적으로 살아가는 사람들에게 왜 진단을 내려야 하는지 통 모르겠습니다."

수전 이야기: 성인 양극성 장애 과잉 진단

수전은 31세 여성이다. 행복한 결혼 생활을 하고 있고, 두 소년의 엄마이고, 중학교 선생님이고, 하이킹과 카누와 스키를 즐긴다. 수전은 첫 아이가 태어나기 전까지 완벽하게 정상이었고, 지금도 다시 완벽하게 정상이다. "나는 늘 언젠가 엄마가 되리라고 생각했어요. 직접 낳고 싶었고, 입양도 하고 싶었어요. 하지만 엄마가 된다는 게 그렇게 힘든 일인 줄은 몰랐죠." 첫 아들 에릭은 생후 6개월 동안 쉴 새 없이 울었고, 달래도 그치지 않았다. 수전이 밤낮으로 아들을 달랬지만 어떤 방법도 통하지 않았다. "엄마로서 내 자신을 신뢰할 수 없었어요. 아이가 많으면 좋겠다고 노상 말해 놓고는 하나 있는 아이도 진정시키지 못하다니. 내가 꿈꿨던 유능하고 자신만만한 엄마가 아니었죠."

마침내 소아과 의사는 아이가 "울다 지칠 때까지 내버려 두라."고 조언했다. 끔찍한 일주일이 지나자, 효과가 있었다. 에릭은 밤에 대체로 자게 되었다. 그런데도 수전은 계속 비참했고, 잠이 부족했다. "내가 아들을 위해서 안 자고 깨어 있었던 건지, 아니면 아들이 잠깐씩 깨는 패턴이 내 수면 패턴을 어지럽혔던 건지, 잘 모르겠어요. 어쨌든 여전히 하룻밤도 푹 자지 못했어요. 완전히 탈진한 기분이었죠." 수전은 수면에 좋다는 방법은 죄다 써 보았다. 카페인 금지, 세심한 식단,

매일 운동하기, 융통성 있는 수면 시간 등등. 그래도 여전히 수면 주기를 맞출 수 없었다. 수전은 혹시 산후 우울증이 아닐까 염려되어 가정의와 상의했고, 의사는 프로작, 자낙스, 앰비엔, 루네스타를 처방했다. 단 5주 만에. 복합 처방은 사태를 악화시켰다. "줄줄 울면서 에릭에게 작별 인사를 했던 기억이 나요. 자살하려는 게 아니었어요. 내가 죽어가고 있다고 생각했기 때문이죠."

수전은 정신과 의사를 찾아갔다. "면담이 끝날 무렵에 A 선생님이 태연하게 말했어요. '약간 양극성인 것 같습니다.' 나는 충격을 받아 울었어요. A 선생님이 이유를 설명하더군요. 내가 항우울제에 나쁜 반응을 보였고, 잠을 못 자고, 양극성 장애 가족력이 약간 있다는 거예요. 그러고는 비정형적 항정신병약을 두 가지 처방했어요. 어빌리파이랑 세로켈이었죠."

수전의 가족과 친구들은 의사의 진단을 믿을 수 없었다. 그들이 겪은 수전과는 정반대였기 때문이다. 수전에게는 이전에 양극성 장애의 기미가 눈곱만큼도 없었다. 수전은 양극성 장애에 관한 책과 웹사이트를 찾아 읽었고, 스스로도 그 묘사에 자신이 맞지 않는다고 생각했다. "진단에 수긍이 가지 않았지만 어쨌든 의사를 믿었어요."

믿지 말아야 했다. 의사는 분명 선의였겠지만 어쨌든 틀렸다. 무턱대고 총알부터 쏘느라 과녁을 빗맞혔다. 1960년대에 '정신 분열증'이 유행했던 것처럼, 최근에는 양극성 장애가 '오늘의 진단'이 되어 폭발적으로 늘었다. 제약 회사가 오도하는 마케팅으로 공격적으로 밀어붙인 탓이다. A 의사는 그런 흐름에 넘어가서, 사실은 아무 증상도 없는 사람들에게서 '약간의 양극성' 기미를 읽어 냈다. 유행은 그렇게 작동하는 법이다. 만일 자신의 오진이 오래도록 피해를 일으킬 것임을 예견했다면, A 의사도 좀 더 조심했을 것이다.

맨 먼저 희생된 것은 수전의 자존감이었다. "내 정체성에 새로 끼어든 부분과 씨름해야 했습니다. 더 이상 내 자신이 정상으로 느껴지지 않았어요. 그동안 내가 어떤 미친 짓을 했을까? 남들은 틀림없이 다 눈치 채고 있었을 거야. A 선생님은 몇 분 만에 알아차렸잖아. 언젠가 아들도 알아차리는 날이 올까 봐 두려웠어요. 에릭에게는 더 나은 엄마가, 정상적인 엄마가 있어야 해. 언젠가 에릭이 자기도 정상이 아니란 걸 깨닫게 되면 어쩌지." 게다가 그런 상태에서 어떻게 다시 임신하겠는가. 약을 끊으면 '양극성 장애'가 재발할 테고 약을 먹으면 아기에게 피해가 갈 텐데.

다행스럽게도 A 의사가 은퇴했다. 새 정신과 의사는 수전이 받은 진단에 회의적이었다. A 의사는 누구에게나 "약간 양극성이 있다."고 말했다는 것이다. 수전은 정신적 부담을 덜었고, 불필요한 투약을 차차 줄였다. 곧 다시 임신했고, 아기를 낳았다. 이번에는 유순한 아기였다. 산후 우울증이 돌아오는 일은 없었다.

수전의 이야기는 해피엔딩이 되어야 하겠지만, 실제로는 그렇지 않다. 양극성 장애 진단은 죽기를 거부한 채 수전의 기록에 살아남았고, 지금도 그녀의 인생을 괴롭힌다. 첫 번째 문제는 생명 보험이었다. 수전은 자신에게 무슨 일이 일어날 때에 대비하여 아이들을 위해 보험을 들고 싶었다. 그러나 네 회사에서 가입을 거부당한 뒤, 양극성 장애는 위험 요소로 여겨진다는 사실을 알았다. 그 다음에는 아이를 입양할 수 없다는 것을 알게 되었다. 수전과 새 배우자는 이상적인 후보였다. 애정이 넘치는 결혼 생활을 하고 있고, 교육 수준도 충분하고, 안정된 직업이 있고, 집도 있고, 의욕도 충분하고, 안정적이고, 열성적이고, 기타 등등. "모든 것이 우리에게 유리했는데도, 내 진단 때문에 결코 기회가 오지 않으리란 걸 알았어요."

환자 권리 법규에 따라 부정확한 진단은 바로잡을 수 있지만, 병원은 아직 진단 실수를 인정하지 않는다. 다른 의사들이 수전은 양극성 장애가 아니라고 단호하게 선언한 소견서를 보냈는데도 말이다. 그래도 최소한 먹구름 하나는 걷혔다. "의사가 처음으로 내게 최고의 엄마라고 말해 주었을 때, 나는 말문이 막혔어요. 나는 물론 완벽하지 않지만, 기적 같은 두 아이의 엄마라는 사실이 자랑스럽고 고마워요. 그리고 끝까지 싸워서 꼭 기록을 바로잡을 거예요."

수전의 이야기는 많은 교훈을 안긴다. 유행은 부주의한 진단을 낳는다. 의사들은 유행을 단속해야지, 편승해서는 안 된다. 잘못된 진단은 자동 폐기 시한이 정해지지 않은 채 영구적으로 피해를 끼칠 수 있다. 과잉 진단보다는 과소 진단이 늘 더 낫다. 의사들은 제약 회사의 영업 직원이 주는 조언을 액면 그대로 받아들여서는 안 된다.

리즈 이야기:
소아 양극성 장애 및 주의력 결핍 장애 과잉 진단

리즈는 대체로 행복한 23세 여성이다. 공무원으로 일하고, 여기저기 여행하고, 애정 어린 인간관계를 즐기는 삶에 막 나섰다. "나도 남

정신병을 만드는 사람들

들처럼 기복이 있어요. 그렇다고 해서 딱히 괴롭지는 않아요. 이렇게 말할 수 있고 진심으로 믿을 수 있기까지는 정말 오랜 시간이 걸렸죠."

리즈는 까다로운 아이였다. 과잉 행동을 보였고, 짜증과 세력 다툼을 자주 일으켰다. 다섯 살에 신경 정신과 검사를 받은 결과, IQ는 높지만 언어 점수와 수행 점수의 불일치가 크기 때문에 주의력 결핍 장애와 학습 장애가 있다고 판단되었다. 리탈린을 복용했더니 글씨는 좀 더 잘 쓰게 되었다. 그러나 기침 같은 틱, 강박증, 우울증 등의 심란한 부작용이 따랐다.

"여섯 살 때, 부엌에 가서 고기 써는 칼을 찾아서는 목에 대고 있곤 했어요. 실제로 자살할 생각이었다기보다 만약에 그러면 어떨까 생각했던 것 같아요. 이 이야기를 엄마에게 했더니, 나를 Y 선생님한테 데리고 갔지요. 유명한 의대에 있는 소아 행동 장애, 양극성 장애 전문가였어요."

짧은 면담을 마치고, Y 의사는 졸로프트를 처방했다. "그래서 끝도 없는 악순환이 시작되었어요. 그때를 생각하면 아직도 화가 나고 이상해요. 최고의 정신과 의사라는 사람이 어린 아이에게 그렇게 큰 트라우마를 남기는 불필요한 경험을 겪게 만들다니. 믿기 힘든 일이죠. 주의력 결핍을 다스리려고 처방한 리탈린이 우울증을 일으켰기 때문에 졸로프트를 추가로 처방했고, 그 때문에 주의력 결핍이 더 심해졌죠. 그런데 의사는 졸로프트를 빼거나 다른 약을 시도하는 대신 리탈린 양을 늘렸어요. 그래서 우울증이 더 심해졌고, 졸로프트 복용량도 따라서 늘었죠."

생각 없이 복용량을 늘리기만 해서 부작용이 꼬리를 물자 리즈는 더 산만해졌고, 통제할 수 없는 행동을 했고, 과격해졌다. "엄마가 진입로에 차를 세우는 도중에 차에서 뛰어내렸어요. 유리창을 깨고 그 파편 위로 걸어가려고 한 적도 있어요. 그건 내가 아니었어요. 그렇게 노골적으로 미친 짓을 한 적은 없었어요. 이전에도, 이후에도. 나는 겨우 일곱 살이었고, 강력한 두 약을 그렇게 많이 먹는 걸 도저히 배겨 낼 수 없었던 거죠."

Y 의사의 조언에 따라, 리즈는 학교를 그만두고 악몽 같은 주간 프로그램에 다니기 시작했다. 그곳 사람들은 약이 조장한 리즈의 반항적 태도에 가혹하게 대했고, 리즈는 더 반항했다. "제일 생생한 기억은 내가 발버둥 치면서 고함치는데도 나를 질질 끌고 가서 푹신푹신한 벽으로 된 희고 작은 방에 가둔 거예요. 이전에는 내가 스스로 미쳤다고 생각하지 않았더라도, 그 일 때문에 그렇게 되었죠."

며칠 뒤에 리즈의 부모가 현명하게도 그녀를 프로그램에서 빼내고, 투약을 중단시키고, 학교로 돌려보냈다. 리즈의 행동은 나아졌다. 그러나 숙제와 규율을 둘러싸고 부모와 벌이는 싸움은 계속되었다. 사춘기에 접어들면서 갈등은 심해졌다. 부모는 이번에도 Y 의사와 상담했다. 전국적으로 워낙 유명한 의사이다 보니 이전의 개입이 부정적인 효과를 미쳤던 데 대한 의심을 지웠던 것이다. 새 진단은 소아 양극성 장애였는데, 당시 Y 의사와 그 유명 의대 동료들이 널리 선전하던 진단이었다. 의사는 리즈의 부모에게 항정신병약이 도움이 된다고 말했고, 하나가 아니라 두 약을 복합 처방했다. 그러나 다행스럽게도 부모는 리즈에게 약을 먹일 마음이 들지 않았다. 리즈도 더는 약을 먹지 않겠다고 버텼다.

"부모님과 선생님들과 계속 자주 싸웠어요. 그래도 친구는 있을 만큼 있었고, 성적도 좋았어요. 고등학교에 들어갈 무렵에는 변덕스럽고 불안한 십대였죠. 다른 고등학생과 다르지 않았어요. 무지 애를 써서 우등반에 들어갔는데, 그러다 보니 감당이 안 되게 많은 공부 부담에 시달렸어요. 스스로 부과한 학업적 어려움과 압박 때문에 점점 불행해졌죠. 엄마와 한참 논쟁한 끝에, 다시 한번 Y 의사를 만나 보자는 제안에 넘어갔죠."

안타깝게도 또 한번 잘못된 신뢰가 불행한 경험을 이긴 경우였다. Y 의사는 겨우 몇 분 만나고는 열성적으로 두 가지 새로운 약을 추천했다. "그동안 약 때문에 문제를 너무 많이 겪었기 때문에 더는 먹지 않겠다고 거부했어요. 이후 고등학교를 졸업하고 부모님 댁을 나온 뒤로는 예전처럼 괴로운 적은 없었어요. 부모님이 매사를 그렇게 체계적으로 딱딱하게 처리하지 않았다면, 내가 어릴 때 드러냈던 문제들이 그렇게까지 큰 문제로 여겨지진 않았을지도 몰라요. 그냥 나하고는 안 맞았던 거죠. 나한테는 분명 주의력 결핍 장애가 있지만, 충분히 감당할 수 있는 수준이에요. 하지만 점점 커져 가는 고통을 약으로 다스리려고 했던 의사들 때문에 입은 정신적 상처는 영영 씻지 못할 거예요. 그 사람들 때문에 나는 내가 정상이 아니라고 느끼게 되었죠. 아직 어리고 한창 자라는 중이었는데 말이에요. 참 우습죠. 그 사람들이 치료하려고 했던 내 고집스러움 때문에 결국 내가 그 경험을 뒤로 하고 다시 온전하고 '정상적인' 삶을 살 수 있었으니까요. 정상이란 게 무슨 뜻이든."

브룩스 이야기: 정신 분열 정동 장애 과잉 진단

11학년 때(우리나라의 고등학교 2학년 ― 옮긴이), 브룩스는 6개월 동안 슬픔에 빠져 지냈다. 가족 주치의는 브룩스와 몇 분 대화를 나눈 뒤 "임상적 우울증"으로 진단했고, 바로 투약을 시작했다. "그 진단은 벽돌 1톤으로 맞은 것 같은 충격이었어요. 내가 연약하고 불량한 뇌를 가진 것 같았고, 그런 뇌에 대해서 강렬한 자기혐오를 느꼈죠."

8개월 동안 무수히 많은 항우울제를 시험하고 매번 실패한 뒤, 브룩스는 조증 에피소드까지 추가로 경험했다. 부분적으로나마 투약의 영향도 있었을 것이다. "나는 특별한 이유 때문에 세상에 태어났다는 생각이 들었고, 장차 대단한 일을 할 거라는 생각이 들었어요. 정신 분열 정동 장애로 진단받았을 때, 사실은 그게 뭔지 정확하게 이해할 수 없었죠. 현실과 가상의 구분이 흐릿했어요."

병원 기록에 따르면, 브룩스는 자신이 어떤 메시지를 해독해서 지구를 구해야 한다는 망상에 시달렸다. 그리고 치유에 관한 책을 써서 도시의 모든 병원들에게 나눠 주겠다는 계획을 세웠다. 이듬해에는 망상이 차차 엷어졌고, 의사들은 좀 더 정확하고 낙인을 덜 수반하는 진단으로 바꾸었다. 양극성 장애였다. 그러나 진단이 바뀌고 치료법도 끊임없이 바뀌자 심리적 충격이 극심했다. "나는 뭔가 잘못되었다고 믿었습니다. 끝. 남들은 다 옳고요."

브룩스는 몇 년 동안 심각한 두려움, 마비될 듯한 불안, 감정적 고통, 친구나 가족과 단절되었다는 느낌에 시달렸다. 수많은 약물이 뇌의 화학 물질을 영구적으로 변형시켜 갈수록 나빠지는 길에 접어든

정신병을 만드는 사람들

게 아닌가 걱정스러웠다. 그 딜레마 때문에, 그는 자살을 택할 것인가 아니면 전심전력으로 한번 싸워 볼 것인가 하는 양자택일의 기로에 섰다.

"마음속 깊은 곳의 꺼지지 않은 불꽃이 내게 안 된다고 말했습니다. 나는 나고, 정상과 비정상은 나 자신이 결정해야 한다고요. 나는 의미 없이 살기를 거부했습니다." 브룩스는 인지 행동 치료를 깊이 있게 공부했고, 자신의 감정적 상태와 인지적 상태를 분석하는 자신만의 맞춤형 기법들을 개발했다. 그리고 그런 기법들을 "렌즈"라고 부르는 체계로 묶어 냈다. "비유적 의미에서, 내가 쓰고 있는 안경에 엄청나게 잘못된 데가 있기 때문에 내 시각, 신념, 감정 상태가 왜곡된다는 걸 알았습니다. 그래서 더 또렷하게 내다보고 회복할 수 있도록 그 안경을 바로잡기로 한 거죠."

방법은 통했다. "렌즈"를 비롯한 여러 기법들을 적용한 결과, 지난 12년 동안 브룩스는 자신이 원하는 삶을 정의하고 그것을 추구할 만큼 편해졌다. 그는 영화 제작자가 되었고, 사람들 앞에서 경험을 이야기하기 시작했고, 첫 장편 영화 「케니빌」을 만들 때는 정신 질환을 극복한 여정에 관한 많은 비유를 끼워 넣었다. 브룩스는 책을 쓸 생각도 하게 되었다. 가제목이 '렌즈'인 책은 거의 완성되어 가고 있다. "살다 보면 물론 좋을 때도 있고 나쁠 때도 있습니다. 하지만 예전에 느꼈던 극심한 공포, 편집증, 슬픔, 불안과는 결별했어요. 나는 내 인생의 모든 것을 만끽합니다. 그 여정까지 포함해서요. 그 덕분에 나는 더 강해졌고, 나 자신과 남들에게 더 강한 결속을 느끼게 되었습니다."

밥과 세라: 슬픔을 우울증으로 착각하다

세라의 33세 아들 밥은 항우울제와 수면제를 함께 먹어 자살했다. 밥을 진찰했던 의사가 함부로 처방하고 부주의하게 감독한 약이었다. 의사는 8개월 동안 손에 꼽을 만큼 밥을 만났고, 총 면담 시간은 30분이나 될까 하는 정도였다. 밥의 인생에 어떤 일이 벌어지고 있는지는 한 번도 묻지 않았다. 사실 밥은 오랫동안 고통스럽게 진행된 이혼과 복잡한 양육권 싸움을 막 끝내고 암담한 상태였다. 그에게는 감정적 스트레스와 현실적 문제를 잘 다루도록 조언해 줄 사람이 필요했지만, 그런 도움은 제공되지 않았다. 의사가 밥에게 준 것은 조합을 바꿔 가며 자꾸 복용량이 늘어나는, 도움도 안 되는 약뿐이었다. 그약은 결국 밥이 제 목숨을 마감하는 도구로 쓰였다.

세라는 아들의 괴로움이 발전하는 과정을 지켜보았고, 사태가 파국으로 맺을지 모른다는 예감을 느꼈다. 그러나 아들을 돕고자 백방으로 애써도 소용이 없었다. 세라는 당연히 망연자실했다. "무감각해졌고, 꿈속에 빠져 있는 듯했고, 내내 울었고, 먹지도 자지도 집중하지도 일하지도 못했습니다. 삶을 잃어버린 뒤에야 비로소 삶이 얼마나 근사했는지를 깨달았죠. 가족은 도움이 되지 못했어요. 아버지는 독실한 가톨릭 신자라 내게서 멀어지려고 했고, 여동생은 다시 술에 빠졌어요."

세라가 깊고 얼떨떨한 애도에 빠진 채 2주가 흘렀다. 친구들은 의사를 만나 보라고 권했다. 그러면 고통을 덜고 다시 살아가는 데 도움이 될 거라고 했다. 의사는 짧게 면담한 뒤, 세라에게 임상적 우울증이 있다고 말하면서 렉사프로 처방전을 써 주었다. 그리고 30일 뒤에 다시 오라고 말했다. "의사에게 내 아들이 렉사프로를 먹었고, 결국 그 약으로 자살했고, 그 약에 아들이 얼마나 끔찍한 반응을 보였는지 잘 알기 때문에 어떤 약이든 먹기가 불안하다고 말했어요. 의사는 내 두려움과 상실을 냉정하게 밀어내더군요. 나는 내가 겪는 고통을 이해하고 공감할 사람이 필요했지, 거기에 냉정한 의학적 진단을 붙이는 사람이 필요한 게 아니었어요."

세라는 2주 동안 약을 먹었고, 훨씬 더 나빠졌다. 과민해졌고, 자살을 하면 다시 안도감을 되찾고 밥도 만날 수 있을 거라는 생각이 들었다. 의사에게 말했더니 투약 부작용일 리 없다는 틀린 답을 내놓았다. "의사는 자살 충동이 그냥 심리적인 문제이고 최소 30일 동안 꾸준히 복용하면 사라질 거라고 했어요. 그래도 당장 복용을 멈췄죠. 그랬더니 자살 생각이 사라지더군요. 아들에 대한 괴로움이나 그리움은 사라지지 않았지만."

세라는 다시 살아가기 위해서 무엇을 해야 하는지를 혼자 힘으로 알아냈다. "상담을 받기 시작했고, 애도자 모임에 나가기 시작했고, 신앙과 교회에 헌신하는 데서 위안을 얻었고, 요가를 했고, 육체적 활동과 일과 주변 사람들을 돕는 데 몰두했습니다. 아들이 남긴 제이슨이라는 손자가 있어요. 제이슨의 사랑과 제이슨에게는 내가 필요하다는 사실이 내 생명을 구했다고 믿습니다. 나는 매일 슬픔을 안고 살아가고 있고, 앞으로도 영원히 그럴 거예요. 하지만 적어도 살고는 싶어요. 2년이 지난 지금은 다시 즐겁게 웃을 수도 있고요."

마이라 이야기: 처방약이 사태를 악화시키다

다큐멘터리 제작자 마이라는 예술가를 위한 워크숍에 갔다가 제인이라는 작가를 만났다. 두 사람은 제인의 강박 장애에 관해 이야기 나누었는데, 그러다 보니 마이라는 자신도 같은 문제가 있을지 모른다는 걱정이 들었다. "나는 우울증 때문에 심리 치료사에게 대화 치료를 받고 있었는데, 약은 한 번도 먹지 않았어요. 그런데 제인이 자기 강박 장애를 묘사하는데 귀가 쫑긋 서더라고요. 나도 그런데! 내가 네 살 때 음악에 맞춰 앞뒤로 몸을 흔들면서 잠드는 버릇이 생겼는데, 그게 강박 비스무리하게 돼서 숙제 마감이 있을 때, 새 남자친구가 생겼을 때, 뭔가 버거운 일이 있을 때 늘 그렇게 했잖아. 게다가 멍청한 남자친구 생각이 머리에서 떠나지 않는 것도 강박적이잖아. 틀림없어. 나는 강박 장애야."

마이라는 제인의 정신과 의사를 찾아가 상담했다. 그 의사는 스스로 강박 장애 전문가라는 몽상에 빠져 있었고, 많은 환자들에게 그 (잘못된) 진단을 내렸다. 곧 진단, 처방약, 부작용이 혼란스럽게 뒤섞여 쌓이기 시작했다. Z 의사는 마이라에게 강박 장애가 있다고 단언했고, 경계성 인격 장애의 특질도 있는 듯하다고 덧붙였다. 마이라는 항우울제를 처방받았다. 그러자 우울한 기분은 덜 들었지만 대신 과민해졌고, 초조해졌고, 과잉 행동을 보였다. Z 의사는 부작용을 처리하겠노라며 항정신병약을 처방했다. 그러자 마이라는 좀 차분해졌지만 대신 기진맥진했고, 침을 흘렸고, 물체가 이중으로 보였고, 좀비가 된 기분이었다.

정신병을 만드는 사람들

"의사에게 부작용을 이야기하면 그는 늘 변화를 주었어요. 리탈린으로 정신을 들게 하고, 세로켈로 잠이 들게 하고. 지오돈을 좀 줄이거나 늘리거나. 얄궂게도 가끔은 복용량을 늘려야만 부작용을 피할 수 있다고 하더군요. 어빌리파이나 리스페르달도 추가할까요? 보통은 추가했고, 빼는 경우는 드물었어요. 몇 년 동안 그렇게 온갖 약과 온갖 해괴한 논리를 겪었죠. 그동안은 뇌가 뒤죽박죽 빙빙 돌았기 때문에 아무것도 제대로 생각할 수 없었어요." 설상가상, Z 의사는 마이라에게 양극성 장애 II도 있다고 진단하고는 약을 더 늘렸다.

마이라의 심리 치료사는 회의적이었다. 그녀는 마이라에게서 강박 장애나 경계성 인격 장애나 양극성 장애의 증거를 보지 못했다. Z 의사가 자신에게 마이라의 증상이나 배경에 대한 의견을 구하지 않는 것, 이치에 닿지 않는 진단과 부작용으로 사태를 악화시키는 투약에 대한 근거를 요청해도 통 답이 돌아오지 않는 것도 걱정스러웠다. "나는 치료사와 의사 중에서 한쪽을 선택해야 한다는 걸 알았어요. 꼭 이혼하는 부모를 둔 아이 같은 심정이었죠. 내 문제에 대해 서로 다른 이론을 주장하는 두 사람 사이에 끼어 있었으니까요. 그런데 셀렉사를 끊고 금단 증상 때문에 우울증이 심해지니까, 지푸라기라도 잡아야 한다는 기분이 들더군요. 나는 캄캄한 바닥으로 떨어지고 있었고, 자살 충동이 들었고, 밤에 잠을 못 잤고, 낮에도 깨어 있었어요. 살면서 저질렀던 숱한 실수, 다른 결정을 내릴 수도 있었던 기회에 대한 생각이 떠나지 않았어요. 과거의 이미지와 나쁜 기억이 무한히 돌아가는 필름처럼 재상영되고 또 재상영됐죠. 의사에게 가는 수밖에 없었죠."

현명한 선택은 아니었지만, 충분히 이해할 만하다. 마이라는 절실히 위안을 구했고, Z 의사는 늘 새로운 제안을 내놓았다. 차분하게 만드는 약을 주었다가, 활기를 불어넣는 약도 주었다. 부작용을 자꾸 약으로 다스리다 보니 부작용이 더 많이 일어났다. 그러나 감사하게도 이야기는 해피엔딩이다. 마이라는 다른 정신과 의사를 찾아갔고, 그 의사는 마이라가 먹던 많은 약을 차츰 줄였다. 마이라는 이제 라믹탈과 웰부트린을 조금씩 복용하고, 부작용도 없다.

"이 약들이 듣는지 안 듣는지는 모르겠지만, 이것마저 끊고 살기에는 너무 무서워요. 고맙게도 약을 훨씬 적게 먹으니까 이후에는 자살하고 싶은 마음이 들지 않았어요. 영화나 TV 쪽 일을 하면 으레 실업자로 지내는 기간이 있기 마련인데, 그렇게 비는 시간에 잠깐씩 우울증이 오기는 해요. 하지만 다시는 누구도 내게 미친 듯이 약을 섞어 먹는 일을 강요하지 못할 거예요. Z 의사 이후에는 '강박 장애', '양극성 장애', '경계성 장애' 진단에 동의한 의사가 아무도 없어요. 요즘은 운동, 친구들, 약, 영양, 비타민에 의지해요. 돈이 좀 더 생기고 일정이 안정되면 심리 치료도 다시 받고 싶어요. 나는 전문가들이 모든 걸 장애라고 부르고 쓸데없는 투약을 처방하는 게 걱정스러워요."

마이라는 이런 과정을 겪으면서도 일을 구명보트 삼아 매달렸고, 부작용을 씩씩하게 견뎠고, 직업적 성공을 거두었다. 마이라가 제작 지원을 받아 만든 다큐멘터리는 선댄스 영화제에 초청되었다. 마이라는 이제 경쟁이 치열한 산업에서 지속적으로 일을 얻을 만큼 각광받는 제작자이다. 또한 정신 장애 진단 및 치료를 훨씬 더 현명하게 선택하는 소비자이다.

정신병을 만드는 사람들

마리아 이야기: 마약 사용을 간과하다

마리아는 바람 잘 날 없는 부모 밑에서 힘든 어린 시절을 보냈다. "아버지는 자수성가해서 의욕에 넘치는 분이었죠. 성미가 급한 데다가 '감상적인 여자'를 참아 내지 못했어요. 안타깝게도 어머니는 대단히 감상적이고 연약한 데다가 만성 우울증이 있는 분이었습니다." 부모는 둘 다 자주 자리를 비웠다. 아버지는 사업 때문에, 어머니는 주기적으로 신경 쇠약에 걸려서. 성격이 까다로운 아버지와 상태가 불안정한 어머니가 결혼 생활을 지속하기란 불가능했다. 마리아가 여덟 살 때 부모는 이혼했고, 마리아의 양육권을 놓고 지독하게 싸웠다. 싸움은 아버지가 마리아를 데리고 다른 나라에 가서 살기로 결정함으로써 느닷없이 마무리되었다. 마리아는 이후 20년 동안 어머니를 보지 못했다. 양육권 공청회에서 마리아를 평가했던 심리학자는 마리아가 어려움에도 불구하고 상냥하고 환경에 잘 적응한 아이라고 묘사했다. 아버지는 잇따라 보모들을 고용했다. "보모들이 나를 다 키운 셈이었죠."

십대가 된 마리아는 마약에 손을 댔다. 처음에는 마리화나, 다음에는 LSD와 암페타민. 행동은 갈수록 종잡을 수 없었고, 성적은 나빠졌다. "약은 소속감을 주었고, 긴장된 집안 분위기에서 벗어나서 쉬게 해 주었어요." 마리아는 고등학교를 마친 뒤 집을 나와 직장을 구했고, 커뮤니티 대학에 등록했다.

"스무 살 때부터 잠을 잘 못 잤고, 짓눌린 기분이 들기 시작했어요. 가정의를 찾아갔더니 15분 면담하고는 우울증으로 진단하더군요. 내

깊숙한 곳에 뭔가 '잘못된' 게 있다는 걸 확인받은 셈이었지만, 거기에 구체적인 이름이 붙으니 내 잘못이 아니라는 안도감도 들었어요."

의사는 처방도 진단처럼 함부로 했다. 후속 면담은 없었고, 약을 보충할 때가 되면 오라고 했다. "처음 팍실 반쪽을 먹은 날, 메타암페타민을 먹은 기분이었어요. 수업을 듣는데 다리 떠는 걸 도무지 멈출 수 없었고, 벌떡 일어나서 최대한 빨리 뛰쳐나가고픈 충동을 도무지 억누를 수 없었죠. 한밤중에 경기를 일으키면서 깨어나, 땀에 흠뻑 젖은 채 목숨을 걱정했어요. 그래서 초조함을 달래는 '진정제' 같은 약을 찾다가 처음으로 헤로인을 시도했지요. 내가 어울리던 화가나 음악가 사이에는 헤로인이 잔뜩 돌았거든요. 처음에는 가볍게 하다가 점점 심해져서 나중에는 매일 하게 되었어요. 처방약도 손에 넣을 수 있으면 뭐든 남용했어요. 자낙스, 클로노핀, 발륨, 바이코딘, 딜로디드."

마리아는 심리학자를 찾아갔다. 일련의 검사를 받고서 진단을 받았다. "의사는 내가 '만성 우울증'과 '일반 불안 장애'를 겪고 있다고 했어요. 이번에도 진단이 나를 정당화했죠. 내 인생이 망한 건 내 탓이 아니라고! 나는 마약이나 인생에서 해결하지 못한(대단히 실제적인) 다른 문제들이 검사 결과에 어떤 영향을 미치는지는 묻지도 않았어요." 마리아는 약리학자를 추천받았다. "면담은 보통 10분쯤 진행되었어요. 그는 계속 약을 더 줬죠. 마약 사용자로서 나는 황홀했어요. 오락으로 먹던 약을 이제 처방전으로 구할 수 있었으니까. 하지만 생활은 점점 더 망가졌어요."

마리아의 마약 사용이 근본적인 문제라고 말한 사람은 아무도 없었고, 마약을 끊게 하려고 시도한 사람도 아무도 없었다. 그 대신 그

정신병을 만드는 사람들

들은 계속 새 진단을 쌓아 올렸고, 혼란스러운 복합 처방에 계속 새 약을 집어넣었다. 어떤 약에 대한 반응이 나쁘면, 진단을 휙 바꾸고는 다른 약을 시도했다. 마리아는 양극성 장애 진단도 받았고, 더 많은 약을 처방받았다. "불법 약물이랑 합법 처방약을 잔뜩 섞어 먹었더니 몹시 우울해졌어요. 아침에 일어나기가 죽기보다 힘들었죠. 학교를 그만뒀고, 열네 살 이후 처음으로 직업을 갖지 않았어요. 전화도 받지 않고, 창문을 항상 가려 두고, 약을 살 때만 밖으로 나가면서, 하루 종일 TV를 보고 빈둥거리는 게 일과였죠. 완전한 중독 상태였어요. 약이 필요하면 약리학자를 조작해서 더 받아냈죠. 특히 클로노핀은 유쾌하고 즉각적인 긴장 완화 효과가 있었어요. 잠이 안 온다고만 말하면 언제든 '기분용' 약물을 더 처방받을 수 있었죠."

약제사나 다름없이 지나치게 순응적인 의사가 있다면 왜 굳이 밀매자를 찾아가겠는가? 마리아는 완전히 낡였다. "약을 먹고도 이렇게 기분이 나쁜데 끊으면 얼마나 더 나쁘겠어? 나는 점점 더 혼란스럽고 비생산적인 생활로 빠졌어요. 희망을 잃었죠."

아무것도 효과가 없자, 마리아의 정신과 의사는 폐쇄 정신과 시설에 입소할 것을 권했다. 의사는 마리아의 아버지에게 그녀의 상태가 유전적이고 영구적이기 때문에 평생 집중적인 의료 관리와 투약을 받아야 한다고 말하면서 그녀를 "놓아주라"고 권했다. 아버지는 다른 의사에게도 상담했지만, 그 또한 이전의 진단을 확인하면서 오히려 세 가지를 더했다. 강박 장애, 경계성 인격 장애, 수동적 공격성 인격 장애. "나는 스물네 살이었는데 적어도 여덟 가지 진단을 받았고, 매일 15알씩 약을 먹었고, 완전히 가망 없는 사례처럼 보였어요."

다행히 성공한 사업가로서 어려운 문제에 대한 해답을 찾는 데 능숙했던 마리아의 아버지는 해답이 없다는 의사들의 말을 받아들이지 않았다. 아버지는 중독을 전문으로 다루는 장기 치료 시설에 마리아를 입소시켰다. "나는 두 가지를 확신했어요. 내가 영원히 약을 먹어야 하리라는 것, 그리고 고작 두어 달 뒤면 시설을 나오리라는 것."

예측은 둘 다 틀렸다. 마리아는 마약을 끊었고, 처방약도 점진적으로 줄였고, 프로그램에 충실하게 따랐다. 기분이 얼마나 좋은지 믿을 수 없을 지경이었다. "내가 정상이 될 수 있다니, 정말 이상했어요. 나도 남들처럼 힘들 때도 있고 즐거울 때도 있어요. 하지만 이제는 그걸 삶의 일부로 인정하는 법을 배웠죠. 12년이 지나서 이제 나는 서른일곱 살이에요. 보람 있는 직업이 있고, 멋진 남자가 곁에 있어요. 가끔 이런 생각을 해요. 아버지가 나를 포기하고 전문가들의 말을 들었다면 어땠을까? 나는 어떻게 됐을까? 나는 운이 좋았어요. 처방약이랑 마약을 섞어 먹고도 죽지 않았으니까요. 예전에 늘 생각했던 것과는 달리, 또 의사들이 늘 말했던 것과는 달리, 나는 마약이랑 정식으로 처방된 약을 다 끊고도 정상이었어요."

좋은 것으로 나쁜 것 균형 잡기

의술이 사랑받는 곳에는 인류애가 있다. 가끔 치료하고, 종종 진료하고, 항상 위로하라. —히포크라테스이 장의 나머지에서는 정신 의학이 일상적으로 거두는 성공을 잘 보여 줄 몇몇 전형적인 사례를 소개하겠다. 정신 의학이 이따금 저지르는 실패와 비행을 적절한 맥락에서 평가하기 위해서는 이런 이야기로 균형을 잡을 필요가 있다.

로버타 이야기:
반려 동물이 목숨을 구하고, 약이 우울증을 치료하다

로버타는 쉰여덟의 고등학교 영어 교사다. 우스개로 자신을 묘사하기를 "노처녀, 할망구, 쭈그렁이라는 단어 각각의 뜻 그대로"라고 말한다. 그러나 로버타는 혼자가 아니다. 좋은 친구가 많고, 자신이 태어난 소중한 집에서 살고 있고, 사랑하는 동물들에게 둘러싸여 있다. 돼지 한 마리, 개 세 마리, 고양이 네 마리, 이구아나 한 마리, 닭 여덟 마리, 새 열두 마리. 로버타의 아버지는 그녀가 겨우 여덟 살일 때 갑자기 죽었고, 어머니는 수발이 필요한 병을 오래 앓다가 3년 전에 죽었다. 로버타는 인생의 스트레스를 점잖게, 또한 주변 사람들까지 기분 좋게 만드는 태도로 다뤘다.

로버타의 정신적 문제는 그야말로 느닷없이 나타났다. 시작은 남동생이 어머니의 보석과 소중한 골동품을 팔아서 보트를 산 사건이었다. 로버타에게 상의도, 허락도, 사과도 없이 그랬다. 로버타는 동생을 용서할 수 없었고, 관계가 망가진 것을 잊을 수도 없었다. 남동생은 제일 좋은 친구이자 유일한 혈육이었기 때문이다. "혼자라는 기분이 들었어요. 단테가 지옥의 가장 낮은 단계를 배신자들에게 예비해 둔 것이 이제야 이해되더군요. 얼떨떨했고, 깊은 우울로 한없이 떨어져 내렸어요."

로버타는 쉼 없이 울었다. 먹지도, 자지도, 집중하지도, 친구와 이야기하지도, 웃지도 못했다. 침대에서 나오는 것이 일이었다. 매일 학교에서 보내는 시간이 고문과도 같았고, 영원처럼 느껴졌다. 과민해졌고, "속이 끔찍하게 파이는 듯한 느낌" 때문에 깨어 있는 동안에도 괴로웠고 잘 때도 움찔거리면서 뒤척였다. "더 깊이 가라앉을수록 더 죽고 싶었어요. 어느 날은 세탁실에 있다가 갑자기 네 발로 바닥을 기면서 죽게 해 달라고 기도했어요. 참호에는 무신론자가 없다는 말이 있죠. 어쩌면 심한 우울증 환자들도 마찬가지일 거예요. 집에 있을 때는 쉼 없이 마루를 오락가락했어요."

로버타는 동정적인 심리 치료사를 만났고, 우울증으로 정확하게 진단받았다. "하지만 그녀도 내 고통이 얼마나 깊은지는 이해하지 못하는 것 같았어요. 나는 나를 위해서 무언가 해 줄 사람이 필요했어요. 당장! 말만 하지 말고요." 그러다가 상황이 위험해졌다. "그때쯤 나는 자살할 준비가 되어 있었어요. 언제든 퇴근하고 집에 가서 심장약을 몽땅 삼켜 버리면 된다고 스스로에게 말하는 것으로 겨우 하루를 버텼죠. 그렇게 생각하면 마음이 평화로워졌어요. 원할 때면 언제든 비참함을 끝낼 수 있다고 생각하면 말이죠. 유일하게 나를 계속 살게 했던 건 동물들을 껴안는 것, 그리고 이 애들을 놔두고 떠난다는 생각을 견딜 수 없다는 점이었어요. 매일매일 생사의 결정을 내렸죠. 친구들은 힘을 합쳐서 이런저런 고마운 방법으로 지지해 줬어요. 그

　　　　　　　　　　　　　　　　정신병을 만드는 사람들

래도 우울증과 고립감은 이어졌고, 계속 나빠졌죠. 다시는 낫지 못할 줄 알았어요."

로버타의 이야기는 해피엔딩이다. 자신도 우울증이 있던 친구가 로버타에게 정신과 의사를 만나라고 설득했다. "의사는 항우울제를 처방하면서, 효과가 있으려면 몇 주가 걸리지만 꼭 나을 거라고 다짐했어요." 8주 동안 의사를 네 번 만나고, 세 차례에 걸쳐 복용량을 늘린 뒤, 로버타는 실제로 기분이 나아지기 시작했다. 그리고 곧 깨끗이 회복했다. "어느 날 학교 모임에서 옆에 앉은 친구에게 잘난 척하는 말을 했더니, 친구가 그러더라고요. '돌아왔구나!' 맞았어요. 나는 다시 소리 내어 웃고 미소 지을 수 있었어요. 식욕도 의욕도 돌아왔고, 속이 꺼지는 듯한 느낌도 사라졌어요. 사태를 더 객관적으로 보게 되었고, 미래 계획도 세우게 되었어요. 돌아보면 동물들, 사랑하는 친구들, 약이 나를 정상으로 돌려놓은 거예요. 삶을 되찾은 것이 너무 고마워요. 지금은 앞으로 어떤 이유에서든 다시 우울증이 찾아오면 어쩌지 하는 걱정이 들죠. 그런 기분은 두 번 다시 느끼고 싶지 않으니까요. 그래도 최소한 그때는 어떻게 하면 되는지는 알 거예요."

빌 이야기: 기분 변화를 통제하다

양극성 장애도 빌이 35년 동안 도시 계획가로서 훌륭한 경력을 쌓는 것을 막지 못했다. 빌은 29세에 벌써 세상의 꼭대기에 있었다. 굵직한 도시 재개발 프로젝트의 관리자였는데, 스트레스는 극심하지만 "꿈의" 직업이었다. 그러다 갑자기 발밑이 무너졌다. 투자금이 철수되었고, 빌은 일자리를 잃었으며, "경조증 에너지가 우울로 바뀌었다." 그래도 약과 심리 치료를 병행하여 싹 나았고, 새 일자리를 구했으며, 이후에도 6년 동안 매사가 원만했다. 그동안 약을 먹을 필요도 없었다.

두 번째 우울증 에피소드는 마른하늘에 날벼락처럼 나타났다. 그리고 훨씬 더 위험했다. "억지로 몸을 일으켜 출근했지만 안절부절못했고, 희망이 없었고, 산만했고, 극심한 자살 충동을 느꼈습니다. 입원과 전기 충격 요법을 권유받았지만, 다행히도 항우울제가 제때 효력을 발휘해서 우울증이 걷혔어요. 그러나 그 다음에는 반대 방향으로 지나치게 나아가서 엄청난 조증을 겪었지요. 생각이 획획 스치고, 불가능한 사업을 이것저것 거창하게 계획하고, 희한한 발상이 줄줄이 떠오르고요. 모두가 나를 감시하면서 경찰이나 FBI에게 신고한다고 생각했어요. 희한한 짓도 곧잘 저질렀죠. 예를 들면 우주와 인류 역사에 관한 묵직한 책을 30권쯤 사 놓고는 그제서야 너무 무거워서 집에 가져갈 수 없다는 것, 너무 두꺼워서 다 읽을 시간도 없다는 걸 깨닫는 겁니다. 다행스럽게도 리튬이 들었어요. 곧 균형을 되찾았죠."

빌은 이후 15년 동안 안정을 유지했다. 그래서 그와 아내와 의사는 시험 삼아 리튬을 끊어 보자는 데 합의했다. 빌이 오랫동안 발병하지 않았고 약이 성격을 조금 짓누르는 듯했기 때문이다. 시도는 실패였다. "세 달 만에 다시 경조증을 겪었습니다. 나는 평생 약이 필요하다는 걸 깨달았죠. 그래서 다른 기분 안정제로 바꿨고, 새 약은 지난 17년 동안 마술처럼 잘 들었습니다. 나는 늘 위험한 상태겠지만, 약으로 안정을 찾을 수 있어요."

빌은 65세에 도시 계획에서 은퇴하고 제2의 경력을 시작했다. "지금은 심리 치료사로 일하면서 환자 15명과 함께 훈련하고 있습니다. 환자들은 대부분 나와 함께 하는 치료로 효과를 보고 있어요."

수전 이야기: 공황 장애와 광장 공포증을 통제하다

수전은 35세의 관리인이자 자원봉사자이자 작가이자 자칭 학위 수집가이다. 스무 살에 수전은 밝은 미래를 앞둔 대학생이었다. 친구가 많고 사교적인 여성이었다. 그런데 갑자기, 아무런 예고도 조짐도 이유도 없이, 삶이 지옥으로 돌변했다. 수전은 자꾸만 공황 발작을 겪었고, 발작을 일으키는 요인은 뭐든 피해야 한다는 절실한 필요성에 속박되었다.

"첫 발작은 느닷없이 나타났어요. 친구들하고 영화를 보러 가기로 했는데, 대뜸 극장에서 아프면 어쩌지, 사람들 앞에서 미치면 어쩌지 하는 황당한 생각이 떠오르는 거예요. 그랬더니 숨을 못 쉬겠고, 가슴이 쿵쾅거리고, 끔찍하게 어지러웠어요. 대체 무슨 일인지 모르겠고 내가 미치려나 싶어 겁이 났죠."

발작은 점차 잦아졌다. 영화를 보러, 저녁 식사를 하러, 파티에 가려고 할 때마다 일어났다. 공황이 느껴져도 빠져나올 수 없는 상황이거나 장소라면 반드시 그랬다. "피하는 것을 적은 목록이 서서히 길어지다가 급기야 집에 처박히는 상태가 되었어요. 꼭 필요할 때만, 그것도 친구를 데리고서만 아파트 밖으로 나갔어요. 다 필요 없고 그냥 죽고 싶었어요."

8년 동안 1차 진료의를 21명 만나면서 수십 가지 약을 처방받고 수 없이 MRI를 찍고 갖가지 검사를 받았는데도 수전은 답을 찾지 못했다. 내과 의사는 공황 장애를 흔히 놓친다. 그런 육체적 증상이 과호흡 때문에 나타난다는 사실을 모르는 것이다. 그래서 불필요한 검사를 가하고, 가상의 내과적 문제를 공격적으로 치료한다.

궁지에 몰린 수전은 이윽고 S라는 정신과 의사를 찾아갔다. 불과 한 시간 뒤, 자신에게 육체적 증상을 일으킨 원인이 무엇인지를 확실하게 알게 되었다. 호흡을 늦춰서 증상을 통제하는 방법도 배웠다. 틀림없이 나아질 거라는 의사의 말을 듣는 순간, 수전의 세상은 밝아졌다. 의사가 옳았다. 수전은 치료법을 활용하여 차츰 두려움을 줄였고, 삶을 되찾았다. "이제는 친구들과 외출하고, 가게에서 쇼핑하고, 극장에 가고, 대중교통을 이용하고, 하고 싶은 일은 뭐든 혼자 할 수 있어요. 계속 발전하고 있고, 매년 현실적인 목표를 세우고 있어요. 스트레스가 많을 때는 광장 공포증이 도지지만, 이제는 그 시간이 짧은 데다가 나도 회피하지 않고 맞서는 방법을 알아요. 내 삶을 사랑해요. 내가 겪은 일을 남들과도 나누고 싶어요. 남들은 나처럼 쓸데없는 괴로움을 겪지 않도록 돕고 싶어요."

폴과 재닛: 외상 후 스트레스 장애를 직면하여 극복하다

차가 통제를 벗어나 나무를 들이받았다. 열다섯 살 난 맥스는 그

자리에서 즉사했다. 가족의 비극은 스위스로 스키 여행을 떠났다가 미끄럽고 굽이진 도로를 달릴 때 벌어졌다. 맥스가 제일 위험한 앞자리에 앉은 것은 차멀미가 심하기 때문이었다. 부모인 폴과 재닛, 동생 애니도 심한 부상을 입었지만 목숨은 건졌고, 육체적으로는 몇 달 만에 나았다.

폴과 재닛은 사고에 대해 절대로 이야기하지 않았지만, 감정적으로는 전혀 회복하지 못한 상태였다. 맥스의 방은 아이가 죽은 날의 모습 그대로 사당처럼 보존되었다. 늘 그랬듯이 난장판으로 어질러진 상태로. 종이 한 장 치우지 않았고, 신발 하나 야구모자 하나 있던 자리에서 옮기지 않았고, 끝내지 못한 마지막 숙제는 맥스가 내버려 둔 상태로 남아 있었다. 머릿속에서는 줄곧 맥스가 떠올랐지만, 두 사람은 맥스에 대한 말은 감히 꺼내지 않았고, 울지 않았고, 괴로움을 공개적으로 나누지도 않았다. 서로의 마음을 어지럽힐까 봐서였다. "둘 다 생명이 정지된 상태였어요. 일상적인 활동은 했지만 무감각했고, 살아 있다고 말할 수 없었죠. 서로 소원해졌고, 자신을 비난했고, 상대를 비난했어요. 둘 다 애니에게 신경 쓸 여력이 없었죠. 마음이 무너졌고, 머리는 뒤죽박죽이었고, 에너지는 바닥났어요."

둘 다 겉으로는 극기하는 모습이었다. 그러나 사실 밤에는 악몽에 시달렸고, 낮에는 맥스의 축 늘어지고 손상된 몸이 자꾸 머릿속에 떠올라 괴로웠다. 폴은 더는 운전을 할 수 없었다. 다시 통제력을 잃고 누군가를 치면 어쩌나 두려워서였다. 둘 다 가급적 운전을 삼갔고, 해야 할 때면 두려움을 꾹 참았다. 1년이 지났는데도 여전히 경적 소리, 바퀴가 미끄러지는 소리, 가속하는 소리에 소스라치게 놀랐다. 둘 다

집중하지도, 먹지도, 자지도 못했다. 예민했고, 풀이 죽었고, 뭐라도 깨질세라 조심조심 살았다.

애니도 축 가라앉았고 간간이 울음을 터뜨렸다. 그러나 부모보다는 심리적으로 덜 망가진 편이었다. 물론 오빠를 그리워했고 오빠와 부모를 안타까워했지만, 충돌에 대한 기억이 없었기 때문에 예전의 학교생활과 친구들에게 더 쉽게 돌아갈 수 있었다. 폴과 재닛은 달랐다. "우리 인생은 맥스의 인생이 끝날 때 함께 멎었어요. 맥스가 아니라 우리여야 했죠. 맥스는 앞날이 창창했으니까요. 우리는 더 살 이유가 없었고요. 스키 여행을 가서 낯선 길에서 차를 몰다니, 벌 받아 마땅할 만큼 멍청한 생각이었죠."

폴은 심장 전문의이고, 재닛은 수술실 간호사다. 폴이 일터로 돌아갈 만큼 육체적으로나 감정적으로 회복하는 데는 4개월이 걸렸고, 재닛은 3개월이 걸렸다. 둘 다 일이 구원이었다. 일터는 두 사람이 정상에 가깝게 기능할 수 있는 유일한 장소였다. 그러나 재닛은 외상 사례를 다룰 때면 공황 발작을 일으켰고, 응급 수술이 아닌 것으로만 제한해야 했다. 폴은 십대 환자를 못 받겠다는 기분이 들었다.

"둘 다 정신과에서 도움을 얻기를 바라지 않았지만, 필요하다는 건 알고 있었죠. 주치의가 최선을 다했지만, 항우울제랑 수면제는 듣지 않았어요. 정신과 의사는 우리에게 맥스를 잃은 고통은 영영 극복할 수 없을 거라고 하더군요. 하지만 앞으로 나아갈 방법을 찾아야 하고, 찾을 수 있다고 했어요. 애니를 위해서, 맥스와의 추억을 위해서, 서로를 위해서, 치료에 어떤 희생이 따르든 감내해야 한다고요. 우리는 맥스를 잃은 고통을 정면으로 바라보고 함께 나눠야 했어요. 감정을 억

정신병을 만드는 사람들

압하거나 몰래 애도해서는 안 되고요. 그건 곧 맥스에 대한 추억을 함께 되새겨야 한다는 것, 그래서 맥스가 죽었다는 사실을 인정하고 아이의 방을 치워야 한다는 말이었어요. 우리는 결국 시간을 멈추거나 맥스가 안 죽은 척하지 않아도 맥스와의 기억에 충실할 수 있다는 걸 이해했어요. 그리고 사고의 공포를 외면하지 말고 직시해야 했어요. 사고에 대해 이야기하고, 끔찍한 사진들을 살펴보고, 다시 운전해야 한다는 거죠. 치료는 괴롭고 무서운 경험이었어요. 하지만 우리의 자아와 삶을 전부는 아니라도 일부는 돌려주었고, 우리가 다시 서로를 사랑하고 애니의 부모 노릇을 하도록 해방시켜 주었어요."

애도에는 약이 없다. 외상 후 스트레스 장애에 처방되는 약들은 그다지 효과가 없고, 가끔은 다른 문제를 일으킨다. 인생의 파국적인 경험을 애도하고 처리하는 방식은 사람마다 다르다. 많은 경우, 장기적으로 최선의 방법이 단기적으로는 가장 고통스럽다. 사건을 받아들이고 카타르시스를 느끼려면, 우선 끔찍한 기억과 속이 뒤틀리는 기분을 다시 경험하고 나눠야만 한다. 사건을 외면하지 말고 직시하는 것이 자신을 통제하는 수단과 마음의 평화를 되찾는 유일한 방법일 때가 많다. 가족과 친구가 함께한다면 대개는 그 과정을 치러 낼 수 있지만, 감정이 너무 단단히 봉쇄된 상태라면 치료사가 도움이 된다. 가끔은 반드시 치료사가 필요할 때도 있다.

피터 이야기:
가족에게 내려진 우울증과 자살 충동의 저주를 이기다

피터는 어째서인지 확률을 거스르는 것처럼 보였다. 부계와 모계 양쪽으로 우울증과 자살 사례가 수두룩한 가족력이 있는데도, 피터는 하는 일마다 성공하면서 운 좋은 인생을 행복하게 꾸려 나갔다. 46세에 피터는 큰 사업체를 운영했고, 사랑스럽고 행복한 가족이 있었고, 교회와 지역 사회의 기둥이었다. 그러나 비교적 사소한 사업상의 불운을 계기로 순식간에 사태가 붕괴되었다.

"왜인지는 모르겠지만, 점차 자신감을 잃었습니다. 내가 사업과 가정에서 옳은 결정을 내릴 수 있을까 회의가 들기 시작했습니다. 살면서 저질렀던 실수를 하나하나 곱씹었죠. 내가 회사에서도 집에서도 사람들을 실망시키고 있다는 생각이 들었습니다. 작은 걱정을 크게 부풀렸고, 미래에 닥칠 끔찍한 실패의 시나리오를 줄줄이 떠올리느라 밤에 잠을 못 잤습니다. 7킬로그램이 빠졌죠. 한편으로는 안절부절못하면서도 한편으로는 얼어붙은 상태였습니다."

내과 의사인 피터의 형은 정밀 건강 검사를 받아 보라고 권했고, 정신과 상담도 권했다. 피터는 건강 검진은 괜찮았지만 정신과 상담은 반대했다. 피터는 독립적이고 개인적인 성격이었다. 가족에게 많은 괴로움을 일으켰던 질병에 자신도 굴복하는 게 아닐까 두려웠다. 그는 자기 힘으로 폭풍을 이겨 내고 자기 자신과 사업을 추스르기를 바랐다.

건강 검진 결과는 모두 문제없다고 나왔지만, 증상은 심해졌다. "돈 문제에 대해서 너무나 비합리적인 생각을 하기 시작했어요. 아내와

정신병을 만드는 사람들

회계사가 건전한 대차대조표를 계속 보여 주는데도, 내가 나 자신과 회사를 파산으로 몰고 가고 있다고 확신했어요. 곧 국세청이 감사하러 올 테고, 그러면 나는 감옥에 갈 거라고 주장했죠. 희망이 없었고, 자살하고 싶었어요. 힘도 방법도 없었기 망정이지, 아니면 정말로 자살했을 겁니다. 고통이 그 정도로 심했어요. 내가 뭔가 나쁜 짓을 저질렀기 때문에 벌을 받아야 한다는 미친 생각을 떨칠 수 없었죠. 가족에게 짐이 되기 싫었고, 내가 공개적으로 망신당할 때 가족까지 끌어들이고 싶지 않았어요. 완전히 정신 나간 생각이었지만, 그때는 그렇게 믿었습니다."

가족은 피터에게 정신과 의사를 만나라고 설득하는 데 성공했다. 의사는 피터의 이야기를 다 들은 뒤, 우울증이라는 짐작은 맞지만 예후가 불투명하다는 짐작은 틀렸다고 말했다. 피터가 불신을 거두고 진심으로 노력하면서 희망을 걸면, 시간이 걸릴지라도 치료에 거의 확실히 성공할 거라고 했다. 첫 단계는 투약이고, 그 후 피터가 내킬 때 인지 치료로 보강할 거라고 했다. 자살이라는 선택지는 아예 치워 버려야 했다. 그것은 가족에게 더 무거운 부담을 안길 테고, 회복 가능성이 이렇게 좋을 때는 합리적이지 않은 선택이라고 했다.

"어찌나 안도감이 들던지요. 우리는 개인적으로도 잘 맞았고, 나는 몇 달 만에 처음으로 희망을 느꼈습니다. 우울증에서 정말로 빠져나오기까지는 시간이 더 걸렸지만, 다시 바닥으로 떨어지지는 않았어요. 최악의 두려움을 현실이 아니라 그냥 두려움으로 처리할 수 있게 되었지요. 그때부터 3년이 지났는데 한 번도 재발하지 않았습니다. 물론 다시 심각한 우울증을 겪을 가능성에서 완벽하게 안전한 것은 아니지만, 최소한 그때는 더 빨리 알아차리고 고칠 수 있으니까요."

클레오 이야기: 주의력 결핍 장애에 집중하기

클레오는 어릴 때 하도 말이 많아서, 사람들은 라디오를 삼켰나 보다고 농담했다. 그리고 하도 활달해서, 떨어지거나 벽에 부딪쳐 곧잘 멍이 들었다. 학교에서는 의자를 쉴 새 없이 까딱거렸고, 선생님의 말에 집중하는 데 애를 먹었다. 그래도 어쨌든 반에서 제일 공부를 잘하는 학생이었다.

클레오의 부모는 둘 다 레바논 출신의 교수로서, 클레오가 아기일 때 오스트레일리아로 이민 왔다. 그들은 딸에게 압도되어 어쩔 줄을 몰랐다. 클레오를 단속하는 일만 하는 보모를 고용하고 아이를 더 낳지 않기로 결정할 정도였다. "진단은 받지 않았어요. 부모님은 정신질환을 쉽게 받아들이지 않는 문화적 편향을 갖고 계셨고, 내 학교생활은 만족스러웠으니까요. 성적이 잘 나왔거든요. 게다가 두 분은 정상적인 아랍 아이가 어떤지를 몰랐어요. 하물며 비정상적인 아이가 어떤지는 더더욱 몰랐고요."

클레오가 열다섯 살 때 상황이 나빠졌다. 클레오는 우울했고, 자신감이 사라졌고, 실패가 두려웠고, 가족과 단절되었다고 느꼈고, 친구가 없었고, 자살 충동을 겪었다. "부모님은 이번에도 정신 질환이라는 개념 자체를 거부했어요. 혼자 해결해야 했죠. 과보호를 받다 보니, 너무나도 잔인해 보이는 세상으로 나갈 준비가 되지 않았어요. 행복한

정신병을 만드는 사람들

사람들을 볼 때면 눈물이 터졌죠. 나도 너무나 절실하게 그 사람들처럼 되고 싶었어요."

내면의 격동에도 불구하고, 클레오는 고등학교를 6개월 일찍 졸업하고 대학 생활을 시작했다. 전공은 심리학이었다. 자신을 더 잘 이해하고 남을 돕고 싶었기 때문이다. 그러나 겨우 열일곱 살이었던 클레오는 미처 준비가 되지 않았다. "A 학점이 사라졌어요! 모든 게 훨씬 더 어려웠죠. 난생 처음 C를 받았고, 별것 아닌 일에도 산만해졌고, 이 생각에서 저 생각으로 펄쩍펄쩍 뛰었어요. 노트를 적기 시작했다가 정신을 차려 보면 강사는 벌써 슬라이드를 바꾼 뒤였고, 내가 적은 문장은 불완전했고, 강사가 방금 무슨 말을 했는지도 잊었어요. 한 쪽도 다 읽기 전에 뭘 읽는지 까먹었고, 읽던 데를 자꾸 놓치는 바람에 줄자를 글씨 밑에 대고 있어야 했죠. 자꾸 딴 생각이 떠올랐고, 자꾸 자리에서 일어나서 딴짓을 하다가, 그제서야 내가 책을 읽고 있어야지, 하는 생각이 들었어요. 아무리 노력해도 예전의 학점을 받을 수 없었어요. 실패자가 된 기분이었죠."

클레오는 심리 치료를 추천받았지만, 치료사가 마음에 들지 않았다. "진단이 명확하지 않았고, 치료사가 진단에 대해서 해 준 설명을 받아들일 수 없는 데다가 절망적이었어요. 내 무질서가 만들어 낸 혼돈을 도무지 이해할 수 없었어요. 병을 치료하려면 그게 뭔지 정확하게 알아야 할 것 같았어요."

클레오는 이차 소견을 구했다. 새 치료사는 주의력 결핍 장애에 대해 알려 주었다. 그것이 어떻게 클레오의 삶에 영향을 미치는지도 설명해 주었다. "확실한 진단을 받으니 엄청난 안도감이 들었어요. 마침

내 이해받았다는 기분이었죠. 내가 괴짜라서 그런 게 아니라는 것, 나 같은 사람들이 또 있다는 것, 남들이 나의 어떤 면 때문에 짜증을 내는 것은 내 잘못이 아니란 걸 깨달았죠. 치료사는 주의력 결핍 장애를 갖고 산다는 게 어떤 뜻인지를 알려 주었고, 많은 대처법과 공부법도 알려 주었어요. 주의력 결핍 장애에 관한 책을 빌려 주었고, 유용한 웹사이트를 추천해 주었죠. 나는 독학으로 내 장애를 조사하기 시작했고, 증상과 대처법을 더 잘 알게 되었어요."

클레오는 상태가 크게 호전되었고, 대학도 졸업했다. 그러나 아직도 집중에 상당한 어려움을 느끼기 때문에 리탈린을 복용하기 시작했다. "결과는 놀라웠어요. 주의를 쏟는 시간과 집중도가 극적으로 좋아졌어요. 자리에 앉아서 세 시간 동안 컴퓨터로 작업할 수 있더라고요." 클레오는 우등으로 학위를 받았다. "실제 능력과 학업 성적의 불일치를 10년 동안 겪은 뒤에야 비로소 내가 잠재력을 실현하고 있다는 느낌이 들었어요. 마침내 나 자신으로 돌아온 것 같았어요. 약과 심리 치료의 조합은 내게 완벽한 효과가 있었어요. 정확한 진단은 불안에 대처하고, 책임을 지고, 삶의 통제권을 느끼도록 도와주었죠." 클레오는 현재 교육 심리학자로서 사람들이 자신의 잠재력을 실현하도록 돕고 있다.

헨리 이야기: 정신 분열증과 더불어 살아가기

헨리는 수줍고 내향적인 아이였다. 자라서는 누가 봐도 특이하고 심령술, 과학 소설, 음모론에 집착하는 십대가 되었다. 열여덟 살에 헨리는 자신이 죽은 조상들의 명령을 들을 수 있고 그들이 인터넷에 올리는 특수한 메시지를 해독함으로써 그들과 교신할 수 있다는 믿음을 굳게 발전시켰다. 또한 다른 인종이 백인의 피를 흐리는 것을 막고 다른 강대국이나 유엔이 미국을 점령하는 것을 막는 특수 임무가 자신에게 주어졌다고 믿었다. 헨리는 겁을 냈고, 과민하게 경계했고, 한순간도 방어를 늦추지 않았다. 적들이 여러 정부 기관을 조종하여 그의 동태를 관찰하고, 그의 생각을 감시하고, 그의 행동을 조종할 기술을 손에 넣었다고 믿었기 때문이다.

헨리는 낮에 잤고, 밤에는 음모론 책을 읽거나 인터넷을 뒤졌다. 학교는 그만두었고, 현실에서 갈수록 멀어졌으며, 뇌리에서 울리는 목소리와 끊임없이 접촉하고 자꾸만 떠오르는 망상에 속박되었다. 부모는 정치적 성향이 헨리와 대체로 일치했지만, 아들이 갈수록 극단적이고 기이한 생각과 행동을 보이자 경각심이 들었다. 그러나 그들은 속수무책처럼 느꼈다. "헨리는 우리가 들어가지 못하는 다른 세계로 물러나 있었어요. 말을 걸거나 뭔가 시키려고 하면 몹시 화를 내고 소리를 질렀죠. 의사에게 가자는 것도 거부했어요. 우리는 헨리가 정말 무서웠어요. 폭력적으로 돌변할까 봐 겁나서 총도 다 치웠죠."

그러다 위기가 왔다. 어머니가 헨리의 방이 건강 면에서나 화재 면에서나 위험하다고 여겨 청소하려 한 게 계기였다. 헨리는 그것을 적대적 행위로 인식하고, 어머니가 적의 지령을 받고 그러는 것이라고 생각했다. 헨리는 어머니를 완력으로 문 밖으로 밀치고 칼로 위협했다. 그러나 곧 죄책감을 느꼈고, 통제 불능으로 울기 시작했고, 자살하겠다고 소리를 질러 댔다.

구급차가 왔고, 헨리는 정신 병원에 입원했다. 진단은 정신 분열증이었다. 헨리는 항정신병약을 먹기 시작했다. 약은 잘 들었고, 헨리는 금세 진정했다. 그러나 현실로 복귀하는 것은 훨씬 더 오래 걸리는 과정이라 5년이 지난 지금도 끝나지 않았다. "아직도 환청을 들어요. 특히 스트레스를 받거나 아무 할 일이 없을 때. 하지만 보통은 '저건 진짜 목소리가 아니야.' 하고 말할 수 있어요. 하루 종일 감시와 조종을 당하는 느낌에서 벗어나서 얼마나 다행인지 몰라요. 가끔은 내게 정말로 나라를 구할 특수 임무가 주어지지 않았다는 사실이 슬프지만요. 이제는 뚜렷한 목적이 없다는 게 실망스럽죠. 달리 바쁘게 할 만한 일을 찾아보는 중이에요."

헨리는 정신과 의사와 신뢰 관계를 구축했다. 투약과 심리 치료를 병행하는데, 매주 받는 심리 치료에서는 현실성 검사와 사회성 훈련에 집중한다. 헨리는 고등학교를 졸업했다. 이후 딱 한 번 더 짧게 입원한 게 전부이며, 치료를 열심히 받으면서 좋은 삶을 꾸리려고 노력하고 있다. 헨리는 과학 소설에 대한 꾸준한 관심을 유익하게 활용했다. 인터넷에서 관련 기념품을 사고팔아 돈을 벌며, 과학 소설 컨벤션에서 친구를 사귄다. 최근에는 역시 과학 소설 팬인 여자 친구와 데이트하기 시작했다.

브랜디 이야기: 경계성 인격 장애의 롤러코스터에서 내리기

브랜디는 격렬하고, 충동적이고, 자기 파괴적인 젊은 여성이었다. 브랜디의 삶은 문제가 많았고 소란스러웠다. 관계를 시작하는 데는 어려움이 없었지만, 헤어질 때면 매번 분노와 깊은 상처를 경험했다. 똑같은 패턴이 거듭 반복되었다. 브랜디는 너무 많이 기대했고, 너무 빨리 너무 가까워졌고, 그러다가 거절을 두려워하게 되었고, 그래서 화를 내며 상대를 조작하려고 시도하다가 결국 최악의 두려움을 현실화하는 결과를 낳았다. "그래서 버려지면, 스스로를 통제하지 못해서 정말 어리석은 짓을 저지르곤 했어요. 남자 친구랑 헤어지면 마치 블랙홀 속에서 갈가리 찢기는 기분이었죠. 칼로 자해를 하면 좀 진정이 되었어요. 육체적 고통은 언제든 감정적 고통을 이기니까요."

브랜디의 학교, 가족, 사회생활도 연애 못지않게 종잡을 수 없었다. 브랜디는 아주 똑똑하지만, 당면한 과제를 끝까지 해내지 못해서 늘 사람들을 실망시키고 자신도 실망했다. 스물다섯 살에 브랜디는 네 대학을 전전하며 매번 소동을 일으키느라 졸업 요건에서 30학점이 모자랐다. 여자 형제 하나를 제외하고는 가족 중 아무하고도 교류가 없었다. 친구 관계는 보통 몇 달 지속되다가 험악하게 끝났다. 심리 치료는 전혀 도움이 되지 않았다. 시작은 늘 유망했지만 매번 엉망으로 끝났다.

상황이 바닥을 친 것은 브랜디가 수면제 열 알을 삼켜서 충동적으로 자살을 시도한 때였다. 브랜디는 하룻밤 입원했다가, 변증법적 행동 치료(DBT)를 전문으로 하는 외래 프로그램을 추천받았다. "DBT

에서는 첫 순간부터 뭔가 다르다고 느꼈어요. 사람들은 나를 이해하고 받아들였을 뿐만 아니라, 내가 변하기를 바랐고 내 자신과 행동을 더 많이 책임지기를 기대했어요. 그들을 조종하거나 속일 수는 없었지만, 그들은 정말로 나를 염려하는 것 같았고 내가 스스로를 돕도록 옆에서 거드는 방법을 잘 아는 것 같았어요. 치료사가 마음에 들었고, 나도 그녀를 닮고 싶었어요."

브랜디는 자학 성향을 줄이는 구체적인 방법을 배웠다. 이제는 면도칼로 손목을 긋는 대신, 고무줄을 두르고 있다가 튀긴다. 관계를 천천히 시작하고, 관계가 지속되는 도중에는 상대에게 덜 기대하고, 끝낼 때는 침착하게 대처하도록 연습했다. 대학을 졸업했고, 지금은 상담 석사 학위를 따는 중이다. "아직도 욱하는 성미가 있고 약해질 때가 있지만, 빠르게 성숙하고 있어요. 내 경험으로 남을 도울 준비가 거의 다 되었다고 생각해요."

애덤 이야기: 강박 장애 극복하기

애덤은 영원한 ABD, 즉 '논문만 쓰면 되는(all-but-dissertation)' 상태였다. 7년 동안 박사 학위 논문을 작성했지만 영영 끝내지 못할 것 같았다. 지도 교수가 이제 제출해도 되겠다고 말할 때마다 애덤은 자기 눈에는 뻔히 불완전하게 보이는 부분에 집착했다. 늘 한참 더 정리하고 정돈할 것이 남았다고 믿었다. 실패하면 어쩌나 전전긍긍하면서 밤새 뒤척였고, 대대적인 손질에 나서야만 그 기분이 덜어졌다. 새로

정신병을 만드는 사람들

운 내용을 더하고, 기존의 장과 참고 자료를 삭제하고, 그 자리에 새로 끼워 넣고…… 그러다 보면 작성을 마치고 심사에 제출하기는 사실상 요원했다.

"논문을 계속 다시 쓰는 건 미친 짓이고 비생산적이란 걸 잘 알았지만, 나는 그 굴레에 빠져 버렸고 내가 그 과정을 통제할 수 없다고 느꼈어요. 끝없이 손질하는 건 한심한 짓이지만, 그러지 않으면 너무 불안했어요. 논문만이 아니었어요. 매일 옷 입는 데만 한 시간씩 걸렸죠. 복잡한 의식에 따라서 입는 건데, 매 단계를 완벽하게 정확히 하지 않으면 처음부터 끝까지 다시 했어요. 먹고 자는 한심한 의식들로 하루가 꽉 찼죠. 기도하는 데도 시간을 아주 많이 썼어요."

애덤의 의식들은 어릴 때 시작되었고, 자라면서 점차 축적되어 일과의 대부분을 차지하는 지경이 되었다. 그동안 애덤은 치료에 저항했다. 의식을 훼방받으면 더 불안해질까 봐 두려웠던 것이다. 그러나 마침내 물러날 수 없는 지점에 봉착했다. 지도 교수가 다음번 제출 마감을 맞추지 않으면 박사 학위 과정에서 잘라 버리겠다고 다그쳤기 때문이다.

"정신과 의사는 좋은 사람이었고, 내가 받는 압박을 이해했어요. 강박 장애를 이기는 유일한 방법은 의식으로 불안을 중화시키는 게 아니라 불안을 정면으로 마주하는 것이라고 하더군요. 박사 학위를 받는 것은 간단하지만 무서운 일이었어요. 그냥 제일 최근에 쓴 원고를 한 쪽도 읽지 말고 제출하면 되는데 말이죠. 의사는 불안을 다루는 요령을 알려 줬어요. 과감히 제출하는 수밖에 도리가 없었죠. 무시무시한 몇 주가 흘렀어요. 하지만 위원회는 금세 내 학위를 승인했고,

나는 통과했지요."

다른 의식들은 그보다는 좀 더 완고했다. 일상에 더 깊이 얽힌 데다가 덜 파괴적이었기 때문이다. 그러나 애덤은 2년 동안 심리 치료와 약을 받음으로써 차츰 일상을 되찾았다. "아직도 좋아하는 의식이 몇 가지 있어요. 하지만 시간을 많이 잡아먹진 않아요. 아주 오랜만에 처음으로 자유로운 사람이 된 기분이에요."

제대로 진단하기

부실한 정신 장애 진단은 지독한 재앙이다. 그것은 공격적인 치료로 이어져, 끔찍한 합병증과 삶을 뒤흔드는 충격을 가한다. 최악의 실수는 무지와 교만을 동시에 갖춘 의사들이 저지른다. 그들은 자신이 무슨 일을 하는지도 모르면서 마치 아는 듯이 무조건 전진하고 본다. 의사들이 유행 때문에 길을 잘못 들 때도 있다. 환자에게서 배우지 않고 어리석게도 개인적으로 선호하는 가설을 따르는 것이다. 의사들이 과잉 진단을 내리는 것은 환자에게서 아픔만 읽어 내고(혹은 상상해 내고) 건강은 읽어 내지 못하기 때문이다. 미숙하고 자격 없는 의사가 함부로 진단을 내릴 때도 실수가 잦다. 정신 장애 진단은 심대하고 종종 평생 가는 영향을 미치는 진지한 작업이다. 훈련, 경험, 시간, 공감, (무엇보다도) 겸손이 필요하다.

제대로 된 정신 장애 진단은 성공적인 치료의 시작을 알림으로써 인생을 바꿔 놓는다. 올바른 진단의 핵심 요소는 더없이 잘 알려져 있다. 적절한 훈련과 경험과 대인 기술을 갖춘 의사, 자신의 문제를 솔직하고 상세하게 설명하는 환자, 둘 사이에 발달하는 긍정적인 치유 관계, 과거를 살펴보고 현재의 진행 상황을 관찰하기에 충분한 시간. 상황이 불명확하다면, 확실한 진단은 미뤄야 한다. 거짓된 확실성보다는 불확실성이 훨씬 더 낫다. 진단은 늘 조심스러워야 한다. 철저한 심사숙고 끝에 도출해야 하고, 확실한 증거로 뒷받침해야 하고, 새로운 증거가 쌓이면 언제든 바꿀 수 있어야 한다. 치료에서 도움을 받은 환자들은 정확한 진단을 받기 전에는 다들 혼란에 빠져 허우적거렸다. 무력함을 느꼈고, 대체 무슨 일인지 이해할 수 없었고, 자신에게만 저주가 내려졌다고 느꼈고, 철저히 외톨이라고 느꼈고, 미래에도 희망이 없다고 느꼈다. 진단 행위는 그런 사람들에게 조력자, 설명, 똑같이 고통받는 사람들의 공동체, 행동 지침, 예측 가능하다는 기분, 미래의 희망을 제공했다. 이전에는 다룰 수 없었던 문제가 이제는 다룰 수 있는 문제로 보인다. 정확한 진단은 (세심하고 분별 있는 교육과 더불어) 크나큰 위안을 주고, 유리한 지점에서 치료를 시작하게끔 한다. 어떤 종류의 치료이든 그 성공을 점치는 최선의 예측 지표는 의사와 환자가 맺는 관계이다. 관계가 좋다고 해서 반드시 신속한 치료가 보장되는 것은 아니고 관계가 삐걱거린다고 해서 치료가 불가능한 것도 아니지만, 평균적으로는 관계가 좋을수록 결과도 좋다. 그리고 든든한 치료 관계를 굳히는 최선의 방법은 제대로 된 진단이다.

우리 대부분은
충분히 정상이다

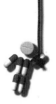

신은 딱정벌레를 지나치게 사랑했던 모양이다.

이렇게 다양한 종을 창조한 걸 보면.

— J. B. S. 홀데인(1892~1964년, 영국의 진화 생물학자 — 옮긴이)

딱정벌레는 거의 틀림없이 지구를 물려받을 것이다. 점수를 따져 보라. 수십만 종으로 고도로 분화한 딱정벌레, 그리고 갈수록 동질화 되는 한 종의 인간. 막 시작된 새 천 년의 마지막까지 둘 중 어느 쪽이 생존할까 하는 내기에서, 현명한 사람이라면 벌레에 돈을 걸어야지 언뜻 그보다 나아 보이는 반대쪽에 걸어서는 안 된다.

자연은 이 주사위를 셀 수 없이 많이 굴렸다. 그 과정에서 다양성이 야말로 장기적으로 최선의 전략임을 깨우쳤다. 밀림 1에이커에는 엄 청나게 다양한 유전적 유산을 지닌 수백 종의 생물들이 살고 있다. 숲

천장 꼭대기에서 조금이라도 더 자리를 차지하여 햇볕을 더 많이 받으려고 경쟁하는 나무들은 문외한의 눈에는 다 엇비슷하다. 실제로 나무가 단 한 종뿐이라면, 세상은 훨씬 덜 복잡할 것이다. 그러나 자연은 무거운 대가를 치르면서도 늘 선택지를 잔뜩 확보해 두는 편을 택했다. 다음에 어떤 일이 벌어질지, 다음에 환경이 부여할 과제에서 어떤 유전적 잠재력이 도움이 될지는 아무도 모르는 것이다.

자연은 길게 보고, 인간은 짧게 본다. 자연은 다양성을 선택하고, 인간은 표준화를 선택한다. 인간은 작물을 동질화시키고, 인간도 동질화시킨다. 밀림이 주는 교훈을 무시한 채, 우리는 대형 농업 회사들이 내세운 나쁜 선택지 하나에 운명을 걸고 있다. 인류의 식량 공급 패턴은 한때 무척 다채로웠지만, 지금은 유전적으로 동질화된 동식물의 방대한 단일 재배에 의지하고 있다. 아일랜드 감자 기근의 악몽에서 교훈을 얻지 못한 채, 자연에게는 우리 모두의 식사를 먹어 치울 만큼 공격적인 벌레를 등장시킬 능력이 충분하다는 분명한 사실을 무시한다.

그와 비슷하게, 대형 제약 회사들도 단일 재배용 인간 품종을 개발하지 못해 안달이 난 듯하다. 그들은 지나치게 야심 찬 정신 의학의 도움을 받아, 인간의 모든 차이를 약으로 간편하게 치료해야 마땅한 화학적 불균형으로 둔갑시킨다. 차이를 질병으로 바꾸는 것은 우리 시대가 이룬 가장 천재적인 마케팅 술책이다. 가히 애플과 페이스북의 반열에 들 만하다. 그러나 물론 유용성은 그보다 훨씬 더 작고, 잠재적 위험은 훨씬 더 크다.

언젠가 나는 『멋진 신세계』 풍의 섬뜩한 메시지를 담은 개념 미술 작품을 보았다. 화가는 풍성한 세부와 현란한 색조가 돋보이는 르네상스 회화를 한 점 고른 뒤, 그림이 반사하는 빛의 파장들을 수고롭게 일일이 측정했다. 그러고는 그 파장들의 평균을 내어, 그 값에 해당하는 색깔로 거대한 캔버스를 칠했다. 그 단색의 그림은 배설물의 갈색이라고밖에 표현할 수 없었다. 생생한 차이를 씻어 내기란 이처럼 너무나도 쉽지만, 그 결과는 얼마나 따분한가. 신화, 소설, 연극의 멋진 인물들이 오랜 세월을 견딘 것은 평균에서 멀리 떨어진 이색적인 존재들이기 때문이다. 당신은 오이디푸스를 상담 의자에 눕히고 싶은가? 햄릿에게 행동 치료 속성 과정을 추천하고 싶은가? 리어 왕에게 항정신병약을 처방하고 싶은가?

아닐 것이다. 인간의 다양성에는 목적이 있다. 그렇지 않다면 진화의 치열한 경쟁에서 지금껏 다양성이 살아남지 못했을 것이다. 우리 선조들이 성공한 것은 부족 내에 대단히 다양한 재능과 성향이 공존한 덕분이었다. 자기애가 하늘을 찌르는 지도자도 있었고, 그에게 의지하는 데 만족하는 추종자도 있었다. 숨은 위협을 킁킁 수색하는 편집증적인 사람도 있었고, 일을 제대로 해야만 성이 차는 강박증적인 사람도 있었고, 짝을 잘 꾀는 노출증적인 사람도 있었다. 위험을 회피하는 사람도 위기를 냉정하게 활용하는 사람도 다 있는 편이 좋았다. 개인으로서는 그런 특질들을 모두 평균에 가깝게 갖고 있는 사람이 건강할지도 모르지만, 집단으로서는 특수한 상황이 닥쳤을 때 기꺼이 타석에 서는 특이한 사람들이 다양하게 존재하는 게 최선의 전략이다. 밀림 속 수많은 종류의 딱정벌레와 나무처럼.

다윈은 인간의 뇌 기능과 그로부터 발생하는 행동도 인체의 형태나 소화계의 작동 등과 마찬가지로 자연 선택의 산물이라는 사실을 깨달았다. 우리가 자신을 이해하고 싶다면 철학이나 심리학을 공부할 것이 아니라 비비원숭이를 연구해야 한다고 제안했고, 숙련된 박물학자의 더없이 철저한 시선으로 자기 자식들이 발달하는 과정을 매일 관찰했다. 다윈은 인간에게 슬픔, 불안, 공포, 혐오, 분노를 느끼는 능력이 있는 것은 그런 감정들에게 생존에 유리한 가치가 있기 때문임을, 그런 감정들이 삶의 필수적이고 존재론적인 일부이기 때문임을 이해했다. 우리는 사랑하는 사람의 죽음을 애도해야 한다. 그러지 않고서는 온전히 사랑할 수 없을 테니까. 우리는 자기 행동의 결과를 걱정해야 한다. 그러지 않고서는 그 행동 때문에 곤란에 처할 테니까. 우리는 환경을 정돈해야 한다. 그러지 않고서는 혼돈이 따를 테니까. 질병은 평균에서 먼 극단에만 숨어 있을 뿐이다. 우리 행동의 대부분은 이유가 있어서 하는 것이다. 우리들 대부분은 정상이다.

나는 별난 행동과 별난 사람을 좋아한다. '별나다'는 뜻의 영어 단어 '익센트릭(eccentric)'은 그리스 기하학에서 '중심을 벗어나다'는 뜻의 단어에서 왔다. 원래는 천체의 회전 경로를 묘사하는 천문 용어로 영어에 도입되었는데, 지금은 남들과는 좀 다른 사람을 묘사하는 말로도 쓰인다. 보통은 그런 사람 고유의 재능을 인정하지 않고 얕잡는 의미가 담겨 있다. 그러나 자연은 균일성을 혐오하고, 별난 다양성을 아낀다. 우리는 대부분의 사람들이 어떤 면에서든 별나다는 사실에 감사해야 하고, 우리를 있는 그대로 받아들여야 한다. 사람 간의 차이는 진단 편람에서 함부로 끌어낸 기나긴 진단명의 목록으로 환원할 것이 못 된다. 집단이 성공하려면 온갖 종류의 사람들이 있어야 하고, 우리가 온전한 인생을 살려면 온갖 색조의 감정들이 있어야 한다. 차이를 질병화하지 말아야 하고, 헉슬리의 소마(『멋진 신세계』에서 사람들의 기분을 좋게 하기 위해서 정부가 나눠 주는 알약의 이름 — 옮긴이)에 해당하는 오늘날의 의약품으로 그 차이를 치료하려고 나서지 말아야 한다. 정신 의학에서 가장 잔인한 역설은, 치료가 필요한 사람은 치료를 못 받을 때가 많은데 치료를 받는 사람은 치료가 불필요할 때가 많다는 사실이다.

그러면 어떻게 정상을 구하고, 다양성을 보존하고, 희소한 자원을 합리적으로 할당할 수 있을까? 결코 쉬운 일은 아니지만, 결코 불가능하지도 않다. 전문가는 전문가답게 제 역량 내에서만 행동해야 한다. 정신과 의사는 자신이 잘하는 일, 즉 정말로 정신적 문제가 있는 환자들을 치료하는 데 집중해야 한다. 영역을 넓혀서 괜한 걱정에 시달리는 사람들까지 포함해서는 안 된다. 그런 사람들은 스스로 알아서 잘할 것이다. 1차 진료의도 자신이 잘하는 일에 집중해야 한다. 아마추어 정신과 의사 노릇은 그만두어야 한다. 제약 회사는 마약 카르텔처럼 구는 짓을 멈추어야 한다. 득보다 실이 더 많은 사람들에게 무책임하게 제품을 강권하지 말아야 한다. 시민 단체는 사람들을 대변해야 하지, 자기 단체를 대변해서는 안 된다. 언론은 의료계의 억지스러운 주장을 생각 없이 광고해 주지 말아야 하고, 오히려 그 정체를 폭로해야 한다.

우리가 정말 현실적으로 진단 인플레이션을 되돌릴 수 있을까? 아니면 거짓된 유행병의 끝없는 행진에게 유리한 방향으로 이미 주사위가 던져졌을까? 나의 합리적 자아는 결국 진단 인플레이션이 이길 것이고 정상을 구하려는 노력이 질 것이라고 말한다. 인플레이션에 반대하는 우리는 수가 적고, 약하고, 자금이 없고, 조직적이지 못하고, 불가능에 가까운 가능성에 직면하고 있다. 그러나 그런 낙담이 들 때마다 나는 셰익스피어가 쓴 「헨리 5세」 속 기죽은 군대를 떠올린다. '우리 소수, 우리 행복한 소수, 형제인 우리'는 6 대 1의 수적 열세였지만 용기를 낸 끝에 결국 아쟁쿠르 전투에서 이긴다. 약체라고 대뜸 포기하면 안 된다. 승률이 아무리 낮아도 말이다. 가끔은 비리비리한 다윗이 불가능해 보이는 일을 해내고 천하무적 골리앗이 헛물을 켜기도 한다.

게다가 우리에게는 대단히 유리한 점이 있다. 우리 주장이 옳다는 사실이다. 가끔은 옳은 것에서 힘이 나온다. 결국에는 상식이 이기리라는 희망을 아직은 품을 만하다. 한때 천하무적으로 보였던 대형 담배 회사들이 그렇게 금세 무너질 줄 누가 알았겠는가? 여러분은 누군가의 손에서 달랑거리는 담배를 본 게 언제였는지 기억하는가? 대형 제약 회사들도 똑같이 무모한 짓을 하고 있다. 그들의 임금님은 사실 벌거벗었다.

결국에는 보통 사람들과 정책가들도 우리가 아픈 개인들의 무리가 아니라는 사실을 깨우칠지 모른다. 개인마다 갖가지 정신 질환을 품고 있고 그런 개인들이 모여서 병든 사회를 이루고 있다는 생각, 이것은 지나치게 야심 찬 정신 의학과 지나치게 탐욕스러운 제약 산업이 지어낸 신화일 뿐이다. 우리들 대부분은 충분히 정상이고, 계속 정상으로 머물고 싶다.

'정상을 구하는 것', 그리고 '정신 의학을 구하는 것'이라는 나의

정신병을 만드는 사람들

두 목표는 사실 하나다. 우리는 '정신 의학을 구해야'만 '정상을 구할' 수 있다. 정신 의학을 구하려면, 그것을 나름의 적당한 한계 내로 제약해야 한다. 히포크라테스의 유산은 2500년 전 못지않게 지금도 유효하다. 겸손하라. 네 한계를 알라. 그리고 일단 해를 끼치지 마라.

정상은 구할 가치가 충분하다. 정신 의학도 마찬가지다.

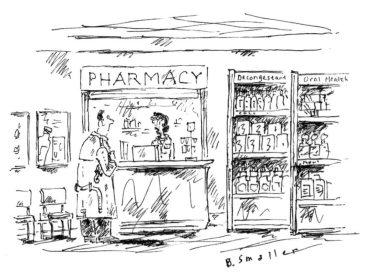

"그 약은 6번 통로에 있을 거예요.
괜히 걱정하는 사람들을 위한 약 코너에."

정신 의학에 대해 내가 아는 거의 모든 내용은(인생, 사람들, 나 자신에 대한 깨달음도 대부분) 환자들에게서 배웠다. 모든 환자들에게 감사한다. 그리고 때로 끔찍하고 때로 경이로웠던 정신 장애 진단 및 치료의 경험을 감동적으로 털어놓은 18명의 사람들에게도 감사한다. 다음으로, 내가 정신 의학에 몸담은 동안 다양한 방식으로 나를 도운 수백 명의 동료들이 있다. 일일이 이름을 거명하며 감사할 순 없지만, 이 글을 보는 동료들은 자기 이야기임을 알 것이다. 여러분에게 영원히 깊이 감사한다. 따로 언급해야 할 사람도 몇 명 있다. 나는 천성이 이기적이고 재미를 추구하는 사람이라, 정신 의학 개혁이라는 무거운 짐을 자발적으로 나서서 짊어졌을 리 없다. 더구나 인생 말년에 접어들어 그밖에 달리 부담스러운 일이라곤 없는 이 시점에서. 그러나 내게 귀감이 된 몇몇 선배들 때문에 발목을 잡힐 수밖에 없었다. 밥 스피처는 35년 전에 나를 진단 게임에 끌어들였던 장본인이다. 그는 평생 깨어 있는 시간의 대부분을 정신 장애 진단을 개선하는 데 바쳤다. 바니 캐럴은 정신 의학을 최고의 수준으로 유지하려고 쉼 없이 노력했다. 그 모습을 본 나는 우리 분야가 그 수준에 못 미친다고 판단한 순간 타석에 나설 수밖에 없었다. 또한 나는 폴 맥휴가 여러 차례 보여 준 용감한 태도에 감화받아, 비록 그는 모르겠지만, 도저히 바다나 즐기면서 뒷짐 지고 있을 수 없었다. 그리고 비록 내가 얼마 전에 작고한 톰 사스의 극단적인 견해에 강하게 반대했지만, 개인적으로는 그를 아주 좋아했고 자신이 옳다고 생각하는 문제라면 개인적 희생에 아랑곳없이 기꺼이 싸우는 태도에 늘 감명받았다. 나는 너그러운 친구 오노 유타카를 선례로 삼은 덕분에, 평소처럼 딱딱한 면을 많이 피하고 좀 더 개인적인 분위기를 띠는 책을 쓸 수 있었다. 수지 채프먼은 DSM-5와 ICD-11에 관련된 방대한 문서들을 수집하고 정리함으로써 우리 모두에게 대단한 봉사를 해 주었다. 게리 그린버그는 DSM-5의 어리석음을 설명한 훌륭한 책, 『근심의 책』을 썼다. 인터넷에서 이런저런 계기로 만난 이런저런 친구들에게도 감사한다(대부분 실제로는 한 번도 만나지 못한 사람들이다.). 그들은 내가 DSM-5의 혼란을 정리하는 것을 도와주었고, 책에도 좋은 발상들을 제공했다. 특히 멜리사 레이번, 미키 나르도, 데일 존스, 조앤 카차토레, 도나 록웰, 러셀 프리드먼, 메리앤 루소, 마틴 휘틀리, 존 주레이디니, 크리스 케인, 마거릿 솔타나, 제임스 필립스에게 고맙다. 평소 시끄럽기 짝이 없는 손자들은 내가 영영 끝나지 않을 것처럼 오랫동안 사랑하는 블랙베리로 이 책을 쓰고 편집할 때 뜻밖에 대단한 참을성을 보여 주었다.

정신병을 만드는 사람들

손자들은 내 블랙베리를 "할아버지의 사악한 친구"라고 부르며 즐거워한다. 에이전트 캐리 카니아는 책의 출간을 성사해 주었을 뿐 아니라, 구상하고 형태를 잡는 일도 도와주었다. 미국의 담당 편집자 피터 허버드, 독일의 편집자 로렌츠 볼리거, 네덜란드의 편집자 미키엘 텐 라도 중요한 제안을 무수히 제공했다. 마지막으로 누구보다도 중요한 사람은 아내 도나였다. 훌륭한 독자인 아내 덕분에 나는 좀 더 나은 작가가 되었다.

1. Medco, "America's State of Mind" (2011). http://www.toxicpsychiatry.com/storage/Psych%20Drug%20Us%20Epidemic%20Medco%20rpt%Nov%202011.pdf.

2. S. H. Zuvekas and B. Vitiello, "Stimulant Medication Use in Children: A 12-Year Perspective," *Am J Psychiatry* 169, no. 2 (2012).

3. B. Vitiello, S. H. Zuvekas, and G. S. Norquist, "National Estimates of Antidepressant Medication Use Among U.S. Children, 1997-2002," *J Am Acad Child Adolesc Psychiatry* 45, no. 3 (2006).

4. G. Epstein-Lubow and A. Rosenzweig, "The Use of Antipsychotic Medication in Long-Term Care," *Med Health RI* 93, no. 12 (2010).

5. T. Pringsheim, D. Lam, and S. B. Patten, "The Pharmacoepidemiology of Antipsychotic Medications for Canadian Children and Adolescents: 2005-2009," *J Child Adolesc Psychopharmacol* 21, no. 6 (2011).

6. Centers for Disease Control and Prevention, "Prescription Painkiller Overdoses at Epidemic Levels,"(2011); http://www.cdc.gov/media/releases/2011/p1101_flu_pain_killer_overdose.html.

7. Kim Murphy, "A Fog of Drugs and War," *Los Angeles Times*, April 7, 2012, accessed

September 16, 2012; http://articles.latimes.com/2012/apr/07/nation/la-na-army-medication-20120408.

8. IMS Institute for Health Informatics, "The Use of Medicines in the United States: Review of 2011" (2012).

9. M.N. Stagnitti, "Trends in the Use and Expenditures for the Therapeutic Class Prescribed Psychotherapeutic Agents and All Subclasses, 1997 and 2004" (2007).

10. Laura A. Pratt, Debra J. Brody, and Qiuping Gu, "Antidepressant Use in Persons Aged 12 and Over: United States, 2005-2008," in NCHS Data Brief (Hyattsville, MD, 2011).

11. T. L. Mark, K. R. Levit, and J. A. Buck, "Datapoints: Psychotropic Drug Prescriptions by Medical Specialty," *Psychiatr Serv* 60, no. 9 (2009).

12. Stefan Leucht, "Putting the efficacy of psychiatric and general medicine medication into perspective: review of meta-analyses," *British Journal of Psychiatry* 200, (2012): 97-106 doi:10.1192/bjp.bp. 111.096594.

1장

1. *Oxford English Dictionary*, Oxford University Press, http://oxforddictionaries.com/definition/english/normal (2012).

2. Jeremy Bentham, *Utilitarianism* (London: Progressive Publishing Company, 1890).

3. Jagdish K. Patel and Campbell B. Read, *Handbook of the Normal Distribution* (New York: Marcel Dekker, Inc., 1996).

4. Vivian Nutton, *Ancient Medicine* (New York: Routledge, 2004).

5. Preamble to the Constitution of the World Health Organization as adopted by the International Health Conference, New York, June 19-22, 1946; signed on 22 July 1946 by the representatives of 61 States (Official Records of the World Health Organization, no. 2, p. 100) and entered into force on 7 April 1948. The definition has not been amended since 1948.

6. ABIM Foundation, "Choosing Wisely"; http://www.abimfoundation.org/Initiatives/Choosing-Wisely.aspx (accessed August 18, 2012).

7. "Neuron," http://en.wikipedia.org/wiki/Neuron#Neurons_in_the_brain (accessed

August 18, 2012).

8. "Roger W. Sperry —Nobel Lecture: Some Effects of Disconnecting the Cerebral Hemispheres." Nobelprize.org. 26 Sep 2012; http://www.nobelprize.org/nobel_prizes/medicine/laureates/1981/sperry-lecture.htm.

9. N. J. Macintosh, *I.Q. and Human Intelligence* (New York: Oxford University Press, 1998).

10. *Atkins v. Virginia* (00-8452) 536 U.S. 304 (2002) 260 Va. 375, 534 S.E. 2D 312.

11. Emile Durkheim, George Simpson, and John A. Spaulding, *Suicide* (New York: The Free Press, 1951).

12. Sigmund Freud, *An Outline of Psychoanalysis* (New York: W. W. Norton 1949).

13. Jerome Wakefield, "The concept of mental disorder: On the boundary between biological facts and social values," *American Psychologist*, 47 (1992): 373-88.

14. R. M. Bergner, "What is psychopathology? And so what?" *Clin Psychol Sci Pract.* 4 (1997): 235-48.

15. D. F. Klein, "Harmful dysfunction, disorder, disease, illness, and evolution," *J Abnorm Psychol* 108 (1999): 421-29.

16. T. A. Widiger and L. M. Sankis, "Adult psychopathology: issues and controversies," *Annu Rev Psychol* 51 (2000): 377-404

17. J. C. Wakefield and M. B. First, "Clarifying the distinction between disorder and nondisorder: confronting the overdiagnosis (false-positives) problem in *DSM-V*," In *Advancing DSM. Dilemmas in Psychiatric Diagnosis*, ed. K. A. Phillips, M. B. First, H. A. Pincus (Washington, D.C.: American Psychiatric Association, 2003), 23-55.

18. *Diagnostic and Statistical Manual of Mental Disorders* (4th ed., text rev.) (Washington, D.C.: American Psychiatric Press, 2000).

19. R. L. Spitzer and J. B. W. Williams, "The definition and diagnosis of mental disorder," In *Deviance and Mental Illness*, ed. W. R. Gove (Beverly Hills, CA: Sage, 1982), 15-32.

20. D. J. Stein and others, "What is a mental/psychiatric disorder? From *DSM-IV* to *DSM-V.*" *Psychol Med* 40 (2010): 1759-65.

21. J. C. Wakefield, "The myth of *DSM*'s invention of new categories of disorder: Houts diagnostic discontinuity thesis disconfirmed," *Behav Res Ther* 39 (2001):

575-624.

22. S. A. Kirk, ed., *Mental Disorders in the Social Environment: Critical Perspectives* (New York: Columbia University Press, 2005).

23. Jeffrey A. Schaler and others, "Mental Health and the Law," *Cato Unbound*, August 12, 2012 edition; http://www.cato-unbound.org/issues/august-2012-mental-health-and-the-law.

24. James Phillips and others, "The Six Most Essential Questions in Psychiatric Diagnosis," *Philosophy, Ethics and Humanities in Medicine*, February 2012; http://www.peh-med.com/content/7/1/3.

25. D. S. Charney and others, "Neuroscience research agenda to guide development of a pathophysiologically based classification system," in *A Research Agenda for DSM-V*, eds. D. J. Kupfer, M. B. First, D. A. Regier (Washington, D.C.: American Psychiatric Association, 2005), 31-84.

26. S. Hyman, "The diagnosis of mental disorders: the problem of reification," *Annu Rev Clin Psychol.* 6 (2010):155-79.

27. T. R. Insel, "Translating scientific opportunity into public health impact. A strategic plan for research on mental illness," *Arch Gen Psychiatry* 66 (2009): 128-33.

28. K. S. Kendler, "Toward a philosophical structure for psychiatry," *Am J Psychiatry* 162 (2005): 433-40.

29. J. Paris, "Endophenotypes and the diagnosis of personality disorders," *J Personal Disord* 25 (2011): 260-68.

30. T. Szasz, *The Myth of Mental Illness: Foundations of a Theory of Personal Conduct* (New York: Harper & Row, 1974).

31. M. B. First and A. J. Frances, "Issues for *DSM-V*: unintended consequences of small changes: the case of paraphilias," *Am J Psychiatry* 165 (2008): 1240-41.

32. A. J. Frances and others, "*DSM-IV*: work in progress," *Am J Psychiatry* 147 (1990): 1439-48.

33. A. Barnes, "Race, schizophrenia, and admission to state psychiatric hospitals," *Administration and Policy in Mental Health* 31 (2004): 241-52.

34. *ICD-10 Classifications of Mental and Behavioural Disorder: Clinical Descriptions and Diagnostic Guidelines* (Geneva: World Health Organisation, 1992).

정신병을 만드는 사람들

35. A. Frances, "Integrating *DSM-5* and ICD 11," *Psychiatric Times*, November 2009.

36. Richard Dawkins, *The Ancestor's Tale: A Pilgrimage to the Dawn of Evolution* (Boston: Houghton Mifflin, 2004), 416.

37. Paul R. McHugh, MD, and Phillip R. Slavney, MD, "Comprehensive Evaluation or Checklist?" *New England J Med* 366, no. 20 (2012): 1853–55.

2장

1. Genesis 2:20, Holy Bible, King James Version (Cambridge Edition, 2000).

2. *Encyclopaedia Britannica*, online edition, 2012 , s.v. "Shamanism," http://www.britannica.com/EBchecked/topic/538200/shamanism.

3. Jerome D. Frank and Julia B. Frank, *Persuasion and Healing: A Comparative Study of Psychotherapy* (Baltimore: The Johns Hopkins University Press, 1961).

4. M. Fornaro, N. Clementi, and P. Fornaro, "Medicine and Psychiatry in Western Culture: Ancient Greek Myths and Modern Prejudices," *Ann Gen Psychiatry* 8 (2009): 21.

5. Hippocrates, *The Corpus: The Hippocratic Writings* (New York: Kaplan, 2008).

6. Galen (edited and translated by Ian Johnson), *On Symptoms and Disease* (Cambridge, U.K.: Cambridge University Press, 2011).

7. *Roy Porter, Madness: A Brief History (Oxford, U.K.:* Oxford University Press, 2002).

8. Heinrich Kramer and James Sprenger (translated by Christopher Mackay), *Malleus Maleficarum* (Cambridge, U.K.: Cambridge University Press, 2006).

9. "Medicine in the Medieval Islamic World," Wikipedia, last modified August 18, 2012, http://en.wikipedia.org/wiki/Medicine_in_the_medieval_Islamic_world.

10. Joseph Frank Payne, *Thomas Sydenham* (Charleston, SC: Nabu Press, 2010).

11. Wilfrid Blunt, *Linnaeus, the Complete Naturalist* (Princeton, NJ: Princeton University Press, 2001).

12. Jan E. Goldstein, *Console and Classify: The French Psychiatric Profession in the Nineteenth Century* (Chicago: University of Chicago Press, 1987).

13. E. Shorter, *A History of Psychiatry: From the Era of the Asylum to the Age of Prozac* (New York: John Wiley, 1997).

14. Hans Pols, PhD, and Stephanie Oak, BMed, "War and Military Mental Health,"

Am J Public Health 97, no. 12 (2007): 2132-42.

15. Walter E. Barton, MD, *History and Influence of the American Psychiatric Association* (Washington, D.C.: American Psychiatric Association Press, 1987).

16. *DSM-I: Diagnostic and Statistical Manual of Mental Disorders* (American Psychiatric Association, 1952).

17. *DSM-II: Diagnostic and Statistical Manual of Mental Disorders* (Washington D.C., American Psychiatric Association, 1968).

18. John E. Cooper and others, "Cross-National Study of the Mental Disorders: Some Results from the First Comparative Investigation," *Am J Psychiatry* 125 (1969): 21-29.

19. R. L. Spitzer, J. Endicott, and E. Robins, *Research Diagnostic Criteria (RDC) for a Selected Group of Functional Disorders*, 3rd ed. (New York State Psychiatric Institute, 1978).

20. J. Endicott and R. L. Spitzer, "A diagnostic interview: the schedule for affective disorders and schizophrenia," *Arch Gen Psychiatry* 35 (1978): 35,773-82.

21. *DSM-III: Diagnostic and Statistical Manual of Mental Disorders*, 3rd ed. (Washington, D.C.: American Psychiatric Association, 1985).

22. H. H. Decker, *The Making of DSM-III: A Diagnostic Manual's Conquest of American Psychiatry* (Oxford, U.K.: Oxford University Press, 2013).

23. *DSM-IIIR: Diagnostic and Statistical Manual of Mental Disorders*, 3rd ed., rev. (Washington, D.C.: American Psychiatric Association, 1987).

24. *DSM-IV: Diagnostic and Statistical Manual of Mental Disorders* (Washington, D.C.: American Psychiatric Association, 1994).

25. A. J. Frances, T. A. Widiger, and H. A. Pincus, "The development of *DSM-IV*," *Arch Gen Psychiatry* 6 (1989): 373-75.

26. Thomas A. Widiger, PhD, and Allen J. Frances, MD, *DSM-IV* Sourcebook, volumes 1-4 (Washington, D.C.: American Psychiatric Press, 1994).

27. A. J. Frances, M. B. First, and H. A. Pincus, *DSM-IV* Guidebook (Washington, D.C.: American Psychiatric Press, 1995).

28. A. J. Frances and others, "*DSM-IV*: work in progress," *Am J Psychiatry* 147 (1990): 1439-48.

29. L. Cosgrove, S. Krimsky (2012) "A Comparison of *DSM-IV* and *DSM-5* Panel

Members' Financial Associations with Industry: A Pernicious Problem Persists," *PLoS Med* 9(3): el001190. doi:10.1371/journal.pmed.1001190.

30. L. Cosgrove, H. J. Bursztajn, and S. Krimsky, "Developing unbiased diagnostic and treatment guidelines in psychiatry," *N Eng J Med* 360 (2009): 2035-36.

3장

1. R. Moynihan, J. Doust, and D. Henry, "Preventing Overdiagnosis: How to Stop Harming the Healthy," *BMJ* 344 (2012): e3502.

2. "Choosing Wisely: Five Things Physicians and Patients Should Question" (2012) ABIM Foundation, http://choosingwisely.org/?page_id=13.

3. Paul Enright, "A Homeopathic Remedy for Early COPD," *Respiratory Medicine* 105 (2011): 1573-75.

4. U.S. Preventive Services Task Force, "Screening for Breast Cancer: U.S. Preventive Services Task Force Recommendation Statement," *Ann Intern Med* 151, no. 10 (2009): 716-26.

5. R. Harris, "Overview of Screening: Where We Are and Where We May Be Headed," *Epidemiologic Reviews* 33, no. 1 (2011): 1-6.

6. Andrew J Bacevich, "The Tyranny of Defense Inc.," *The Atlantic* (January/ February 2011) http://www.theatlantic.com/magazine/archive/2011/01/the-tyranny-of-defense-inc/308342.

7. Organisation for Economic Co-operation and Development, "Why Is Health Spending in the United States So High?" (2011); http://www.oecd.org/unitedstates/49084355.pdf.

8. P. D. McGorry, "Is Early Intervention in the Major Psychiatric Disorders Justified? Yes," *BMJ* 337 (2008): a695.

9. Brian Deer, "How the Case Against the MMR Vaccine Was Fixed," *BMJ* 342 (2011), http://www.bmj.com/content/342/bmj.c5347.

10. L. Batstra and others, "Childhood Emotional and Behavioral Problems: Reducing Overdiagnosis Without Risking Undertreatment," *Dev Med Child Neurol* 54, no. 6 (2012): 492-94.

11. R. L. Morrow and others, "Influence of Relative Age on Diagnosis and Treatment

of Attention-Deficit/Hyperactivity Disorder in Children," *CMAJ* 184, no. 7 (2012): 755–62.

12. Peter Parry, "Paediatric Bipolar Disorder (Pbd) and Pre-Pubertal Paediatric Bipolar Disorder (PPBD) — a Controversy from America," (2009) Black Dog Institute, http://www.blackdoginstitute.org.au/docs/Paediatricbipolardisoderacon troversyfromtheUSA.pdf.

13. A. Frances, Editorial: "Problems in Defining Clinical Significance in Epidemiological Studies," *Arch Gen Psychiatry* 55, no. 2 (1998): 119.

14. Substance Abuse and Mental Health Services Administration, "Results from the 2009 National Survey on Drug Use and Health: Mental Health Findings," (Rockville, MD, 2012).

15. Peter D. Kramer, *Listening to Prozac* (New York: Penguin, 1993).

16. S. J. Williams, P. Martin, and J. Gabe, "The Pharmaceuticalisation of Society? A Framework for Analysis," *Sociol Health Illn* 33, no. 5 (2011): 710–25.

17. Rick Newman, "Why Health Insurers Make Lousy Villains," *US News & World Report*, Money Section, August 25,2009, accessed September 25,2012; http://money.usnews.com/money/blogs/flowchart/2009/08/25/why-health-insurers-make-lousy-villains.

18. M. A. Gagnon and J. Lexchin, "The Cost of Pushing Pills: A New Estimate of Pharmaceutical Promotion Expenditures in the United States," *PLoS Med* 5, no. 1 (2008), http://www.plosmedicine.Org/article/info:doi/10.1371/journal.pmed.0050001.

19. Jeffrey Lieberman and others, "Effects of Antipsychotic Drugs in Patients with Schizophrenia," *New England J Med* 353 (September 22,2005): 1209–33.

20. F. S. Sierles and others, "Medical Students' Exposure to and Attitudes About Drug Company Interactions: A National Survey," *JAMA* 294, no. 9 (2005): 1034–42.

21. R. Mojtabai and M. Olfson, "National Trends in Psychotropic Medication Polypharmacy in Office-Based Psychiatry," *Arch Gen Psychiatry* 67, no. 1 (2010).

22. J. S. Comer, M. Olfson, and R. Mojtabai, "National Trends in Child and Adolescent Psychotropic Polypharmacy in Office-Based Practice, 1996-2007," *J Am Acad Child Adolesc Psychiatry* 49, no. 10 (2010).

23. Substance Abuse and Mental Health Services Administration, "Results from the 2011 National Survey on Drug Use and Health: Summary of National Findings," NSDUH Series H-41, HHS Publication No. (SMA) 11-4658. Rockville, MD: Substance Abuse and Mental Health Services Administration, 2012.

24. Tracy Staton and Eric Palmer, "Pharma's Top 11 Marketing Settlements" Fierce Pharma (June 26, 2012) http://www.fiercepharma.com/special-reports/top-10-pharma-settlements/top-10-pharma-settlements.

25. Bill Berkrot and Pierson Randell, "J&J to Pay $181 Mln to Settle Improper Marketing Claims," Thomson Reuters News & Insights, August 30, 2012, http://www.reuters.com/article/2012/08/30/us-johnsonandjohnson-settlement-idUSBRE87T10X20120830.

26. Department of Justice, "GlaxoSmithKline to Plead Guilty and Pay $3 Billion to Resolve Fraud Allegations and Failure to Report Safety Data," (2012); http://www.justice.gov/opa/pr/2012/July/12-civ-842.html.

27. Department of Justice, "Abbott Labs to Pay $1.5 Billion to Resolve Criminal Civil Investigations of Off-Label Promotion of Depakote," (2012); http://www.justice.gov/opa/pr/2012/May/12-civ-585.html.

28. Bill Berkrot and Pierson Randell, "J&J to Pay $181 Min to Settle Improper Marketing Claims," Thomson Reuters News & Insights, August 30, 2012, http://www.reuters.com/article/2012/08/30/us-johnsonandjohnson-settlement-idUSBRE87T10X20120830.

29. Ed Silverman, "After the Risperdal Trial, J&J Looks More Like Humpty-Dumpty," *Forbes*, 20 January 2012, http://www.forbes.com/sites/edsilverman/2012/01/20/after-the-risperdal-trial-jj-looks-more-like-humpty-dumpty.

30. Department of Justice, "Novartis Pharmaceuticals Corp. to Pay More Than $420 Million to Resolve Off-Label Promotion and Kickback Allegations," (2010); http://www.justice.gov/opa/pr/2010/September/10-civ-1102.html.

31. Department of Justice, "Drug Maker Forest Pleads Guilty; to Pay More Than $313 Million to Resolve Criminal Charges and False Claims Act Allegations," (2010); http://www.justice.gov/opa/pr/2010/September/10-civ-1028.html.

32. Department of Justice, "Pharmaceutical Giant AstraZeneca to Pay $520 Million for Off-Label Drug Marketing," (2010); http://www.justice.gov/opa/pr/2010/

April/10-civ-487.html.

33. Department of Justice, "Pfizer to Pay $2.3 Billion for Fraudulent Marketing" (2009); http://www.justice.gov/opa/pr/2009/September/09-civ-900.html.

34. Department of Justice, "Eli Lilly and Company Agrees to Pay $1,415 Billion to Resolve Allegations of Off-Label Promotion of Zyprexa" (2009); http://www.justice.gov/opa/pr/2009/January/09-civ-038.html.

35. Department of Justice, "The Accomplishments of the U.S. Department of Justice 2001-2009" (2009), http://www.fas.org/irp/agency/doj/2001-2009.pdf.

36. Department of Justice, "Justice Department Recovers $2 Billion for Fraud Against the Government in Fy 2007; More Than $20 Billion since 1986" (2007); http://www.justice.gov/opa/pr/2007/November/07_civ_873.html.

37. Department of Justice, "Warner-Lambert to Pay $430 Million to Resolve Criminal & Civil Health Care Liability Relating to Off-Label Promotion" (2004); http://www.justice.gov/opa/pr/2004/May/04_civ_322.htm.

38. J. C. Fournier and others, "Antidepressant Drug Effects and Depression Severity: A Patient-Level Meta-Analysis," *JAMA* 303, no. 1 (2010).

39. I. Kirsch, "Antidepressants and the Placebo Response," *Epidemiological Psychiatr Soc* 18, no. 4 (2009): 318-22.

40. M. Fassler and others, "Frequency and Circumstances of Placebo Use in Clinical Practicea Systematic Review of Empirical Studies," *BMC Med* 8 (2010); http://www.biomedcentral.com/1741-7015/8/15.

41. Laura A. Pratt, Debra J. Brody, and Qiuping Gu, "Antidepressant Use in Persons Aged 12 and Over: United States, 2005-2008," in *NCHS Data Brief* (Hyattsville, MD, 2011).

42. Ryan Du Bosar, "Psychotropic Drug Prescriptions by Medical Specialty," *ACP Internist* (2009), http://www.acpinternist.Org/archives/2009/11/nationaltrends.htm.

43. Leslie Russell, "Mental Health Care Services in Primary Care," monograph, Center for American Progress (October, 2010); http://www.americanprogress.org/issues/healthcare/report/2010/10/04/8466/mental-health-care-services-in-primary-care.

44. Peter J. Cunningham, "Beyond Parity: Primary Care Physicians' Perspective on

Access to Mental Health Care," *Health Affairs* 28, no. 3 (May/June 2009): 490–501; doi:10.1377/hlthaff.28.3.w490.

45. L. N. Robins and others, "Lifetime Prevalence of Specific Psychiatric Disorders in Three Sites," *Arch Gen Psychiatry* 41, no. 10 (1984): 949–58.

46. R. C. Kessler and others, "Lifetime Prevalence and Age-of-Onset Distributions of *DSM-IV* Disorders in the National Comorbidity Survey Replication," *Arch Gen Psychiatry* 62, no. 6 (2005): 593–602.

47. R. de Graaf and others., "Prevalence of Mental Disorders and Trends from 1996 to 2009. Results from the Netherlands Mental Health Survey and Incidence Study-2," *Soc Psychiatry Psychiatr Epidemiol* 47, no. 2 (2012): 303–13.

48. T. E. Moffitt et al., "How Common Are Common Mental Disorders? Evidence That Lifetime Prevalence Rates Are Doubled by Prospective Versus Retrospective Ascertainment," *Psychol Med* 40, no. 6 (2010): 899–909.

49. W. Copeland and others, "Cumulative Prevalence of Psychiatric Disorders by Young Adulthood: A Prospective Cohort Analysis from the Great Smoky Mountains Study," *Am Acad Child Adolesc Psychiatry* 50, no. 3 (2011): 252–61.

50. C. Moreno, G. Laje, C. Blanco, H. Jiang, A. B. Schmidt, and M. Olfson, "National trends in the outpatient diagnosis and treatment of bipolar disorder in youth," *Arch Psychiatry* 64 (2007): 1032–39.

51. CDC estimates 1 in 88 children in United States has been identified as having an autism spectrum disorder (accessed October 8, 2012); http://www.cdc.gov/media/releases/2012/p0329_autism_disorder.html.

52. B. Bloom, R. A. Cohen, and G. Freeman, "Summary health statistics for U.S. children: National Health Interview Survey, 2010," National Center for Health Statistics. Vital Health Statistics, Series 10, no. 250 (2011); http://www.cdc.gov/nchs/data/series/sr_10/srl0_250.pdf.

53. T. A. Ketter, "Diagnostic features, prevalence, and impact of bipolar disorder," *J Clin Psychiatry* 71, no. 6 (June 2010): e14.

54. Richard A. Friedman, "A Call for Caution on Antipsychotic Drugs," *New York Times*, Health Section, September 24, 2012 (accessed September 25, 2012); http://www.nytimes.com/2012/09/25/health/a-call-for-caution-in-the-use-of-antipsychotic-drugs.html?_r=1.

55. B. L. Smith, "Inappropriate Prescribing," American Psychological Association; http://www.apa.Org/monitor/2012/06/prescribing.aspx (accessed September 19, 2012).

56. Michael Kleinrock, "The Use of Medications in the US: Review of 2012," IMS Institute for Health Informatics, p. 28 (accessed September 25, 2012); http://www.imshealth.com/imshealth/Global/Content/IMS%20Institute/Documents/IHII_UseOfMed_report%20.pdf.

57. Jonathan S. Comer, Ramin Mojtabai, and Mark Olfson, "National Trends in the Antipsychotic Treatment of Outpatients with Anxiety Disorders," *Am J Psychiatry* 168 (2011): 1057-65.

58. G. Caleb Alexander and others, "Increasing Off-Label Use of Antipsychotic Medications in the US, 1995-2008," National Institutes of Health (January 6, 2011); doi:10.10021pds.2082.

59. Centers for Disease Control and Prevention, "Drug Overdose Deaths — Florida, 2003-2009," *MMWR Morb Mortal Wkly Rep* 60, no. 26 (2011).

60. Peter W. Chiarelli, "Army Health Promotion Risk Reduction Suicide Prevention Report 2010," U.S. Department of Defense, American Forces Press Service (2010), http://www.defense.gov/News/NewsArticle.aspx?ID=60236.

61. Gardiner Harris, "Talk Doesn't Pay, So Psychiatry Turns Instead to Drug Therapy," *New York Times*, March 5, 2011.

62. J. C. West and others, "Economic Grand Rounds: Financial Disincentives for the Provision of Psychotherapy," *Psychiatr Serv* 54, no. 12 (2003): 1582-83.

63. R. Mojtabai and M. Olfson, "National Patterns in Antidepressant Treatment by Psychiatrists and General Medical Providers: Results from the National Comorbidity Survey Replication," *J Clin Psychiatry* 69, no. 7 (2008): 1064-74.

64. M. W. Otto and others, "A Comparison of the Efficacy of Clonazepam and Cognitive-Behavioral Group Therapy for the Treatment of Social Phobia," *J Anxiety Disord* 14, no. 4 (2000): 345-58.

65. B. Roshanaei-Moghaddam and others, "Relative Effects of Cbt and Pharmacotherapy in Depression Versus Anxiety: Is Medication Somewhat Better for Depression, and Cbt Somewhat Better for Anxiety?" *Depress Anxiety* 28, no. 7 (2011): 560-67.

66. G. I. Spielmans, M. I. Berman, and A. N. Usitalo, "Psychotherapy Versus Second-Generation Antidepressants in the Treatment of Depression: A Meta-Analysis," *J Nerv Ment Dis* 199, no. 3 (2011): 142-49.

67. N. R. Silton and others, "Stigma in America: Has Anything Changed? Impact of Perceptions of Mental Illness and Dangerousness on the Desire for Social Distance: 1996 and 2006," *J Nerv Merit Dis* 199, no. 6 (2011): 361-66.

68. R. Smith, "In Search of Non-Disease," *BMJ* 324, no. 7342 (April 13, 2002): 883-85.

69. Charles Rosenberg, *The Trial of the Assassin Guiteau* (New York: The Notable Trials Library, 1996).

70. P. S. Wang and others, "Use of Mental Health Services for Anxiety, Mood, and Substance Disorders in 17 Countries in the WHO World Mental Health Surveys," *The Lancet* 370, no. 9590 (2007): 841-50.

4장

1. Hilary Evans and Robert E. Bartholomew, *Outbreak!, The Encyclopedia of Extraordinary Social Behavior* (San Antonio, TX: Anomalist Press, 2009).

2. I. M. Lewis, *Ecstatic Religion: A Study of Shamanism and Spiritual Possession* (New York: Routledge, 2003).

3. John Waller, *The Dancing Plague: The Strange True Story of an Extraordinary Illness* (Naperville, IL: Sourcebooks, 2009).

4. Mark Collins Jenkins, *Vampire Forensics: Uncovering the Origins of an Enduring Legend* (Washington, D.C.: National Geographic Society, 2010).

5. Johann Wolfgang von Goethe (Translated and edited by Michael Hulse), *The Sorrows of Young Werther* (London, U.K.: Penguin Books, 1989).

6. CDC, "Suicide Contagion and the Reporting of Suicide: Recommendations from a National Workshop on Reporting on Suicide" (accessed August 22, 2012): www.cdc.gov/mmwr/preview/mmwrhtml/00031539.htm.

7. Isaac G. Briggs, *Epilepsy, Hysteria and Neurasthenia: Their Causes, Symptoms, Treatment* (Charleston, SC: Bibliobazaar, 2007).

8. Josef Breuer and Sigmund Freud, *Studies in Hysteria* (New York: Basic Books,

2000).

9. Harold Merskey, *The Analysis of Hysteria*, 2nd ed. (London, U.K.: The Royal College of Psychiatry, 1995).

10. Corbett H. Thigpen, MD, and Hervey Cleckley, MD, *The Three Faces of Eve* (New York: McGraw-Hill, 1957).

11. August Piper, MD, and Harold Merskey, DM, "The Persistence of Folly: A Critical Examination of Dissociative Identity Disorder Part II: The Defence and Decline of Multiple Personality or DID," *Canadian J Psychiatry* 49, no. 10 (2004): 678-83.

12. Debbie Nathan, *Satan's Silence: Ritual Abuse and the Making of a Modern American Witch Hunt* (Lincoln, NE: Author's Choice Press, 1995).

5장

1. H. A. Pincus, "*DSM-IV* and new diagnostic categories: Holding the line on proliferation," *Am J Psychiatry* 149 (1992): 112-17.

2. Laura Batstra and Allen Frances, "Diagnostic Inflation: Causes and a Suggested Cure," *Nerv Ment Disease* 200, no. 6 (June 2012): 474-79; doi:10.1097/NMD. 0b013e318257c4a2.

3. Richard L. Morrow and others, "Influence of relative age on diagnosis and treatment of attention-deficit/hyperactivity disorder in children," *CMAJ*, March 5, 2012; http://www.cmaj.ca/content/early/2012/03/05/cmaj.111619.full.pdf+html.

4. S. Boyles, "Study confirms ADHD is more common in boys," *WebMD Health News*, September 15, 2004; http://www.webmd.com/add-adhd/news/20040915/study-confirms-adhd-is-more-common-in-boys (accessed March 10, 2011).

5. K. Bruchmiiller, J. Margraf, and S. Schneider, "Is ADHD Diagnosed in Accord with Diagnostic Criteria? Overdiagnosis and Influence of Client Gender on Diagnosis," *J Consult Clin Psychology* 80, no. 1 (February 2012): 128-38; doi:10.1037/a0026582.

6. Howard Wolinsky, "Disease Mongering and Drug Marketing," *EM BO Reports* 6, no. 7 (July 2005): 612-14, accessed September 4, 2012; http://www.ncbi.nlm.nih. gov/pmc/articles/PMC1369125.

7. C. B. Phillips, "Medicine goes to school: teachers as sickness brokers for ADHD,"

PLoS Med. 3, no. 4 (2006): 433–35.

8. "Short–Supply Prescription Drugs: Shining a Light on the Gray Market," Democratic Press Office, July 25, 2012; http://commerce.senate.gov/public/index.cfm?p=Hearings&ContentRecord_id=0c41d6c9–cce9–4f59–bb82–fbl9bfd057dc8cContentType_id=14f995b9–dfa5–407a–9d35–56cc7152a7ed&Group_id=b06c39af–e033–4cba–9221–de668cal978a.

9. Martin Whitely, *Speed Up and Sit Still: The Controversies of ADHD Diagnosis and Treatment* (Perth: UWA Publishing, 2010).

10. Carmen Moreno, MD, and others, "National Trends in the Outpatient Diagnosis and Treatment of Bipolar Disorder in Youth," *Arch Gen Psychiatry* 64, no. 9 (September 2007): 1032–39.

11. Joyce Nolan Harrison, MD, and others, "Antipsychotic Medication Prescribing Trends in Children and Adolescents," *J Ped Health Care* 26, no. 2 (March 2012): 139–45.

12. Mark Olfson, MD, and others, "National trends in the outpatient treatment of children and adolescents with antipsychotic drugs," *Arch Gen Psychiatry* 63 (2006): 679–85.

13. Shelley Murphy, "Doctor Is Sued in Death of Girl, 4," *Boston Globe*, April 4, 2008 (accessed September 25, 2012); http://www.boston.com/news/local/articles/2008/04/04/doctor_is_sued_in_death_of_girl_4.

14. Centers for Disease Control and Prevention, "Autism Spectrum Disorders: Data and Statistics"; http://www.cdc.gov/ncbddd/autism/data.html (accessed September 4, 2012).

15. Young Shin Kim, MD, and others, "Prevalence of Autism Spectrum Disorders in a Total Population Sample," *Am J Psychiatry* 168 (2011): 904–12.

16. E. Fombonne, "Epidemiological studies of pervasive developmental disorders," in F. R. Volkmar, A. Klin, R. Paul, and D. J. Cohen, eds. *Handbook of Autism and Pervasive Developmental Disorders*, 3rd ed. (Hoboken, NJ: John Wiley, 2005), 42–69.

17. Richard Horton, "A Statement by the Editors of *Lancet*," *The Lancet* 363, issue 9411 (March 6, 2004): 820–21; doi:10.1016/S0140–6736(04)15699–7.

18. A. Frances, The Autism Generation, Project Syndicate, July 19, 2011; http://www.

project-syndicate.org/commentary/the-autism-generation (accessed September 19, 2012).

19. M. Ghaziuddin, "Should the *DSM V* drop Asperger syndrome?" *J Autism Dev Disord* 40 (2010): 1146-48.

20. Alan Zarendo, "Warrior Parents Fare Best in Securing Autism Services," *Los Angeles Times*, December 13, 2011, Local Section; http://www.latimes.com/news/local/autism/la-me-autism-day-two-html,0,3900437.htmlstory.

21. Christine Fountain, Alix S. Winter, and Peter S. Bearman, "Six Developmental Trajectories Characterize Children with Autism," *Pediatrics* 129, no. 5 (May 1,2012):elll2-ell20.

22. V. Gibbs and others, "Brief Report: An Exploratory Study Comparing Diagnostic Outcomes for Autism Spectrum Disorders Under *DSM-IV-TR* with the Proposed *DSM-5* Revision," *J Autism Dev Disord* 42 (2012): 1750-56.

23. J. McPartland, B. Reichow, and F. R. Volkmar, "Sensitivity and specificity of proposed DSM-5 diagnostic criteria for autism spectrum disorder," *Psychiatry* 51 (2012): 368-83.

24. M. Mordre, B. Groholt, A. Knudsen, E. Sponheim, A. Mykletun, and A. Myhre, "Is long term prognosis for pervasive developmental disorder not otherwise specified different from prognosis for autistic disorder? Findings from a 30 year follow up study," *Journal of Autism and Developmental Disorders* (2011); doi:10.1007/sl0803-011-1319-5.

25. M. Zimmerman and others, "Is Bipolar Disorder Overdiagnosed?" *J Clin Psychiatry* 69 (2008): 935-40.

26. A. M. Kilbourne, E. P. Post, M. S. Bauer, and others, "Therapeutic drug and cardiovascular disease risk monitoring in patients with bipolar disorder," *J Affect Disord* 102 (2007): 145-51.

27. R. C. Kessler, W. T. Chiu, O. Demler, and E. E. Walters, "Prevalence, severity, and comorbidity of twelve-month *DSM-IV* disorders in the National Comorbidity Survey Replication (NCS-R)," *Arch Gene Psychiatry* 62, no. 6 (June 2005): 617-27.

28. C. Blanco, C. Garcia, and M. R. Liebowitz, "Epidemiology of social anxiety disorder," in B. Bandelow and D. J. Stein, eds. *Social Anxiety Disorder* (New York: Marcel Dekker, 2004), 35-47.

29. Christopher Lane, PhD, *Shyness: How Normal Behavior Became a Sickness* (New Haven: Yale University Press, 2007).

30. U.S. Census Bureau Population Estimates by Demographic Characteristics. Table 2: Annual Estimates of the Population by Selected Age Groups and Sex for the United States: April 1, 2000, to July 1, 2004 (NC-EST2004-02) Source: Population Division, U.S. Census Bureau Release Date: June 9, 2005. http://www.census.gov/popest/national/asrh.

31. Gordon Parker, "Is depression overdiagnosed? Yes," *BMJ*, August 16, 2007, http://www.bmj.com/content/335/7615/328.

32. A. V. Horwitz and J. C. Wakefield, *The Loss of Sadness: How Psychiatry Transformed Normal Sorrow into Depressive Disorder* (New York: Oxford University Press, 2007).

33. Lisa K. Richardson, M.App.Psy., Christopher Frueh, PhD, and Ronald Aci-erno, PhD, "Prevalence Estimates of Combat-Related PTSD: A Critical Review," *Aust N Z J Psychiatry* 44, no. 1 (January 2010): 4-19.

34. PTSD and the Law: An Update http://www.google.com/url?q=http://www.ptsd.va.gov/professional/newsletters/research-quarterly/v22nl.pdf&sa=U&ei=RmxHUPWMLMusqQGCsYGICA&ved=0CBQQFjAA&usg=AFQjCNH0Vk0GP0YsK8HOvry7P2H-Dvrfng.

35. Helen Singer Kaplan, MD, *Sexual Desire Disorders: Dysfunctional Regulation of Sexual Motivation* (Levittown, PA: Brunner/Mazel, 1995).

36. Ray Moynihan, *Sex, Lies, and Pharmaceuticals: How Drug Companies Plan to Profit from Female Sexual Dysfunction* (Vancouver, BC: D & M Publishers, 2010).

37. A. Frances and M. First, "Paraphilia NOS, Nonconsent: Not Ready for the Courtroom," *Journal of American Academy of Psychiatry and the Law* 39, no. 4 (2011): 555-61.

38. S. Sreenivasan, L. E. Weinberger, and A. Frances, "Normative and Consequential Ethics in Sexually Violent Predator Evaluations," *J Amer Psychiatry and the Law* (Analysis and Commentary) 38 (2010): 386-91.

39. Robert Musil, *A Man Without Qualities* (New York: Alfred A. Knopf, 1995).

6장

1. A. J. Frances, "A warning sign on the road to *DSM-V*: Beware of its unintended consequences," *Psychiatry Times* 26, no. 8 (2009): 1-4.

2. A. Frances, "Opening Pandora's Box: The Nineteen Worst Suggestions in *DSM-5*," *Psychiatric Times* (March and April 2009): http://www.psychiatrictimes.com/print/article/10168/1522341.

3. Laura Batstra and Ernst Thoutenhoofd, "The Risk That *DSM-5* Will Further Inflate the Diagnostic Bubble," *Current Psychiatry Reviews* 8, no. 4 (November 2012): 260-63.

4. Joel Paris, MD, "The Risk That *DSM-5* Will Give Personality Dimensions a Bad Name," *Current Psychiatry Reviews* 8, no. 4 (November 2012): 268-70.

5. A. J. Frances, "Dimensional diagnosis of personality — not whether, but when and which," *Psychol Inq* 4 (1993): 110-11.

6. Dayle K. Jones, PhD, "The Risk That *DSM-5* Will Reduce the Credibility of Psychiatric Diagnosis," *Current Psychiatry Reviews* 8, no. 4 (November 2012): 277-80.

7. A. Frances, "Whither DSM-5," *British Journal of Psychiatry* 195, no. 5 (November 2009): 391-92.

8. A. Frances, "The First Draft of DSM-V," *British Journal of Psychiatry, March 2, 2010*, http://www.bmj.com/content/340/bmj.c1168?tab=responses.

9. James Phillips, MD, and Allen Frances, MD, "The Seven Biggest Risks Posed by *DSM-5*," *Current Psychiatry Reviews* 8, no. 4 (November 2012): 257-59.

10. Dayle K. Jones, "A Critique of the *DSM-5* Field Trials," *Journal of Nervous & Mental Disease* 200, no. 6 (June 2012): 517-19; doi:10.1097/NMD.0b013e318257c699.

11. A. Frances, "Limitations of Field Trials," *American Journal of Psychiatry* 166, no. 12 (December 2009): 1322.

12. Martin Whitely and Melissa Raven, PhD, "The Risk that *DSM-5* Will Result in a Misallocation of Scarce Resources," *Current Psychiatry Reviews* 8, no. 4 (November 2012): 281-86.

13. Gary Greenberg, PhD, "The Risk That *DSM-5* Will Affect the Way We See Ourselves," *Current Psychiatry Reviews* 8, no. 4 (November 2012): 287-89.

14. F. Leibenluft and others, "Chronic vs. episodic irritability in youth: A community-based, longitudinal study of clinical and diagnostic associations," *Journal of Child and Adolescent Psychopharmacology* 16 (2006): 456-66.

15. S. Crystal, M. Olfson, C. Huang, H. Pincus, and T. Gerard, "Broadened use of atypical antipsychotics: Safety, effectiveness, and policy changes," *Health Affairs* 28, no. 5 (2009): 770-81.

16. Bradley T. Hyman and others, "National Institute on Aging-Alzheimers Association guidelines for the neuropathologic assessment of Alzheimer's disease," *Alzheimer's & Dementia: The Journal of the Alzheimer's Association* 8, no. 1 (2012): 1-13.

17. L. M. Schwartz and S. Woloshin, "How the FDA forgot the evidence: the case of donepezil 23 mg," *BMJ* 344 (2012): 1086.

18. Worst Pills, Best Pills, Aricept, *Public Citizen*, September 2012 (accessed September 5, 2012); https://www.worstpills.org/results.cfm?drug_id=217&x=348cy=6.

19. Ethical Issues in Diagnosing and Treating Alzheimer's Disease; http://www.ncbi.nlm.nih.gov/pmc/articles/PMC2990623.

20. J. I. Hudson, E. Hiripi, H. G. Pope Jr., and R. C. Kessler, "The Prevalence and Correlates of Eating Disorders in the National Comorbidity Survey Replication," *Biological Psychiatry* 61, no. 3 (2007): 348-58.

21. Joanna Moncrief and Sami Timimi, "Critical analysis of the concept of adult attention-deficit hyperactivity disorder," *The Psychiatrist* 35 (2011): 334-38; doi:10.1192/pb.bp.110.033423.

22. A. G. Harrison, M. J. Edwards, and K. C. Parker, "Identifying students faking ADHD: Preliminary findings and strategies for detection," *Archives of Clinical Neuropsychology* 22, no. 5 (2007): 577-88.

23. C. A. Quinn, "Detection of malingering in assessment of adult ADHD" *Archives of Clinical Neuropsychology* 18, no. 4 (2003): 379-95.

24. B. K. Sullivan, K. May, and L. Galbally, "Symptom exaggeration by college adults in attention-deficit hyperactivity disorder and learning disorder assessments," *Applied Neuropsychology* 14, no. 3 (2007): 189-207.

25. Jerome C. Wakefield and Mark F. Schmitz, "Recurrence of Depression After Bereavement-Related Depression: Evidence for the Validity of *DSM-IV*

Bereavement Exclusion from the Epidemiologic Catchment Area Study," *Journal of Nervous & Mental Disease* 200, no. 6 (June 2012): 480-85; doi:10.1097/NMD.0b013e318248213f.

26. "Living with Grief" (editorial) *Lancet* 379, no. 9816 (18 February 2012): 589. doi:10.1016/S01406736(12)60248-7.

27. Arthur Kleinman, "Culture, Bereavement, and Psychiatry," *The Lancet* 379, issue 9816 (February 18,2012): 608-609, doi:10.1016/S0140-6736(12)60258-X.

28. Richard A. Friedman, MD, "Grief, Depression, and the *DSM-5*," *N Engl J Med* 366 (May 17,2012): 1855-57.

29. Joanne Cacciatore, "Blog Post Goes Viral: MISS Foundation + Over 75K Readers Denounce *DSM-5* Changes to Bereavement Exclusion," PR Web, posted March 6, 2012; http://www.prweb.com/releases/DSMV_EthicalRela-tivism/Cacciatore/prweb9258619.htm (accessed September 5, 2012).

30. Ron Mihordin, "Behavioral Addiction — Quo Vadis?" *Journal of Nervous & Mental Disease*" 200, no. 6 (June 2012): 489-91; doi:10.1097/NMD.0b013e318257c503.

31. R. Collier, "Internet addiction: New-age diagnosis or symptom of age-old problem?" *Canadian Medical Association Journal* 181, no. 9 (2009): 575-76.

32. Wikipedia. "Oniomania," last modified Auguat 4, 2012; http://en.wikipedia.org/wiki/Oniomania.

33. Wikipedia. "Workaholic," last modified August 22,2012; http://en.wikipedia.org/wiki/Workaholism.

34. Wikipedia, "Exercise Addiction," lasted modified June 29 , 2012; http://en.wikipedia.org/wiki/Exercise_addiction.

35. Wikipedia, "Tanning Addiction," last modified August 2, 2012; http://en.wikipedia.org/wiki/Tanning_addiction.

36. Jane Collingwood, "Does Chocolate Addiction Exist?" PsychCentral.com, http://psychcentral.com/lib/2006/does-chocolate-addiction-exist.

37. Alison Yung, MD, "Should attenuated psychosis syndrome be included in *D5M-5*?" *The Lancet* 379, issue 9816 (February 18,2012): 591-92; doi:10.1016/S0140-6736(11)61507-9.

38. Peter J. Weiden, MD, "The Risk That *DSM-5* Will Promote Even More

Inappropriate Anti-psychotic Exposure in Children and Teenagers," *Current Psychiatry Reviews* 8, no. 4 (November 2012): 271-76.

39. C. M. Corcoran, M. B. First, and B. Cornblatt, "The psychosis risk syndrome and its proposed inclusion in the *DSM-V*: A risk-benefit analysis," *Schizophr Res* 120 (2010): 16-22.

40. Colin Ross "*DSM-5* and the 'Psychosis Risk Syndrome': Eight reasons to reject it," *Psychosis: Psychological, Social and Integrative Approaches* 2, no. 2 (2010): 107-10; http://www.tandfonline.com/doi/abs/10.1080/17522431003763323.

41. A. Jennex and D. M. Gardner, "Monitoring and management of metabolic risk factors in outpatients taking antipsychotic drugs: a controlled study," *Can J Psychiatry* 53 (2008): 4-42.

42. Neeltje M. Batelaan, Jan Spijker, Ron de Graaf, and Cuijpers, "Mixed Anxiety Depression Should Not Be Included in *DSM-5*," *Pim Journal of Nervous & Mental Disease* 200, no. 6 (June 2012): 495-98; doi:10.1097/NMD.0b013e318257c4c9.

43. K. Walters and others, "Mixed anxiety and depressive disorder outcomes: prospective cohort study in primary care," *Br J Psychiatry* 198, no. 6 (June 2011): 472-78.

44. A. J. Frances, "The forensic risks of *DSM-V* and how to avoid them," *J Am Acad Psychiatry Law* 38 (2010): 11-14.

45. P. Good and J. Burstein, "Hebephilia and the Construction of a Fictitious Diagnosis," *Journal of Nervous & Mental Disease* 200, no. 6 (June 2012): 492-94; doi:10.1097/NMD.0b013e318257c4fl.

46. Allen Frances, MD, "The Risk That *DSM-5* Will Exacerbate the SVP Mess in Forensic Psychiatry," *Current Psychiatry Reviews* 8, no. 4 (November 2012): 264-67.

47. A. J. Reid Finlayson, John Sealy, and Peter R. Martin, "Sexual Addiction and Compulsivity," *Journal of Treatment & Prevention* 8, no. 3-4 (2001): 241-51; doi:10.1080/107201601753459946.

48. R. C. Kessler, K. R. Merikangas, P. Berglind, W. W. Eaton, D. S. Koretz, and E. E. Walters, "Mild disorders should not be eliminated from the DSM-5," *Arch Gen Psychiatry* 60 (2003): 1117-22.

7장

1. Mark Thornton, "Alcohol Prohibition Was a Failure," Policy Analysis (1991); http://www.cato.org/publications/policy-analysis/alcohol-prohibition-was-failure.

2. "The Drug War Spreads Instability," *The Globe and Mail*, April 26, 2012, last updated September 6, 2012, Editorial Section; http://www.theglobeandmail.com/commentary/the-drug-war-spreads-instability/article4104311.

3. Centers for Disease Control and Prevention, "Prescription Painkiller Overdoses at Epidemic Levels,"(2011); http://www.cdc.gov/media/releases/2011/p1101_flu_pain_killer_overdose.html.

4. Global Commission on Drug Policy, "The War on Drugs and HIV/AIDS: How the Criminalization of Drug Use Fuels the Global Pandemic," http://globalcommissionondrugs.org/wp-content/themes/gcdp_v1/pdf/GCDP_HIV-AIDS_2012_REFERENCE.pdf.

5. Melissa Raven, "Direct-to-Consumer Advertising: Healthy Education or Corporate Spin?" Healthy Skepticism International News (2004); http://www.healthyskepticism.org/global/news/int/hsin2004-09.

6. Lee Fang, "When a Congressman Becomes a Lobbyist, He Gets a 1,452 Percent Raise (on Average)," *The Nation*, March 24,2012. http://www.thenation.com/article/166809/when-congressman-becomes-lobbyist-he-gets-1452-percent-raise-average#.

7. Marcia Angell, "The Truth About the Drug Companies," *New York Review of Books* 51, no. 12 (2004): 52-58.

8. K. Abbasi and R. Smith, "No More Free Lunches," *BMJ* 326, no. 7400 (2003): 1155.

9. A. Fugh-Berman and S. Ahari, "Following the Script: How Drug Reps Make Friends and Influence Doctors," *PLoS Med* 4, no. 4 (2007), http://www.ncbi.nlm.nih.gov/pubmed/17455991.

10. "An Unhealthy Disregard," *Nat Med* 16, no. 6 (2010): 609.

11. R. N. Moynihan, "Kissing Goodbye to Key Opinion Leaders," *Med J Aust* 196, no. 11 (2012): 671.

12. John Kaplan, "The Cost of Doing Business? Pharmaceutical Company Fines,"

정신병을 만드는 사람들

Bioethics Today, August 2, 2012, http://www.amc.edu/bioethicsblog/post.cfm/
the-cost-of-doing-business-pharmaceutical-company-fines.

13. B. Mintzes, "Should Patient Groups Accept Money from Drug Companies? No,"
BMJ 334, no. 7600 (2007): 935.

14. B. Mintzes, "Disease Mongering in Drug Promotion: Do Governments Have
a Regulatory Role?" *PLoS Med* 3, no. 4 (2006); http://www.plosmedicine.org/
article/info%3Adoi%2F10.1371%2Fjournal.pmed.0030198.

15. A. J. Fyer and others, "Discontinuation of Alprazolam Treatment in Panic
Patients," *Am J Psychiatry* 144, no. 3 (1987): 303-308.

16. David Rosenfeld, "Jackson Case Highlights Medical Ethics," *Pacific Standard*
(2012) http://www.psmag.com/health/jackson-case-highlights-medical-ethics-
3572/

17. L. Batstra and A. Frances, "Diagnostic Inflation: Causes and a Suggested Cure," *J
Nerv Ment Dis* 200, no. 6 (2012): 474-79.

18. J. S. Comer, M. Olfson, and R. Mojtabai, "National Trends in Child and
Adolescent Psychotropic Polypharmacy in Office-Based Practice, 1996-2007," *J
Am Acad Child Adolesc Psychiatry* 49, no. 10 (2010): 1001-10.

19. E. R. Hajjar, A. C. Cafiero, and J. T. Hanlon, "Polypharmacy in Elderly Patients,"
Am J Geriatr Pharmacother 5, no. 4 (2007): 345-51.

20. V. Barbour and others, "False Hopes, Unwarranted Fears: The Trouble with
Medical News Stories," *PLoS Med* 5, no. 5 (2008) http://www.plosmedicine.org/
article/info%3Adoi%2F10.1371%2Fjournal.pmed.0050118.

8장

1. A. Frances, *Essentials of Psychiatric Diagnosis* (New York: Guilford Press, 2013).

정신병을 만드는 사람들

정신병을 만드는 사람들

옮긴이 **김명남**

카이스트 화학과를 졸업하고 서울 대학교 환경 대학원에서 환경 정책을 공부했다. 인터넷 서점 알라딘 편집팀장을 지냈고 전문 번역가로 활동하고 있다. 제55회 한국출판문화상 번역 부문을 수상했다. 옮긴 책으로『지구의 속삭임』,『우리 본성의 선한 천사』,『갈릴레오』,『세상을 바꾼 독약 한 방울』,『인체 완전판』(공역),『현실, 그 가슴 뛰는 마법』,『여덟 마리 새끼 돼지』,『시크릿 하우스』,『이보디보』,『특이점이 온다』,『한 권으로 읽는 브리태니커』,『버자이너 문화사』,『남자들은 자꾸 나를 가르치려 든다』등이 있다.

정신병을 만드는 사람들

한 정신 의학자의 정신병 산업에 대한 경고

1판 1쇄 펴냄 2014년 3월 31일
1판 6쇄 펴냄 2024년 10월 15일

지은이 앨런 프랜시스
옮긴이 김명남
펴낸이 박상준
펴낸곳 (주)사이언스북스

출판등록 1997. 3. 24.(제16-1444호)
(06027) 서울특별시 강남구 도산대로1길 62
대표전화 515-2000, 팩시밀리 515-2007
편집부 517-4263, 팩시밀리 514-2329
www.sciencebooks.co.kr

한국어판 ⓒ (주)사이언스북스, 2014. Printed in Seoul, Korea.

ISBN 978-89-8371-660-6 93510